# MENTAL HEALTH
# 정신건강론

# 머리말

최근 한국 사회뿐 아니라 전 세계적으로 영화 〈기생충〉이 강타한 여파는 실로 대단하다. 이 영화에 쏟아지는 세계의 격찬은 아직은 낯설게 느껴지는 세계 대중문화의 구심점에 우리나라가 한 획을 그었음을 보여줌과 함께 우리에게 뿌듯한 자의식을 선사했다. 이 영화가 가져온 쾌거는 영화가 담고 있는 주제 의식이 곧 우리 사회의 편치 않은 일반적 현실이며, 언어와 문화를 관통하는 보편적이고도 국제적인 이슈를 리얼한 영상 언어로 잘 풀어냈기 때문일 것이다. 영화는 가시적인 부의 양극화와 함께 진행되는 멘탈리티의 빈곤과 절망감이 우리의 일상적 삶을 침습하고 있는 매서운 현상을 정확히 포착했다. AI의 발달과 사회 곳곳에서 진행되는 인적 자원의 기계화, 노동 시장의 불안과 사회적 경쟁 시스템, 부의 양극화, 사람 간 오프라인 접촉의 소멸과 온라인 가상 세계의 확대, 그리고 이러한 사회 변화와 병행해서 팽배하는 불안과 무력감, 좌절과 소외, 이 모든 것들이 안타깝지만 지금 한국 사회의 일면이고, 젊은 세대가 마주하고 있는 묵직한 삶의 무게이다. 현대 사회에서 '정신건강'의 모든 담화가 출발하는 원점이 바로 이 지점일 것이다.

사회가 진보하고 발전할수록 행복감, 기쁨, 만족감 등의 희열도 커져야 하는데, 우리 사회의 모습은 그렇지 않은 것 같다. 앞서 가 있는 무언가를 따라잡는 순간 이미 또 저만치 가버린 것들이 너무 많고, 그저 그것을 바라만 보고 있는 슬픈 현실이 익숙하게 느껴진다. 여전히 한국 사회는 이러한 모순을 떠안고 있다. 이런 시류는 교육과정에도 영향을 미쳐, 어느 순간부터 '정신건강'이라는 용어와 이에 관한 책들에는 부정적 의미가 크게 부각되어 있는 것을 볼 수 있다. 학교에서 정신건강론을 가르치다 보면 2000년대 초중반 시기와 현재를 비교했을 때, 현재 많은 정신건강론 교재의 내용이 이상발달, 정신장애와 질환 등에 더욱 초점이 가 있는 것을 볼 수 있다. 아마도 우리 사회의 현 실태가 드러나는 현상일 터이다.

정신건강론은 사회복지사와 보육교사의 자격증 편람에 들어있는 것으로, 관련 학과에서는 강의 수요가 많은 교과목 중 하나이다. 그러나 이러한 자격 과정과 상관없이도 충분히 지적 욕구와 흥미를 불러일으킬 수 있는 과목이기도 한데, 왜냐하면 그만큼 우리 사회가 학문적으로도 대중적으로도 정신건강에 대한 요구도가 다차원적으로 높아지고 있기 때문이다.

저자들도 이러한 현상에 공감을 하면서 사회적 흐름과 추세를 반영하여 책을 집필하고자 하였다. 저자의 대부분이 인간발달(아동가족학)을 전공하다 보니 정상발달 과정에서의 일탈과 왜곡이라는 시각에서 정신건강을 주목하게 되었다. 다양한 정신건강 이슈나 발달이상들은 한 개인의 발달 차원 안에서 살펴봐야 하는데, 유기체의 발달은 선천적 본성과 특질, 여러 시스템 안에 녹아 있는 다양한 환경 변인, 그리고 시간이라는 요소 안에서 진행되기 때문이다. 또 인간의 발달과 성장은 사회와 유리된 개인이 아니라 '사회 안의 개인'을 전제하기에, 우리 사회의 다양한 이슈와 경제 현황, 복지적 접근 등을 고려하여 정신건강의 문제가 어떻게 진행되는가를 염두에 두었다.

국내에서 발간되는 대부분의 관련 저서나 교재와 마찬가지로 본 책에서도 DSM-5에 준거해 정신장애를 다루었다. 집필의 편의상 발달단계를 구분하고 그 단계에서 주목할 만한 주요 정신장애를 다루었다. 그간 분리하여 다루었던 아동·청소년기 출현 정신장애를 DSM-5에서는 따로 구분하지 않지만, 그럼에도 발달적 관점에서 특정 장애가 발현되거나 두드러지는 시기를 고려하여 구분하는 것이 좋겠다는 것이 필자들의 공통된 생각이었다.

또한 최근 사회적으로 더욱 관심을 받고 있는 중독과 스트레스를 다루었다. 이는 현대 사회의 정신건강에서 빼놓을 수 없는 중요한 영역으로, 서구 학계에서 소개된 최신의 분석과 접근을 살펴보았다. 다양한 정신건강 관련 문제와 증상에 대한 중재 및 예방적 접근에서는 비교적 최근에 부상한 긍정심리학을 다루었다. 개인의 약점보다는 강점을, 부정적 측면보다는 긍정적 측면에 초점을 두어 한 유기체가 지니고 있는 잠재력과 내적 힘이 갖는 영향력을 부각시키고자 했다.

이러한 취지를 염두에 두고 집필한 이 책은 전체 4부 12장으로 구성되었다. 1부는 정신건강에 대한 기본 개념과 발달적 맥락을 바탕으로 전반적인 내용을 개괄하고 있으며, 1장 정신건강의 이해(박선영 교수), 2장 발달적 맥락과 정신건강(박선영 교수)으로 구성되어 있다. 2부는 인간발달과 정신건강을 발달단계별로 다루는데, 각 발달단계별 특성과 그 시기에 부각되는 정신건강 이슈들을 정리하였다. 3장 정상발달과 정신건강(이은경 교수), 4장 영아기의 정신건강(김민정 교수), 5장 유아기의 정신건강(이선희 교수), 6장 학령기의 정신건강(김민정 교수), 7장 청소년기의 정신건강(이선희 교수), 8장 성인기의 정신건강(이은경 교수)으로 구성되어 있다. 3부는 현대 사회의 특성을 반영한 정신건강 이슈들을 다루며, 9장 중독과 정신건강(김희영 교수), 10장 스트레스와 정신건강(김재희 교수)으로 이루어져 있다. 마지막으로 4부는 앞에서 다룬 다양한 정신건강 이슈들과 발달 문제들을 예방하고 개입하는 사회적 지원 체계를 다루는데, 11장 중재와 예방(김재희 교수), 12장 정신건강 사업의 이해(김희영 교수)로 구성되어 있다.

막상 교재 집필을 하다 보니 여러 가지로 부족한 부분과 아쉬운 점이 남는다. 모든 것은 저자들이 가져야 할 책임의 몫으로, 추후 개정 작업의 계기가 있다면 더욱 집중하여 보완하도록 하겠다.

끝으로 오랜 전부터 이 책의 출간을 권유하고 독려하며, 오래도록 끌어왔음에도 불구하고 편안하게 배려해 주신 파워북 김재광 상무님께 깊은 감사를 드린다.

2020년 5월

저자 일동

CONTENT

# 차례

PART 2
# 인간발달과 정신건강

## 03 CHAPTER


## 04 CHAPTER


## 05 CHAPTER


## 06 CHAPTER

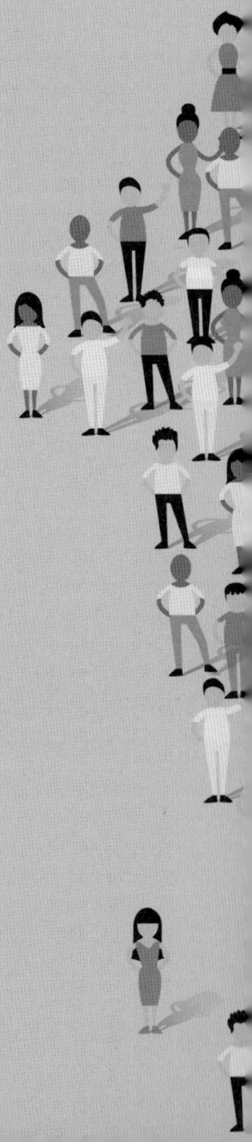

01. 정신건강의 이해

02. 발달적 맥락과 정신건강

PART 1

# 정신건강의 기초

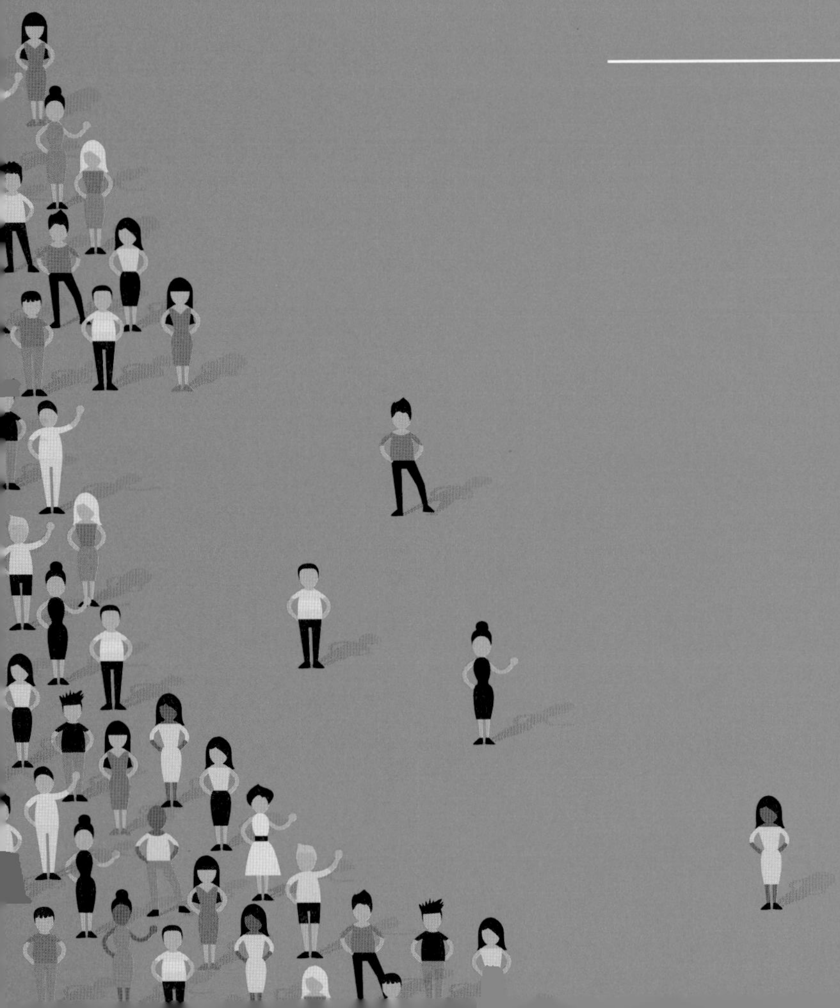

CHAPTER

# 01

# 정신건강의 이해

| 학습 목표 |

본 chapter에서는 정신건강의 기본 개념과 정신건강이 담고 있는 가치, 정신건강의 구성 개념, 정신건강을 바라보는 다양한 견해를 살펴본다. 또 정신건강에 영향을 미치는 여러 요인들을 이해하고 정상과 이상을 구분하는 기준을 알아본다.

# 1 정신건강의 개념

매년 10월 10일은 세계 정신건강의 날world mental health day로서 세계정신건강연맹(WFMH)World Federation for Mental Health이 정신건강에 대한 사람들의 올바른 인식과 관심을 높이고 편견을 없애며 정확한 정보와 지식을 제공하기 위해 제정한 국제 기념일이다. 한국에서도 〈정신건강복지법〉에 의거해 매년 10월 10일을 '정신건강의 날'로 정하여 국민의 정신건강 증진과 정신질환 인식 개선을 도모하고 있다.

정신건강은 국민의 삶의 질과 행복, 더 나아가 국가 차원의 보호 체계와 관련하여 현대 사회에서 더욱 강조되고 있다. 가령 영국은 2011년 '정신건강 없는 건강은 없다no health without mental health'라는 국가 정책을 내세우면서 정신건강의 중요성에 대한 정부 차원의 정책 기조를 적극적으로 펼치고 있다. 영국뿐 아니라 우리나라를 포함해 세계적으로도 사회에서 정신건강은 개인의 삶의 질과 행복, 더 나아가 국가 차원의 보호 체계와 관련하여 최근 그 중요성이 더욱 커지고 있다. 이를테면 많은 사람들이 경험하는 흔한 문제 중 하나인 우울증이 한 사회에 미치는 직간접적 영향은 매우 커서, 개인적으로 정서적 어려움과 부적응을 초래함과 동시에 국가적으로도 막대한 사회적 손실과 비용을 유발한다.

일반적으로 건강은 정신건강과 신체건강의 두 가지로 나뉠 수 있다. 신체건강은 신체에 증상과 질병이 없고 이에 따른 지속적인 신체적 고통이 없는 상태를 말한다. 그런데 정신건강은 신체건강과 비교해 건강의 정의를 내리는 것이 그리 단순하지 않다. 정신건강은 신체골절, 근육손상, 감기 등처럼 확연히 눈으로 확인할 수 있는 신체증상이나 신체질환과는 다르다. 사람들의 정신세계와 심리가 다르듯이, 정신적으로 건강하다는 것의 정확한 개념을 절대적 기준으로 추론하는 것은 어려운 일이다.

먼저 건강과 관련해 가장 많이 언급되는 정의 중 하나는 세계보건기구(WHO)World Health Organization에서 내린 정의로, '건강은 단순히 질병이 없고 병약하지 않은 상태뿐 아니라, 신체적·정신적·사회적·영적으로 활기찬 상태health is a dynamic state of physical, mental, social, and spiritual well-being and not merely the absence of disease or infirmity'(WHO, 2001)를 의미한다. 즉, 건강은 단순히 아프지 않은 게 아니라 인간발달의 4가지 차원인 신체적, 정신적, 사회적, 영적 차원에서 활력이 있음을 전제하는 적극적 의미를 포함한다. 어느 한 차원의 상태는 다른 차원과 서로 영향을 주고받는 유기적 관계로 역동성dynamics을 가진다. 한 차원의 활력과 높은 에너지는 다른 차원의 활력을 높일 수 있어, 신체적으로 건강하다면 그 활력이 정신건강으로까지 이어지기 쉽다. 이런 맥락에서 WHO에서는 '정신건강은 모든 사람이 자신의 잠재력을 실현하고, 삶의 정상적인 스트레스에 대처할 수 있으며, 생산적으로 결실을 맺고 일할 수 있으며, 자신이나 사회에 기여할 수 있는 안녕 상태'(WHO, 2001)로 규정한다.

또한 미국 정신위생위원회(NCMH)National Committee for Mental Hygiene의 정의를 살펴보면 '정신건강은 다만 정신적 질병에 걸려 있지 않은 상태만이 아니고 만족스러운 인간관계와 그것을 유지해 나갈 수 있는 능력'을 말한다. 정신건강을 다양한 환경에서 개인적·사회적으로 적응하며 대처해 나갈 수 있는 건전하고wholesome, 균형 있고balanced, 통일된integrated 성격의 발달로 설명하는데(전석균, 2016, 재인용), 이는 대인관계와 환경 안에서의 적응 여부를 강조하는 것으로 보인다.

지금까지 살펴본 세계보건기구와 미국 정신위생위원회의 견해를 고려할 때, 정신건강은 '개인이 사회 안에서 경험하는 다양한 대인관계와 역동적 구조 속에서 적극적이고 낙관적이며 독립적인 삶의 자세를 취하면서 환경에 적응하고, 개인 내적으로 심리적 안녕과 자기효능감을 성취하고 있는 상태'를 의미한다.

또한 정신건강의 실천적 접근과 활동의 성격을 소극적 의미와 적극적 의미로 나누어 볼 수 있다. 정신건강과 관련하여 소극적 접근은 개인에게서 나타나는 질환과 증상을 인식하고 파악하여 회복을 위한 적절한 치료적 개입을 시도함을 의미한다. 이와 비교해 적극적 접근은 증상의 파악과 치료의 수준을 넘어 증상의 예방을 시도하며 더 나아가 현재 삶의 안녕 상태wellbeing를 증진하고 개인의 역량을 최대한 발휘할 수 있는 모든 사회적 노력과 활동을 포함한다. 현재 우리 사회가 염두에 두고 추진해야 할 가치의 실현은 정신건강의 적극적 활동을 기반으로 한다.

BOX 1-1

### '2018 OECD 보건 통계'로 본 한국 사회의 정신건강 실태

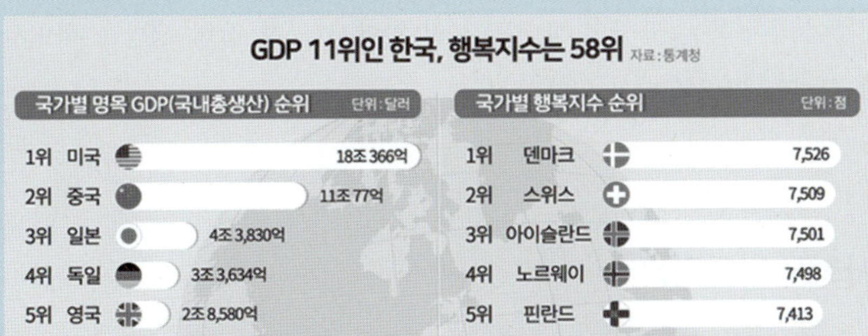

〈유엔 지속가능발전해법네트워크(SDSN)〉에서는 객관적 지표와 주관적 평가 모두를 포함하여 '행복 지수'를 측정하고 있다. 평가 지표는 국내 총생산(GDP), 사회적 지원, 건강 수명, 사회적 신뢰, 선택의 자유, 관대함 등이다. 객관적 지표인 GDP에 비해 한국인의 행복지수가 떨어지는 이유는, 우리나라 사람들이 느끼는 주관적인 평가가 '행복'과 멀기 때문으로 간주된다. 이러한 현상은 한국 사회에서 더욱 부각되는 정신건강 관련 이슈들과 관련하여 시사하는 바가 크다.

참고: 2017.10.02. 조선일보

# 2 정신건강이 담고 있는 가치

여러 관점에서 다양한 요소들을 갖고 정신건강을 바라볼 수 있다. 무엇보다 정신건강이 추구하는 궁극의 상태는 사회 안에서 균형 잡힌 생활을 하면서 적응을 한다는 의미를 담고 있다.

## 1) 사회적 바람직성

대개 '정신건강'이라는 용어에는 그 사회가 보편적으로 합의하는 가치가 내재되어 있다. 사람들이 건강을 이야기할 때는 이미 건강하지 않은 모습을 마음

속에 전제하고 이를 기준으로 건강이 무엇인지, 건강이 어떠한지를 이야기한다. 따라서 정신건강의 개념은 사람들마다 어느 정도 상대적 기준과 가치를 가질 수밖에 없다. 또한 개인의 정신건강을 이야기할 때도 언제나 '사회 안에서의 개인'을 염두에 두고 있다. 그러므로 정신건강은 언제나 개인의 차원을 넘어 사회적 차원 안에서 고려할 필요가 있다.

이러한 맥락에서 '정신건강'이라는 단어에는 '사회적 바람직성'이 내포되어 있고, 이 사회적 바람직성은 사회 안에서의 적응 여부와 관련된다. 이를테면 21세기 한국 사회에서 바람직한 것으로 여겨지는 사람들의 모습, 삶의 태도, 가치관, 행동 등에는 어떤 공통된 모습이 있다(예: 낙관적이다, 주도적이다, 자기효능감이 높다 등). 여기에서 우리는 정신건강을 이야기한다는 것이 사회적으로 요구되는 어떤 모습을 사전에 그려 놓고 이를 설명하는 어떠한 기준을 갖춰야 한다는 점을 알 수 있다. 이를 살펴보면 다음과 같다.

첫째, '사회적으로 바람직하다'는 것은 다양한 사회적 대인관계와 조직 안에서 사회가 그려 주는 궤도를 크게 벗어나지 않음을 보여준다. 개인의 행동은 개인과 개인이 교류하는 더 큰 차원의 사회체계와 관계가 있으므로 개인의 건강한 삶은 곧 사회라는 거시체계 안에서 살펴봐야 함을 의미한다.

둘째, 건강 혹은 사회적 바람직성은 이와 서로 반대되는 심리 상태와 정서, 행동 등이 어떠한 것인지 그 내용을 미리 규정하고 있어야 한다. 즉, 건강하지 않은 상태는 어떤 상태이고, 사회적으로 바람직하지 않은 모습과 행동은 어떤 것들인가에 대한 어느 정도 일치된 사회적 합의가 필요하다.

셋째, 사회마다 중요하게 여기고 이상화하는 가치가 다르기 때문에 '사회적으로 바람직하다'는 전제는 그 사회의 문화적 특수성을 고려하여 살펴봐야 한다. 즉, 어떤 집단이 추구하는 신념과 가치체계는 사회와 문화마다 다를 수 있기에 개인이 살아가는 사회·문화적 환경과 특성을 주목해야 한다.

넷째, 정신건강에 대한 사회적 바람직성은 다수의 개인이 갖거나 보이게 되는 평균적, 보편적 모습에서 찾게 된다. 여기에서 건강은 단일한 개인적 차원이 아니라 사회적 차원에서 논의되어야 한다.

## 2) 적응적 삶

정신건강은 개인적으로는 안정되고 편안하며 즐겁고 행복한 감정을 느끼는 상태를 포함하면서, 동시에 사회적으로는 효율적으로 기능하고 충분히 잠재능력을 발휘하면서 성취감을 느끼는 안녕 상태를 포함한다. 이러한 일반적 의미는 개인과 문화에 따라 조금씩 다르게 개념 정의될 수 있다. 그러므로 정신건강을 하나의 기준이나 단일 차원에서 규정해서는 안 되며, 여러 기준과 차원이 포함된 연속선상에서 고려해야 한다. 어떤 사람도 결핍과 취약점이 전혀 없이 언제나 최고의 정신건강 수준에 있을 수는 없다. 즉, 개인의 정신건강, 적응 여부 등을 판단할 때 특수한 상황에서 하나의 기준으로 개인의 적응 여부, 정신건강을 평가하는 것은 바람직하지 않고, 여러 차원에서 다양한 기준을 동시에 살펴봐야 한다.

이러한 맥락에서 정신적으로 건강하다는 것은 신체적, 사회적으로도 적절히 기능한다는 것과도 같다. 적응adaptation은 사회화 과정에서 역량을 적극 발휘하면서 활동할 수 있다는 의미이다. 그러므로 개인의 신체건강, 정신건강, 사회적 영역에서의 적응 여부는 개인의 기능에 큰 영향을 미친다. 개인의 신체적 적응, 정신적 적응, 사회적 적응의 이 세 기능 영역은 서로 분리될 수 없는 것으로, 한 영역에서의 부적응 상태는 다른 영역에 부정적 영향을 미친다. 가령

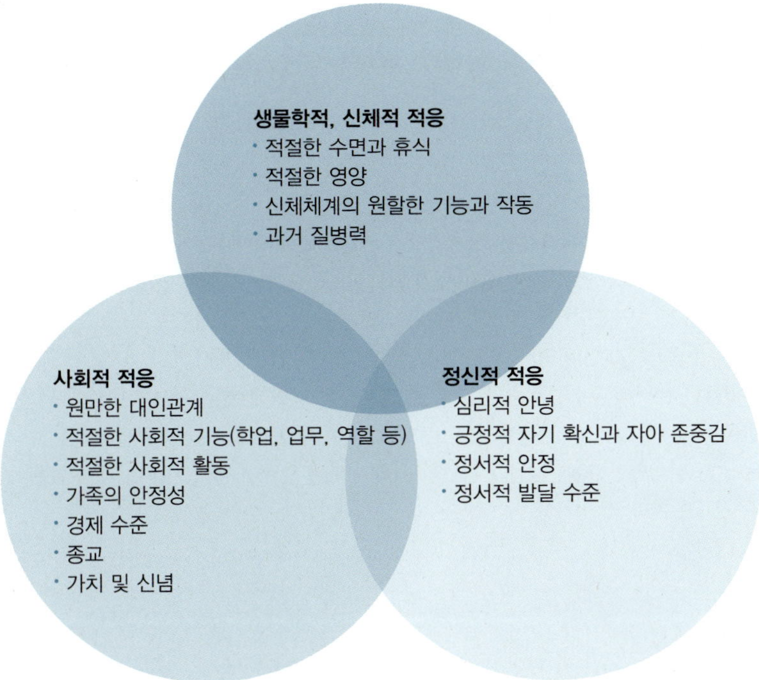


그림 1-1
적응의 삼차원

정신적으로 건강하지 못하거나 정신질환이 생길 경우 사회적으로 제대로 기능하고 활동하는 것은 쉽지 않다.

신체적 적응, 정신적 적응, 사회적 적응을 구성하는 다양한 요소들이 존재하며, 이러한 요소들이 균형을 이루고 기능적으로 작동할 때 우리는 '정신적으로 건강하게 살고 있다'고 말할 수 있다.

BOX 1-2

## 자살률 1위, 자살에 의한 사망률 1위의 한국

### 자살률 1위

한국은 2003년 이래로 OECD 자살률 1위를 지키고 있다. 자살률은 2013년 이후로 감소 추세였으나 2018년도는 자살률 26.6명으로 2017년(24.3명)보다 오히려 늘어났다. 1990년대 말까지 우리나라보다 자살률이 높았던 핀란드(1996년 24명→2016년 13.9명), 스위스(1996년 20.1명→2016년 11.2명), 프랑스, 일본 등은 국가적 개입과 노력으로 자살률을 낮추는 데 성공했지만, 우리나라의 자살률은 떨어지지 않고 있다.

전문가들은 한국의 자살률이 높은 이유를 경제상황 악화에 따른 급격한 변화에 적응하지 못하는 것과 우울증으로 분석한다. 이런 맥락에서 중장년기로 들어가면서 가족관계나 경제문제 등에 직면한 40대 남성의 극단적 선택이 모든 연령대 남성 가운데 가장 높은 수준을 보인다고 한다.

참고: 2019.11.26. 조선일보 요약 · 발췌

### 자살에 의한 사망률 1위

자살에 의한 사망률(2015) (단위: 명/인구 100,000명)

| 분류 | 터키 | 그리스 | 일본 | 슬로베니아 | 라트비아 | 한국 | OECD 평균 |
|---|---|---|---|---|---|---|---|
| 전체 | 2.1 | 4.4 | 16.6 | 18.1 | 18.1 | 25.8 | 11.6 |
| 남자 | 3.3 | 7.4 | 24.2 | 30.9 | 33.0 | 39.5 | 18.5 |
| 여자 | 1.0 | 1.7 | 9.3 | 7.3 | 6.3 | 14.7 | 5.4 |

참고: 보건복지부

'2018 OECD 보건 통계' 자료를 보면, 2016년 기준 우리나라의 인구 10만 명당 자살자 수는 25.8명에 달한다. OECD 국가 평균 11.6명보다 두 배 이상 높은 수치며, 2위인 라트비아·슬로베니아(18.1명)보다도 7명 이상이 많다.

BOX 1-3

## 한국인의 항우울제 복용 실태

한국 사회에서 자살의 주요 원인으로 지목되는 것이 우울증임에도 불구하고 우울증에 대한 예방과 치료는 부족한 실정이다. 그러나 2018년 기준 우리나라 국민의 항우울제 복용량은 매우 낮아 OECD 평균 1/3에도 미치지 못한다고 한다(한국 22DID, OECD 평균 63DID). 이처럼 항우울제 소비량은 낮은 반면, 항생제 소비량은 많은 편으로 나타나 한국 사회에서 정신건강은 신체건강과 달리 여전히 사회적 편견이 작용하는 영역으로 보인다.

2017년 4월 발표된 '2016년도 정신질환 실태 역학 조사'에 따르면, 정신질환을 경험한 사람 중 22.2%만이 전문가와 정신건강 문제를 의논하거나 치료 받은 경험이 있는 것으로 나타났다. 다른 신체질환처럼 정신질환도 즉각적 개입이 중요함에도 불구하고 한국은 사회적으로 개인적으로 정신질환의 초기 치료가 제대로 이루어지지 않고 있는 현실을 보여준다.

한국 사회에서 정신질환은 다수의 사람들이 흔히 경험하는 것임에도 불구하고 사회적으로 배척되고 혐오감을 초래하는 실정이다. 심리적으로 어려움을 겪는 사람들이 자칫 부적응자, 나약한 사람, 사회적으로 관심을 끌려는 사람들로 치부되기도 한다. 결국 한국 사회의 높은 자살률이 정신건강에 대한 사회적 관심 부족과 전문가 상담에 대한 사회적 낙인 효과와도 관계가 있음을 알 수 있다.

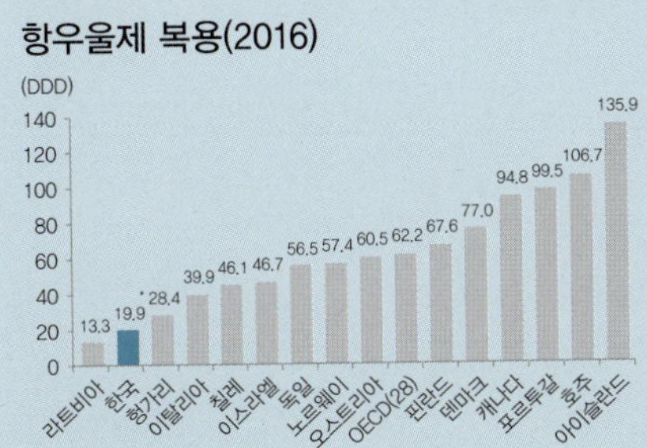


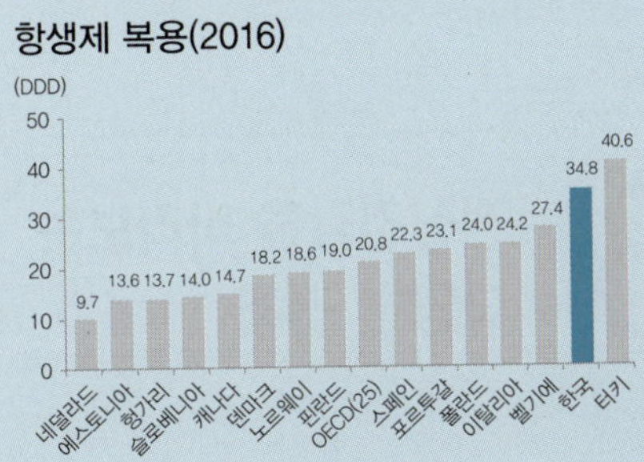


참고: 보건복지부

BOX 1-4

### 한국인이 생각하는 주관적 건강 상태

본인의 건강 상태가 양호하다고 생각하는 15세 이상 인구 비율은 한국(32.5%)과 일본(35.5%)이 가장 낮았으며, 캐나다(88.4%)와 미국(88.0%)은 조사 대상 10명 중 9명이 '본인은 건강하다'고 응답한 것으로 나타났다. 주관적 건강 상태는 국민의 응답 성향 및 사고 방식 등의 영향을 받음을 고려할 때, 한국 국민이 비관적으로 사고하는 경향이 있으며, 혹은 실제로도 다양한 사회적 스트레스적 환경 속에 노출되어 있는 것으로 조심스럽게 추론해볼 수 있다.

**주관적 건강 상태 양호(2016)**

(단위: %)

| 분류 | 한국 | 일본 | 라트비아 | 뉴질랜드 | 미국 | 캐나다 | OECD 평균 |
|---|---|---|---|---|---|---|---|
| 양호 | 32.5 | 35.5 | 47.2 | 87.8 | 88.0 | 88.4 | 68.3 |

참고: 보건복지부

## 3 정신건강을 바라보는 다양한 견해

앞에서 정신건강의 일반적 개념과 가치를 살펴봤지만, 정신건강의 구성 개념과 접근 방식은 학자와 이론들마다 조금씩 다르기에 여러 차원을 복합적으로 고려하여야 한다. 이에 정신건강과 관련하여 많이 소개되는 몇몇 대표 학자들의 설명을 살펴보자.

## 1) 프로이트

정신분석학을 창시한 프로이트S. Freud는 먼저 성격의 구성 요소를 이드id, 자아ego, 초자아superego로 나누면서, 이 세 요소의 적절한 균형 상태를 강조한다. 세 요소 간의 발생적 위계를 생각해 흔히 이드보다는 자아, 자아보다는 초자아가 더 바람직한 요소로 생각할 수 있으나 그렇지 않다. 세 요소는 인간이 적응적 행동을 하는 데 모두 필요하며, 개인이 처한 상황이나 지배적 욕구에 따라 두드러지는 성격 요소가 다르게 나타난다.

이드는 원초적 본능과 욕구의 원천으로, 지나치게 강하게 작동한다면 충동성이나 공격성이 지배적일 수 있다. 그러나 동시에 이드는 삶의 희열과 창조성, 심리적 에너지의 원천으로 과도하게 억압될 경우 삶이 무기력해지고 건조해지기 쉽다. 같은 맥락에서 양심과 도덕성으로 설명되는 초자아가 과도하게 작용할 경우 삶은 경직되고 부적절한 죄책감으로 고통받기 쉽다. 예를 들어 스트레스를 풀고 여유로운 시간을 가져야 할 때는 이드의 작동이, 정해진 기일 내 완수해야 할 과제를 마무리하거나 흐트러진 일상생활을 정돈하고 도덕적 규범을 지켜야 할 때는 이드는 최소한으로 작동하되 자아나 초자아의 역할이 필요하고 부각될 것이다.

인간의 심리는 무언가를 하려는 욕구와 이를 제재하고 완화하려는 힘 간의 갈등이 존재하며 여기에서 조화와 타협이 필요하다. 프로이트가 이야기하는 다양한 방어기제들은 이러한 갈등 상황에서 나름의 균형을 잡고 해법을 찾고자 하는 긍정적 요인으로 기능한다. 이처럼 정신건강은 이드, 자아, 초자아 간에 역동 관계가 균형을 이룰 때 가능하다.

• 고착fixation은 발달단계에 걸맞지 않게 이전 단계의 발달에 머물러 특정 단계에서 얻는 쾌락에 머무르고 집착하게 되는 것을 말한다. 건강한 발달은 구순기, 항문기, 남근기, 잠재기, 생식기의 단계를 무난하게 통과하지만, 그렇지 않고 과도한 고착이 생길 경우 심리적 어려움이 생기고 이후 발달이 방해받을 수 있다.

• 퇴행regression은 발달이 진행된 경우라도 심리적 어려움이나 좌절을 겪게 될 때 욕구 충족이 쉬웠던 이전의 발달단계로 되돌아가는 것을 말한다. 고착이 선행되면 퇴행은 후속 결과로 나타나기 쉽다. 즉, 발달 과정에서 어떤 위기에 봉착할 때 특정 단계에 고착된 개인은 이전의 욕구 충족 방식이나 욕구 충족 대상으로 쉽게 퇴행함으로써 현재의 위기를 벗어나려고 할 수 있다.

### 2) 아들러

개인심리학 상담을 창시한 아들러A. Adler는 개인의 행복과 건강이 사회적 유대감과 공동체감, 적절한 우월성 추구 속에서 가능하다고 본다. 인간은 모두 열등감을 갖고 있으며 이는 보상 충동을 자극하여 우월성 추구로 나타난다. 아들러가 말하는 우월성 추구는 개인의 잠재력을 더 잘 발휘하고 내면의 어려움을 극복하는 차원으로, 타인에 대한 공감과 존중을 지향하는 사회적 관심을 기반으로 할 때 건강하게 작동하고 이는 자기완성의 모습으로 나타난다. 이처럼 사회적 관심 속에서 가능한 자기완성은 개인의 정신건강의 지표로 기능한다. 아들러에 따르면 특히 사회적 관심 정도는 정신건강의 척도로서, 신경증과 정신증, 알코올중독, 자살, 범죄 등의 문제는 사회적 관심의 부족과 결핍에서 기인한다. 즉, 건강하고 적응적인 사람은 사회적 관심도가 높고 열등감과 소외감이 낮으며 사회 구성원으로서 자신의 존재를 인정받으면서 공감과 상호존중, 동료애 등을 나타낸다.

### 3) 에릭슨

에릭슨E. Erikson은 인간의 사회·문화적 욕구를 강조하고 사회적 상호작용이 건강한 발달에 갖는 영향력을 중시한다. 인간은 인생의 발달단계마다 성취해야 할 발달과업이 있는데, 각 시기마다 주어지는 발달과업은 위기로 다가오지만 이는 개인의 잠재적 가능성과 역량을 강화할 수 있는 바람직한 계기가 된다. 기본적 신뢰감 대 불신감, 자율성 대 수치심, 주도성 대 죄책감, 근면성 대 열등감, 정체감 대 정체감 혼미, 친밀성 대 고립감, 생산성 대 침체감, 자아 통합

대 절망감, 이상 8가지 발달과업은 긍정적 측면과 부정적 측면을 모두 가지고 있다. 긍정적 측면만큼이나 부정적 측면을 대면하고 이를 극복해 나가는 경험이 건강한 발달에 중요하다는 점을 에릭슨은 강조한다.

특히 전 생애적 발달 과정에서 진행되는 발달과업의 성취 여부를 통해 개인의 정신건강과 사회적 적응을 가늠할 수 있다. 이러한 발달과업은 사회적 관계 안에서 진행되며, 주어진 시기에 과업을 성공적으로 성취하는 것은 정신건강을 좌우하는 주요 조건이 된다.

### 4) 로저스

사람중심 상담을 창시한 로저스C. R. Rogers에 따르면 인간은 선천적으로 선하며 자기실현 경향성을 갖고 태어나 자아실현을 위해 끊임없이 노력하는 무한한 가능성의 존재이다. 잠재력을 실현할 수 있는 적절한 환경이 주어진다면 인간은 자신의 인생에 책임을 지면서 긍정적 방향으로 성장해 나가는, 즉 충분히 기능하는 사람a fully functioning person으로서 건강함을 발휘할 수 있다. 그러나 "만일 네가 ~한다면" 식의 외부로부터의 조건적 가치로 판단받고 비판적 메시지를 경험한다면, 외적 조건에 자신을 맞추게 되어 현실 자아와 이상적 자아 간의 불일치가 나타나 비일관적 자아개념을 갖기 쉽다. 이때 개인은 자신을 신뢰하지 못하고 왜곡된 자아개념을 내면화하며 자기실현이 방해받는다.

지나간 과거와 불확실한 미래에 얽매이지 않고 '지금-여기here and now'에 온전히 집중하고 몰입하는 것은 건강한 개인의 한 모습이다. 외부의 조건적 가치 속에 놓여 자신의 내면의 참된 욕구를 제대로 인식하지 못할 때 개인은 자신의 내재적 가능성을 억압하고 왜곡된 자아개념을 갖기 쉽다. 이때 여러 갈등과 불안, 심리적 어려움들이 유발되기 쉽다.

## 5) 야호다

사회심리학자 야호다M. Jahoda는 정신건강을 이해할 때 단순히 정신질환의 부재를 넘어 좀 더 적극적 관점을 가져야 함을 역설하면서 정신건강을 평가할 때 고려해야 할 6가지 기준을 제시하였다. 그에 따르면 자신에 대한 긍정적 태도, 자기실현, 통합력, 자율성, 현실 지각, 주변 환경에 대한 통제력, 이상 6가지 기준에 근거해 정신건강을 평가하는 것이 필요하다. 야호다(1958)는 자신의 연구에 근거해 정신적으로 건강한 사람이 나타내는 이상적인 특성을 다음과 같이 정의하였다.

- 효율적인 자기 지각efficient self perception
- 현실적인 자기 존중과 수용realistic self esteem and acceptance
- 행동의 자발적인 통제voluntary control of behaviour
- 세계에 대한 진정한 인식true perception of the world
- 관계 유지 및 애정 제공sustaining relationships and giving affection
- 자기 방향과 생산성self-direction and productivity

**표 1-1**
**정신건강의 지표**

| 기준 혹은 지표 | 내용 |
|---|---|
| 자신에 대한 긍정적 태도 | • 자신에 대해 긍정적으로 생각하고 장점뿐 아니라 단점과 결핍을 모두 수용할 수 있음<br>• 객관화된 자기 인식을 통해 자신의 욕구와 행동을 이해하고, 현실에 부합하는 적절한 인생 포부와 자신의 역량을 인식함 |
| 성장과 발달, 자아실현 | • 자신의 내재된 잠재력과 성장 욕구를 인식하고 개발하며 실현할 수 있음<br>• 매슬로우가 정의하는 '자아실현'을 이룬 사람, 로저스가 정의하는 '충분히 기능하는 사람'과 유사한 개념임 |
| 통합 | • 자신의 내·외적 갈등과 욕구 간에 균형을 유지하고 적절히 통합하며, 외부로 드러나는 것과 내적으로 억압되는 것 간에 균형이 있고 심리적으로 안정됨<br>• 스트레스의 부정적 영향을 덜 받으며 스트레스적 상황에 적절히 대처함 |
| 자율성 | • 자기결정에 대한 신뢰가 있으며, 자신의 행동과 사고, 감정 등에 대한 자기책임을 가짐<br>• 의존과 독립 간에 균형이 이루어져 자기 행동의 결과에 대해 책임질 수 있음 |
| 현실 지각 | • 왜곡 없이 현실을 인식하고 외부 세계를 지각함<br>• 공감 능력과 사회적 민감성을 갖고 있으며, 타인의 감정과 태도를 존중함<br>• 자신의 감정과 태도를 현실과 새로운 정보에 맞추어 바꿀 수 있으며 타인과 건강한 교류를 함 |
| 환경적 대처 | • 사회에서 부여하는 역할을 성공적으로 수행하며 외부 세계의 요구와 문제에 효율적으로 대처함<br>• 타인과 우호적이고 협력적인 관계를 맺으며 만족스러운 집단생활을 함. 이러한 과정에서 자신의 삶뿐 아니라 환경에 대한 적절한 통제감을 가짐 |

참고: M. Jahoda(1958)

# 4 정신건강을 구성하는 개념과 태도

앞서 살펴본 바에 따르면 정신건강을 바라보는 다양한 견해와 정의가 있지만 공통적으로 정신건강을 살펴볼 때 고려해야 하는 몇 가지 구성 개념들이 있다. 흔히 정신건강을 이야기할 때 중요시하는 구성 개념이 사람마다 다를지라도 정신적으로 건강한 사람이 갖고 있기 마련인 특징적 요소들은 다음과 같다. 일반적으로 다음과 같은 요소를 지니고 있는 사람들을 건강한 정신의 소유자라고 간주한다.

- 삶에 대한 낙관적 태도
- 삶에 대한 현실적 기대
- 효과적인 정서 관리와 감정조절
- 원만한 대인관계 능력
- 삶을 즐길 수 있는 다양한 기호와 활동
- 효과적인 스트레스 대처 관리
- 자신과 타인에 대한 객관적 분석과 통찰
- 적절한 성취동기와 자기효능감
- 인지적, 정서적 균형
- 자아존중감

이와 반대로 정신건강과 반대되는 차원을 생각할 때 흔히 이상 행동, 부적응

등을 이야기한다. 사회적으로 요구되는 적절한 수행이 어렵거나 정상적 기능이 떨어지는 사람의 경우 다음과 같은 구성 개념 혹은 태도를 갖고 있기 쉽다.

- 심리적 불편감
- 지나친 불안과 우울
- 자기통제의 결여
- 비현실적 기대와 비관적 전망
- 비합리적 사고와 인지적 오류
- 감정조절의 어려움
- 과도한 충동성
- 낮은 자아존중감
- 스트레스에 대한 취약성
- 극도의 고립감

## 5 정신건강에 영향을 미치는 요인

인간의 발달은 대개 유전과 환경 각각의 영향 및 둘 간의 상호작용에 따른 영향 속에서 진행된다. 마찬가지로 정신건강도 유전과 환경의 영향을 받는데, 이와 관련하여 정신건강 또는 정신장애에 미치는 요인들을 살펴보자.

### 1) 타고난 성격적 특성, 기질적 차원, 두뇌 기능: 생물학적 요인

부모의 유전인자로부터 출발하여 태내기까지 형성되어 출생 시부터 나타나는 선천적 본성은 흔히 기질로 설명될 수 있다. 이는 이후 개인이 만나고 교류하는 모든 환경에서, 혹은 그런 환경과의 상호작용에서 반응(양식)의 차이를 만들어낸다. 예를 들어 선천적으로 수줍음이 많거나 높은 사회적 철회 성향 혹은 행동억제가 높은 아동은 대인 간 상호작용과 외적 자극에 대해 접근보다는 회피 반응을 나타내기 쉬우며, 이는 이후의 상호작용에 지속적으로 영향을 미쳐 아이가 경험하고 만들어 가는 환경에 영향을 미친다. 예를 들어 기질적 까다로움, 극도의 내향성과 수줍음, 위축 성향 등은 다양한 정신건강의 문제(예: 우울, 불안, 적응력 부재, 사회적 고립 등)에 개인을 취약하게 만들 수 있다.

타고난 기질적 요인 이외에도 중요한 생물학적 요인으로 뇌 기능을 들 수 있다. 뇌 기능에 문제가 생기면 정신 기능의 변화를 가져와 정신장애를 일으키거나 정신건강의 문제가 발생하는 것으로 최근 많은 연구들에서 나타나고 있다. 유전인자뿐 아니라 뇌 기능의 문제 혹은 신경생리적 결함 등이 여기에 해당된다. 특히, ADHD, 품행장애, 조현병, 학습장애, 반사회적 성격장애, 우울장애, 불안장애 등의 병인론을 분석하는 데서 최근 뇌 기능의 문제가 갖는 설명력이 더욱 커지고 있다. 신체와 정신은 서로 밀접하므로 신경계의 이상, 호르몬 이상, 각 신경 세포에서 활동하는 신경전달물질의 문제는 개인의 정신건강에 영향을 미친다. 가령 뇌의 신경전달물질의 하나인 세로토닌의 수치가 정상보다 높을 경우 불안장애가, 정상보다 낮을 경우 공격적 행동의 발생 가능성이 높다고 한다.

이처럼 정신건강 여부에 영향을 미치는 여러 요인들 중 개인의 본성, 기질, 두뇌 구조 등을 포함한 생물학적 특성은 다른 요인들의 기능과 작용 정도에 영향을 미치는 기본 요인이다. 이를테면 개인의 특성 중 회복탄력성resilience, 높은 자아통제감, 낙관성 등은 개인을 둘러싼 여러 역기능적 환경에 맞서 적응력을 높여 주는 요인이 될 수 있다.

### 2) 개인을 둘러싼 근접 환경, 개인 간 관계 차원: 미시 환경

미시 환경은 사람이 직접적으로 접촉하고 교류하는 가장 근접한 인적 환경을 의미하며, 여기에는 부모부터 친구, 선생님, 동료, 이웃까지도 해당된다. 아동을 예로 든다면 가장 가까운 미시 환경은 부모와 가족 환경으로, 여기에서 형성되는 부모-자녀 간 안정애착과 우호적인 가족관계, 더 나아가 원만한 교우관계와 학교생활 등은 아동의 정신건강을 지켜 주는 보호 요인이 될 수 있다.

부모-아동 간 상호작용과 관계 특성은 아동의 정신건강과 발달에 큰 영향을 미친다. 부모-자녀관계를 좌우하는 큰 요인들 중 하나는 부모의 양육행동으로, 이는 아동이 출생 시부터 직접적으로 경험하게 되는 강력한 환경 특성이 된다. 이러한 미시 환경에는 부모뿐 아니라 또래집단과 맺는 관계도 있다. 특히 청소년기에는 또래집단의 영향력이 더욱 커진다. 아동이 속해 있는 미시 환경이 안정적이고 그런 환경과의 긍정적 교류가 이루어진다면 정신건강도 긍정적 영향을 받아 정상발달에서 크게 일탈되지 않는다.

### 3) 개인이 살아가는 사회·문화적 환경 요인: 거시 환경

거시 환경은 개인이 소속된 커다란 공동체 사회(예: 지역사회, 국가 등)의 정치, 역사, 경제, 문화적 특성과 시스템 등을 의미한다. 사회적 동물인 인간은 모든 면에서 자신이 속한 준거 집단과 더 큰 사회의 영향을 받게 된다. 성인의 경우 미시 환경으로서의 직장 내 교우관계와 직장문화의 직접적 영향 아래 놓이며, 더 나아가 우리 사회가 처한 현실, 경제상황, 정치·사회적 풍토 등과 직간접적으로 부딪치며 영향을 받는다. 한국 사회에서 지속되고 있는 경제불황과 이에 따른 가계빈곤, 취업시장 진입의 어려움과 높은 실업률, 급증하는 교육격차와 빈부격차 등은 국민 개개인의 안정된 삶의 일차적 토대를 무너뜨리며 개인의 정신건강의 발달 노선을 좌우한다. 이러한 현실은 한국 사회가 경제협력개발기구(OECD)organization for economic cooperation and development 국가 중 노인빈곤률 1위, 자살률 1위를 차지하고 있을 뿐 아니라 알코올남용, 인터넷 및 도박 중독, 학교폭력 등 현재 우리 사회에서 이슈가 되는 다양한 정신건강의 문제들이 급속도로 확장되고 있는 상황과 관계가 깊다.

보통 '건강하다', '건강하지 않다'라고 말할 수 있는 것은 건강 여부를 가늠하고 진단할 수 있는 보편적 기준이 있기 때문이다. 앞서 살펴본 정신건강에 영향을 미치는 요인들은 독립적으로 작용하지 않는다. 이를테면 타고난 공격적 소질이 있다 하더라도, 발달 과정에서 정서적으로 안정되고 애정적인 가족관계와 미시 환경을 경험하고 건강한 사회적 지지 체계 안에서 생활할 수 있다면 공격적 소질이 사회적 대인관계에서 극단적으로 발휘되는 경우는 많지 않다. 그러므로 정신장애의 발현과 정신건강의 문제에서 선천적 본성의 중요성 못지않게 사회 환경의 중재 효과는 크다.

BOX 1-5

## 정신건강과 관련된 4가지 요인

정신건강과 관련된 요인들을 다음과 같이 4가지 차원으로 살펴볼 수 있다. 앞서 설명한 3요인 이외 정신건강의 결정 요인으로 다양한 인구통계학적 변수도 같이 살펴볼 수 있다.

| 생물학적 요인 | 미시 환경 | 거시 환경 | 인구통계학적 변인 |
|---|---|---|---|
| 기질, 타고난 성격, 신경·생리적 속성, 유전 특성, 뇌 기능 | 부모-자녀관계, 가족 환경, 대인관계, 교우관계, 학교 생활, 스트레스적 생활 사건 | 지역사회, 국가, 정치, 역사, 문화 특성, 사회체제, 경제적 상황 | 연령, 성별, 가족 구조, 거주지, 교육 수준, 소득, 노동력 상태, 현재 고용 상태, 장기 실직 |

BOX 1-6

## 정신건강에 영향을 미치는 변인들

**우울증 부모 자녀, 뇌 구조가 다르다!**

미국 컬럼비아 대학 의대 정신의학과 연구팀은 우울증 부모를 둔 아이는 쾌락(pleasure)을 담당하는 뇌 부위인 우측 조가비핵(right putamen)의 크기가 작다는 연구 결과를 발표했다. 부모 중 우울증 환자가 있어 우울증이 나타날 위험이 높은 아이들을 포함해 7천여 명의 아이들을 대상으로 진행한 연구 결과에 따르면 뇌의 우측 조가비핵은 보상, 동기, 쾌감을 담당하는 부위로, 이 부위의 용적이 적으면 쾌감을 느끼는 기능 저하로 우울증, 약물 남용, 정신질환, 극단적 선택으로 이어질 위험이 높다. 또 우측 조가비핵이 작다는 것은 폭넓은 정신장애가 발생할 수 있는 진단적 위험 요인이 될 수 있다고 한다.

참고: 2019.12.21. 마인드포스트(http://www.mindpost.co.kr)

**미세먼지 많이 마시면 우울증·극단적 선택할 위험성 높아진다!**

영국의 과학 저널 《환경 보건 관점》에 실린 연구에 따르면, 글로벌 데이터를 검토한 결과

미세먼지를 많이 마시고 사는 사람은 우울증에 걸리거나 극단적 선택을 할 위험이 더 높았다. 즉, 대기오염이 정신건강에 심각한 해를 미치기 때문에 대기오염을 줄이는 것만으로도 우울증을 많이 예방할 수 있다고 한다. 걷기나 자전거 이용, 녹지공간 조성 등은 대기오염을 줄일 뿐 아니라 정신건강도 개선한다.

참고: 2019.12.22. 마인드포스트(http://www.mindpost.co.kr)

## 6 정상과 이상을 구분하는 관점

흔히 정신건강을 이야기할 때 '저 사람은 정상이다', '저 사람은 이상해', '저 사람은 문제가 있어', '저 사람은 적응을 잘 못해'라는 식의 표현을 종종 사용한다. 여기에서 정상normality은 건강하고 적응적인 사람으로, 이상abnormality은 건강하지 않고 부적응적인 사람을 나타내는 것으로 간주된다. 그러므로 정신건강과 관련해 정상과 이상이 무엇을 기준으로 구분되고 평가되는지를 살펴볼 필요가 있다. 일반적으로 정신건강을 이야기할 때 많은 문헌에서 거론되는 정상과 이상의 기준이 있다.

## 1) 통계적 관점

통계적 기준에서 정상 행동이란 대부분의 사람들에게 빈번하게 일어나는 행동을 의미하는 반면, 부적응 행동이란 대부분의 사람들에게는 드물게 나타나는 행동을 의미한다. 통계적으로 평균average에 가까울수록 정상 범주에 들어가고, 평균에서 멀리 떨어져 극단적으로 낮거나 높은 수준에 있을수록 이상 범주에 해당된다. 예를 들어 예컨대 지능 지수(IQ)intelligence quotient가 70 이하로 일반 평균보다 낮을 경우 지적 장애mental retardation로 명명하고, 이를 이상발달로 간주한다. 지능이 일반 평균보다 크게 높을 때도(예: 영재) 정상 범주를 벗어난다고 볼 수 있다.

유의할 점은 한 집단 혹은 한 사회에서 평균 주위에 몰려 있는 다수는 정상 범주로 간주되고, 평균에서 멀리 떨어진 소수는 이상 범주로 구분된다는 사실이 갖는 약점이다. 정상과 이상의 구분을 정량적으로만 판단하기에 수량화가 어려운 개념과 질적 특성은 통계적 평균을 산출하는 것이 쉽지 않으며, 다수의 사람이 갖는 속성과 입장은 정상으로 간주되고 소수의 특성은 이상으로 간

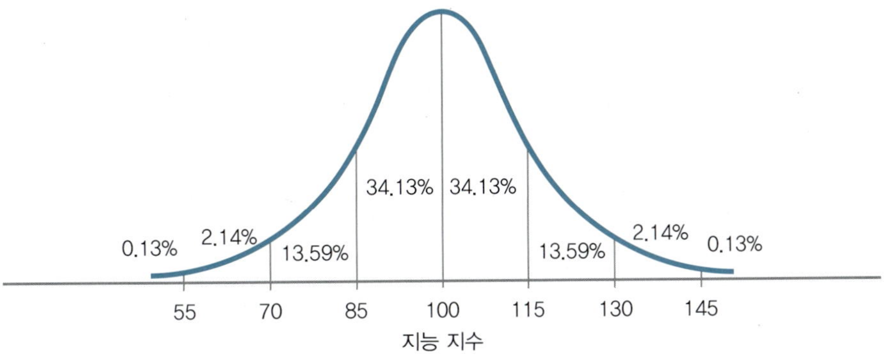


참고: http://www.m.blog.naver

그림 1-2
지능의 정규 분포 곡선

주되기 쉽다. 이런 맥락에서 자칫 한 집단의 다수가 소수보다 언제나 정상으로 간주되는 오류가 존재할 수 있다.

### 2) 사회화 관점

사회화 관점에서는 한 개인이 주어진 환경과 성공적으로 상호작용을 하면서 잘 지낼 수 있는가의 정도에 따라 그의 정상 여부를 판단한다. 개인의 정신건강을 다양한 사회적 관계 안에서 바라보며, 대인관계와 조직 안에서 크게 일탈하지 않고 적응하는가 혹은 그렇지 않은가가 관건이 된다. 즉, 정상과 이상을 적응과 부적응 개념으로 설명할 수 있다. 사회가 요구하고 필요로 하는 역할을 수행하고 성취한다면 건강하고 적응적으로 보지만, 반대의 경우는 부적응으로 판단한다. 특히 사회의 보편적 기준에 들어가지 못하거나, 사회적 규범을 어기고 타인의 복지와 안전에 위해를 미칠 때 부적응으로 간주한다. 예를 들어 '반사회적 성격장애'라는 진단명에서 알 수 있듯이 사회적 가치체계에 반하는 행동은 건강하지 못한 모습이다. 물론, 한 사회의 규범과 규율은 사회 구성원에게 기대되고 요구되는 보편적 가치와 표준을 말하므로 이 기준은 절대적이기보다는 개인이 속해 있는 사회 집단에 따라 달라진다(사회·문화적 기준 참조). 가령 한국 사회의 특성상 서구 사회와 비교해 청소년기 및 성인기 자녀의 부모 의존성이 더 높고, 부모 역시 자녀와의 분리가 쉽지 않다. 우리에게는 이런 모습이 낯설지 않지만 일찌감치 분리와 독립을 강조하는 서구 사회에서는 적응적 모습으로 보기 힘들다.

### 3) 임상적 관점

의학에서는 증상symptom과 질병이 없는 상태는 정상normal으로, 증상이 출현하여 곧 정상 상태가 파괴된 상태는 이상abnormal으로 간주한다. 신체적이든 심리적이든 증상이 나타날 때 이는 개인이 어떤 문제로 힘든 상태임을 보여준다. 가령, 열이 나고 기침 등의 증상이 나타날 때 사람들은 신체적으로 이상이 생겼다고 생각하며, 병원에 가서 이러한 증상을 포괄하는 진단명을 부여받는다. 심리적으로도 스트레스적 반응으로 급격한 불안과 우울감이 생길 때 적절한 진단과 함께 진료를 받게 된다.

이런 맥락에서 정신적으로 이상 행동을 정의하는 것뿐 아니라 이상 행동을 분류하고 체계화하는 진단 기준표가 필요하게 되었다. 미국정신의학회는 질병의 유목을 공식적으로 체계화해 놓고 있는데, 그것이 오늘날 임상 장면에서 널리 사용되고 있는 『정신질환의 진단 및 통계 편람(DSM)Diagnostic and Statistical Manual of mental Disorders』이다. DSM에서는 가시적 증상이 존재하며 사회적, 직업적으로 기능 손상이 있고 임상적으로 큰 고통이 있을 때 이상으로 진단 내린다.

### 4) 사회·문화적 관점

문화와 시대마다 그 사회의 정상과 이상 여부를 바라보고 판단하는 기준은 달라진다. 시대적 변화에 따라 새로운 양상의 정신질환이 나타나기도 하고, 반대로 과거 부적응 행동이 더 수용되기도 한다. 가령 과거에 동성애는 병리적 행동으로 부적응이자 이상 행동이었다면, 1973년부터 미국정신의학회 정신질환 목록에서 삭제되었고, 동성애에 대한 사회적 여론이 좋지 않았던 1980년대에는 성 정체감 장애의 하나로 분류되다가(DSM-Ⅲ), 1994년에 개정된 DSM-Ⅳ 부터는 더 이상 정신장애로 등재되지 않았다(동성애를 정신질환이 아니라 선천적 성적 지향성으로 간주함).

또한 인터넷중독, 게임중독 등은 최근 들어 그 심각성이 더욱 부각되고 있는 실정이다. 이런 시류를 의식하여 세계보건기구(WHO)에서는 2019년 국제질병분류개정판(ICD-11)에서 게임과 도박 등 특정 행동에 대한 중독 증상을 질병으로 분류하였다.* 또 DSM에서는 만성적인 직장 스트레스로 인해 극도의 피로감에 쌓여 삶의 의욕을 잃고 무기력해지는 번아웃burnout 신드롬을 아직 질병으로 분류하지는 않았지만 직업과 관련된 일종의 증상으로 기술하였다. 인간의 심리나 정신, 행동 분야는 특히 사회·문화적 가치관과 시대의 변화의 흐름을 반영해서 정상과 비정상을 구분해야 하므로, DSM의 진단 기준과 체계도 변화하고 있다.**

* 현재 DSM-5에서는 인터넷 게임 장애(internet gaming disorder)를 정식 정신질환으로 등재하지 않고 추가 연구가 필요한 진단 상태로 선정하고 있다.

** DSM에 대한 더 자세한 설명은 chapter 2 참조

BOX 1-7

## 4D로 보는 정상 행동과 이상 행동의 구별

- 이탈Deviance: 행동이 규준으로부터 이탈된 정도를 비공식적으로 평가(면접, 관찰, 증상 평정 척도)
- 역기능Dysfunction: 장애가 확인되면 장애가 개인의 기능에 미치는 상대적 영향을 평가
- 고통Distress: 장애로 인한 고통의 정도를 평가
- 위험Danger: 어떤 행동이 개인을 위험에 빠뜨리게 하는지 여부를 결정하기 위해서는 다음 두 가지 영역의 위험(자신에 대한 위험과 타인에 대한 위험)을 평가

참고: Comer, R. J.(2013); Wilmshurst, L(2015)

BOX 1-8

## 주목해야 할 개념들

**문화 상대주의cultural relativity**

일반적으로 문화에 따라 가치관과 신념이 다르며, 사회적으로 받아들여지고 거부되는 행동 양식이 각기 다르다. 그러므로 다른 문화를 이해하기 위해서는 자문화 관점에서 바라보고 평가하는 것을 주의해야 한다. 문화 상대주의는 문화 간 차이와 다름을 인정하고 이를 절대적 가치로 평가할 수 없음을 인정하는 것이다. 이는 개인의 속성을 바라볼 때도 영향을 미칠 수 있다. 예를 들어 수줍음 성향이 강한 아동을 바라보는 시각은 서구 사회보다 한국 사회가 더 온정적이기 쉽다.

**문화 증후군cultural bound syndrome**

어떤 정신질환은 문화적 배경과 관련이 있어서, 특정 문화 집단이나 지역사회의 영향을 받아 증상이 나타나기도 한다. 대표적으로 한국의 전통적 가부장적 사회 구조로 인해 유발되는 화병hwa-byung, 일본의 은둔형 외톨이引きこもり(히키코모리) 등이 있다.

**고정관념stereotype**

"사춘기는 질풍노도의 시기이다." 어떤 개인, 집단, 문화의 특성과 행동 양식 등에 대해 '~

할 것이다', '~하다'라는 식으로 미리 추측하여 판단하는 것을 의미한다.

**편견**prejudice

"○○ 학교 학생들은 개인주의적이다." 나와 다른 특성을 갖고 있는 사람이나 집단에 관해 품고 있는 고정관념과 부정적 판단을 의미한다. 경우에 따라 적대적 감정과 태도로 나타나기 쉽다.

**차별**discrimination

고정관념과 편견에 따라 나와 다른 사람, 다른 문화권의 사람을 다르게 대우하고 취급하는 것을 말한다. 차이difference와 차별은 다른 것으로, 차이가 차별로 이어져서는 안 된다.

**낙인**stigma

"요즘 청년 세대는 부모 세대와 달리 참 나약하다." 한 사회와 문화에서 다르게 대우받는 사람들에게 주어지는 부정적 표식이다. 한 개인 혹은 집단이 사회에서 무시당하고 소외당하도록 만드는 불명예와 표적 등을 의미한다. 편견과 고정관념, 차별이 한데 어우러져 한 개인을 낙인찍고 부정적 정체성을 씌우기 쉽다. 특히 정신질환과 관련하여 정신질환의 원인이 개인의 나약함과 성격에 있으며 따라서 치료는 본인의 의지에 달려 있다는 사회적 편견이 낙인을 유발한다. 더불어 언론과 미디어에서 종종 노출되는 부정적 사건·사고가 이들에 대한 낙인을 강화한다. 이처럼 정신질환을 갖고 있는 사람들에 대한 왜곡된 인식이 종종 그들에게 낙인을 남기고 이는 치료와 적절한 사회적 개입을 가로막는 장애가 된다.

지금까지 기술한 여러 모습은 우리 사회 곳곳에서 볼 수 있다. 정신적·심리적으로 어려움을 겪는 사람들, 정신질환을 앓고 있는 사람, 성 소수자, 빈곤계층, 외국인, 다문화가족, 재혼가족, 한부모가족 등과 관련해 편견과 고정관념이 존재하고, 낙인찍기stigmatization가 발생한다.

BOX 1-9

## 보건복지부에서 제시한 정신장애에 대한 편견과 정신건강을 지키기 위한 수칙

| 정신장애 10가지 편견 | 정신건강 10가지 수칙 |
|---|---|
| 1. 위험한 사고를 일으킨다. | 1. 긍정적으로 세상을 본다. |
| 2. 격리 수용해야 한다. | 2. 감사하는 마음으로 산다. |
| 3. 낫지 않는 병이다. | 3. 반갑게 마음이 담긴 인사를 한다. |
| 4. 유전된다 | 4. 하루 세 끼 맛있게 천천히 먹는다. |
| 5. 특별한 사람이 걸리는 병이다. | 5. 상대의 입장에서 생각한다. |
| 6. 이상한 행동만 한다. | 6. 누구라도 칭찬한다. |
| 7. 대인관계가 어렵다 | 7. 약속 시간에는 여유 있게 가서 기다린다. |
| 8. 직장 생활을 못한다. | 8. 일부러라도 웃는 표정을 짓는다. |
| 9. 운전과 운동을 못한다. | 9. 원칙대로 정직하게 산다. |
| 10. 나보다 열등한 사람이다. | 10. 때로는 손해 볼 줄도 알아야 한다. |

참고: 보건복지부(2000)

BOX 1-10

## 〈장애인복지법〉에 근거한 정신장애

- 정신적 장애는 '발달장애'와 '정신장애'를 하위 범주로 둠
- 조현병, 분열형 정동 장애, 양극성 정동 장애, 반복성 우울장애로 이내 1년 이상 지속적 치료를 받았으나 호전의 기미가 없는 경우에만 '정신장애'로 인정하고 있음

| 분류 | | 장애 유형 |
|---|---|---|
| 신체적 장애 | 외부 신체 장애 | 지체 장애, 뇌병변 장애, 시각 장애, 청각 장애, 언어장애, 안면 장애 |
| | 내부 기관 장애 | 신장 장애, 심장 장애, 장루 · 요루 장애, 간 장애, 호흡기 장애, 뇌전증 장애 |
| 정신적 장애 | 발달장애 | 지적 장애, 자폐성 장애 |
| | 정신장애 | 조현병, 분열형 정동 장애, 양극성 정동 장애, 반복성 우울장애 |

**BOX 1-11**

## 정신장애, 정신증, 신경증

**정신장애mental disorder**

넓은 의미로 정신에 발생하는 모든 병을 지칭할 수 있다. ICD, DSM에 기재된 질환 또는 장애 전체를 의미한다. 여기에는 정신증, 신경증, 발달장애 등 다양한 장애군을 포함한다. 정신장애를 정의할 때는 대개 고통distress, 기능장애disability, 기능부전dysfunction, 통제력 상실, 불편disadvantage이 포함된다. 즉, 정신이 건강하지 못해 일정 기간 이상 원만한 사회생활을 영위하지 못하고 정상적으로 기능하지 못하는 상태를 의미한다. 정신장애는 일단 의학적 진단을 통해 정의되며, 정신증과 신경증, 정신질환mental illness의 개념을 포괄하는 넓은 의미를 담고 있다. 정신질환과 달리 질병이 활발히 진행될 뿐 아니라 질병으로 인한 기타 기능 손상을 포함하며, 질병의 증상이 사라져도 질병 이전의 상태로 회복되지 못하는 경우(예: 만성 정신장애chronic mental disorder)를 포함한다.

**정신증psychosis**

현실 검증력이 떨어지고 사고와 감각의 왜곡, 망상과 환각 등의 증상이 나타나 사회 적응에 큰 어려움이 발생하는 정신장애를 일컫는다. 대표적으로 조현병, 망상장애, 기분장애의 일부 경우가 해당된다. 대개 사람들이 정신적으로 이상이 있다고 생각되는 것들을 거의 모두 지칭하는 것으로 흔히 '정신병'이라고 하기도 한다. 그러나 엄밀하게 말해 특수한 증상을 가리키는 것으로 기질적organic(뇌 손상으로 인해 사고, 행동, 감정 등에 이상현상이 나타남) 혹은 기능적functional(어떤 원인이든 간에 기능 수행이 안 되어 사회적 관계나 역할에서 제대로 기능하지 못함)인 증상을 일컫는다.

**신경증neurosis**

정신증에 비해 성격의 통합이 유지되고 있다. 현실 지각과 판단 및 일상적인 사회생활에는 큰 문제가 없으나, 감정과 충동 조절이 어렵다. 높은 불안 수준, 여러 주관적 불편감이 존재한다. 우울장애, 불안장애, 외상 및 스트레스 관련 장애, 해리장애, 신체증상 및 관련 장애, 강박 및 관련 장애 등이 있다.

CHAPTER

# 02

# 발달적 맥락과 정신건강

| 학습 목표 |

본 chapter에서는 인간의 전 생애적 발달을 고려하여 발달 과정에서 나타나는 정신건강 관련 이슈들, 정신병리를 설명하는 다양한 이론과 발달의 기본 체계 등을 살펴본다. 그리고 정신건강과 관련하여 보편적으로 활용되는 진단 체계인 DSM과 이에 관련된 논의들을 탐색하고자 한다.

## 1 발달적 접근에 따른 정신건강

앞 chapter에서 정신건강의 여부를 파악하는 관점과 기준을 4가지(통계적 관점, 사회화 관점, 임상적 관점, 사회·문화적 관점)로 살펴봤다. 그런데 이러한 기준과 함께 고려해야 할 중요한 맥락이 발달적 접근이다. 인간은 보편적인 발달 경로를 거치는 동시에 고유한 발달 속도와 수준을 갖고 있으며, 이러한 발달은 신경생물학적·심리정서적·사회적 요인의 영향을 받으면서 정서사회성, 신체운동 능력, 언어·인지 등 여러 차원에서 이루어진다.

정상발달뿐 아니라 이상발달, 장애, 병리 등도 발달적 접근을 고려할 필요가 있다. 이를테면 심리적이든 신체적이든 장애가 발생하는 연령은 장애의 심각성과 지속성을 평가하는 데 중요하다. 정상적 발달은 보통 점진적으로 이루어지고, 병리와 장애는 생물학적 유전적 원인과 함께 발달단계에서 특정한 외상 경험과 관련해 진행되기 쉽다. 특히 아동·청소년기는 대개 정신질환이 최초로 발현되고 진행되는 시기임을 고려할 때 발달의 흐름에 따라 정신건강 여부와 정신병리가 어떻게 변화하는지를 이해하는 것은 중요하다.

간혹 사람들이 어린아이가 보여주는 바람직하지 않은 행동을 보고 "어릴 때는 다 그래, 크면 괜찮아져"라고 말하는 것은 행동의 정상 유무를 연령에 적합한 발달 모습에 근거해 판단하기 때문이다. 이러한 발달적 접근은 보편적 발달 궤도에서 언제, 어떻게 일탈하며 정상발달 궤도로 다시 어떻게 돌아올 수 있는가에 관심을 쏟기 때문에, 모든 발달단계에서 이상발달과 장애의 예측 및 개입 방안의 모색을 다루는 데 유용하다.

발달적 접근은 연령에 적절한 발달 수준에 도달했는지의 여부를 바탕으로 정신건강의 정상성 여부를 평가한다. 한 개인이 보여주는 행동의 정상성 유무는 그가 연령에 적합한 발달 모습을 보이고 있는지 여부에 따른다. 이상발달과 장애를 정상발달의 일탈 혹은 왜곡으로 보는 관점에서 정신건강은 연령 요인과 발달단계를 고려해야 한다. 가령 3~4세 때 나타나는 공포증은 흔한 모습이지만 다른 연령대에서 이 모습은 지나칠 경우 강박적이라고 판단되기 쉽다. 동일한 구조의 신경증적 갈등이라 해도 나타나는 증상과 이를 바라보는 사회적 시선은 연령에 따라 달라지기 때문이다. 또한 떼를 많이 쓰고 고집을 피우는 걸음마기 아이를 우리 사회에서는 흔히 '미운 4살'이라고 부르고, 서구 사회에서는 'terrible twos'로 부른다. 떼쓰기 행동은 걸음마기 아이의 자기주장성이 표현되는 것으로, 그 행동이 다른 또래 아이들과 비교해 지나치지만 않다면 우리는 그것을 문제 행동으로 간주하지 않는다. 또한 문화적 보편성을 갖는다는 점에서도 발달적으로 심각한 문제로 판단하지 않는다. 그러나 만일 학령기 아동이나 청소년이 자기 의견을 관철시키기 위해 주변 상황에 아랑곳없이 심하게 떼를 쓴다면, 이는 사회적으로 수용되기 어려우며 정상적 행동으로 보기 힘들다. 그러므로 개인의 연령과 발달단계를 고려할 때 비로소 행동의 정상 여부와 사회적 바람직성을 논할 수 있다.

# 2 발달의 기본 체계

인간은 태내기, 신생아기, 영아기, 걸음마기, 유아기, 학령기, 청소년기, 성인기로 이어지는 발달단계를 거치며 성장한다. 인간은 연령에 따라 해당 발달단계에 진입하지만, 모든 개인이 발달의 표준 범주에 들어가는 것은 아니다. 발달의 표준은 각 발달단계별로 규정되는 보편적·평균적 발달의 모습을 의미한다. 발달을 신체운동발달, 인지발달, 정서사회성 발달의 세 영역으로 구분할 때, 이 세 영역에서 발생하는 변화와 성장, 성숙이 모든 개인에게 일관적으로 동일하게 진행되지는 않는다. 이를테면 연령에 적합한 신체발달과 성장이 나타날지라도, 심리정서적 성숙과 인지발달이 늘 이에 부응해 동반되는 것은 아니다.

이러한 이유는 무엇일까? 유기체의 발달은 어떤 외부 요인의 작용 없이 순수하게 진행되지 않기 때문이다. 변화의 개념을 내포하고 있는 발달에는 변화를 자극하고 유도하는 어떤 요인들이 작동한다. 긍정적 발달이든 부정적 발달이든 변화는 순수하게 시간적 변화에 따른 유전적 특성과 본성nature만을 반영하지는 않는다. 그러나 인간의 발달은 타고난 본성과 환경의 영향뿐 아니라 시간에 따른 본성과 환경의 역동적 상호작용의 효과를 반영한다. 발달적 관점에서 정신장애 여부 등은 유기체와 환경 간의 시간 경과에 따른 복잡한 상호작용의 결과이다(Cicchetti et al., 1998; Sameroff, 1995).

시간의 변화가 작용하는 과정에서도 개인마다 서로 다른 특정 발달이 두드러지거나 결핍이 나타나는 것은 시간 이외 다른 변화 요인이 작동하기 때문이다. 만일 그 시기가 '발달의 민감기'였다면 다른 요인의 영향은 더욱 결정적일

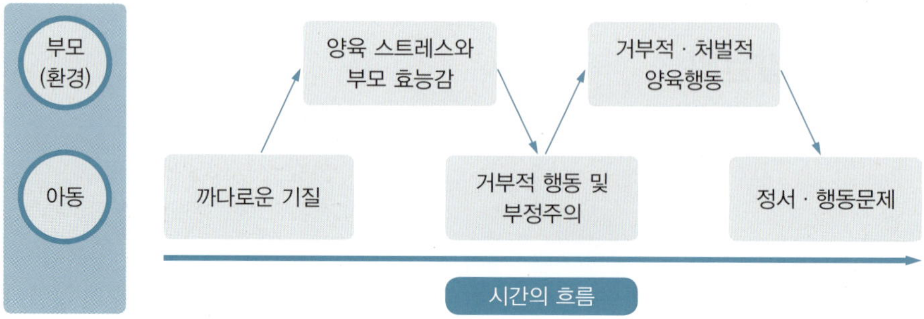


**그림 2-1**
**아동의 타고난 기질과 환경 간의 시간에 따른 상호교류 과정**

수 있다. 개인의 특성은 전 생애 동안 일관적으로 발현되거나 평가되지 않는다. 가령 수줍음이 많고 사회적으로 위축 성향을 많이 드러내는 어린아이가 성장하면서 늘 그러한 성향을 유지하는 것은 아니다. 또한 과도한 수줍음이 어린 시절에는 부적응적 문제로 인식되지 않으나, 사회성과 대인관계가 중요해지는 청소년기나 성인기라면 자칫 부적응적인 모습으로 비춰질 수도 있다.

## 3 발달정신병리를 설명하는 이론적 모델들

발달적 관점에서 정신병리를 설명하는 여러 이론적 모델들이 있다. 각 이론적 모델은 서로 다른 접근과 구성 개념을 갖고 있는 동시에 공통된 시각이 존재하며, 정신병리는 여러 이론적 접근에서 주장하는 요인들이 다각도로 상호작용해서 나타난다. 따라서 정신건강과 관련해 정신병리의 올바른 이해를 위해서는 단일 모델이 아니라 각각의 모델을 통합적으로 바라볼 필요가 있다(Mash & Barkley, 2001; Wenar & Kerig, 2006 참조).

### 1) 애착 모델

애착 모델은 부모와 영유아 간 관계의 질이 아동의 발달과 심리적 건강에 갖는 효과의 중요성을 잘 보여준다. 애착 이론은 정신분석학을 배경으로 출발하였지만, 리비도나 충동 만족 등을 강조하는 생물학적 관점에서 더 나아가 양육자 요인을 포함해 생태학적 중요성을 강조한다. 영유아는 스트레스적 상황에서 애착대상을 찾고 근접성을 유지하고자 하는데, 이는 애착대상이 주는 신뢰감과 안정감이 있기 때문이다. 애착 이론에서 정신건강은 애착대상과의 관

**표 2-1**
**발달정신병리를 개념화하는 데 사용되는 일반적 모델**

| 이론적 모델 | 내용 |
|---|---|
| 정신역동 모델 | 선천적 추동, 정신 내적 기제, 갈등, 방어, 심리 성적 단계, 고착, 퇴행 |
| 애착 모델 | 초기 애착 관계, 자기 자신과 타인 및 관계에 대한 내적 작업 모델 |
| 행동주의 모델 | 부적절한 강화와 학습 경험 |
| 사회학습 모델 | 대리적 · 관찰적 경험, 상호작용 관계 |
| 인지적 모델 | 왜곡되거나 결함 있는 인지 구조와 인지 처리 과정 |
| 기질적/신경생물학적 모델 | 기질, 유전적 변이, 신경해부학 · 신경생물학적 기제 |
| 정서적 모델 | 기능장애적인 정서조절 기제 |
| 가족체계 모델 | 세대 간 및 세대 내 가족체계, 가족 내의 구조적 · 기능적 요소들 |

참고: E. J. Mash & R. A. Barkley(2001); 이현진 외(2001) 수정 · 재구성

계에서 형성되는 애착의 질적 특성에 달려 있다. 보울비J. Bowlby에 따르면 아동의 욕구에 대한 양육자의 민감성과 반응성의 부족은 정신병리를 촉발하기 쉽다. 연구들에 따르면 불안정애착을 형성한 아동은 안정애착을 형성한 아동보다 스트레스에 더 취약하고 적응하는 데 더 큰 어려움을 겪는 것으로 나타난다. 이러한 애착은 아동기 정서 발달과 사회정서 역량뿐 아니라 성인기 대인관계에도 영향을 미치는 것으로 보고된다.

## 2) 인지 모델

인지 이론에 따르면 잘못된 정보처리, 편향된 사고와 귀인, 인지적 왜곡이 아동과 성인에게서 정서장애나 정신병리를 유발한다. 외부 정보와 단서를 어떻게 인지하고 처리하며 판단하느냐에 따라 정서나 행동이 달라진다. 먼저 정보처리 접근에서 잘못된 사회정보처리는 사고과정에서 왜곡을 유발하고 주어진 외부 단서와 자극에 대한 객관적이고 정확한 파악을 어렵게 만든다. 가령, 정보

**표 2-2 주요 성격장애를 야기하는 인지적 왜곡**

| 분류 | 내용 |
| --- | --- |
| 자기애적 사고 | "나는 다른 누구보다도 특별하고 중요한 사람이다." |
| 경계선적 사고 | "그 사람은 나를 버릴 것이다. 그러면 어떡하지? 내 삶은 여기에서 끝나는 건가?" |
| 의존적 사고 | "나는 무기력하고 나를 도와줄 사람들이 필요하다." |
| 회피적 사고 | "결과는 이미 결정났다. 새로운 무언가를 시도하는 것은 무의미하다." |
| 편집증적 사고 | "세상 사람들이 나를 미치게 만들고 내 삶을 파괴한다." |
| 반사회적 사고 | "만약 내가 저 사람들을 이기지 못하면 그들이 나를 이겨 버릴 것이다. 어떤 방법을 쓰더라도 반드시 그들을 눌러야 한다." |

참고: Beck et al.(1990)

처리 과정과 공격성 간의 밀접한 관계를 밝힌 닷즈Dodge에 따르면 공격적인 아동들은 부정적이고 편파적인 귀인을 한다. 또 불안장애를 지닌 아동은 위협적 자극에 관해 편파적으로 주의 집중을 하는 경향이 있고, 역으로 이러한 인지적 왜곡은 불안과 우울 등의 정서장애를 만들어내기 쉽다. 벡A. Beck에 따르면 부적응적 인지 도식은 외부 자극을 부정적으로 해석하게끔 만들고 이는 우울증을 유발한다.

### 3) 정서 모델

정서조절은 정신역동 이론, 인지행동 이론, 애착 이론, 생물학적 이론 모두와 관련된 개념이다. 정서조절 능력은 적응과 부적응, 정신병리와 관련이 있는 것으로 나타난다. 정서의 경험과 표현, 조절은 대인관계의 질과 사회적 상호작용에 영향을 미치기 쉬워, 정서조절의 실패는 사회적 관계에서 부정적 결과를 야기할 수 있다. 정서조절 여부는 타고난 본성뿐 아니라 사회화의 영향을 받는다. 특히 양육자의 양육태도와 가정 환경은 아동의 정서조절에 영향을 미치는 것으로 보고된다. 부모가 아동의 정서 표현과 규제에 어떻게 반응하는지, 가족과 사회가 형성한 정서 표현의 규칙이 어떠한가에 따라 정서조절 능력 발달이 달라진다. 부모의 비일관적 정서 표현과 자녀에 대한 정서 표현규칙의 부재는 아동의 정서조절 역량을 약화시키고, 다른 요인들과 상호작용하면서 정신병리를 촉발할 수 있다.

### 4) 가족체계 모델

가족체계 모델에 따르면 개인의 정신건강 여부는 가족원 간 형성되는 역동적 관계의 특성에 좌우된다. 가족은 하나의 체계로서 그 안에는 각 개인뿐 아니라 부부관계, 부모–자녀관계, 형제관계 등 여러 하위체계가 존재하고, 이 체계들 간 명확한 경계는 가족 내 개인의 역할을 규정하고 개인의 발달적 욕구 충족이 긍정적으로 진행되도록 한다. 적절한 경계는 가족원 혹은 체계의 발달과 변화에 따라 유기적으로 조절되고 이는 개인과 가족의 건강한 발달과 적응을 가능하게 한다. 그러나 경계가 허물어지거나 반대로 극단적으로 뒤엉켜 있다면 체계 간 독립과 접촉이 불분명해지고 이는 가족의 역기능성을 유발한다. 가령, 체계 간 과도한 뒤엉킴은 개인의 자율성을 억압하고 개인의 욕구를 드러내는 것이 가족체계에 균열을 내는 시도로 인식되어 가족체계의 항상성homeostasis을 유지하려는 다른 가족원(혹은 체계)의 저항과 불안을 야기하며, 이런 상황 속에서 가족 개개인의 부적응적 모습이 나타날 수 있다.

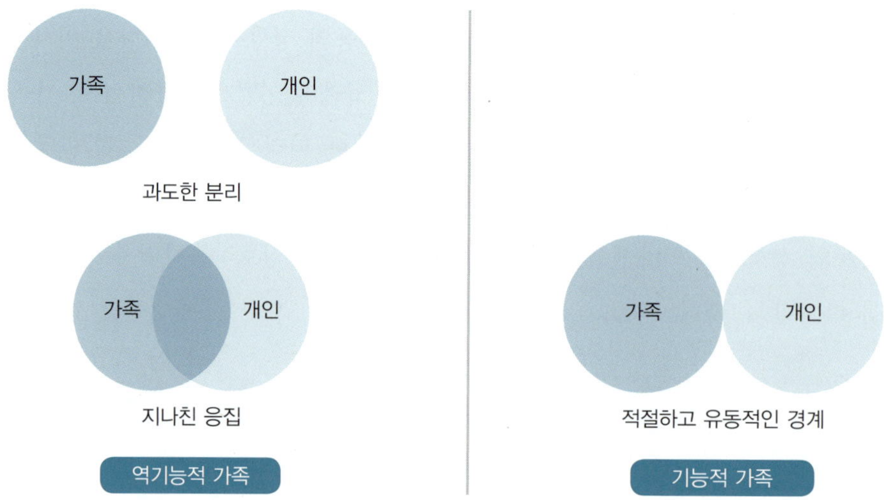


**그림 2-2**
**역기능적 가족과 기능적 가족**

# 4 발달적 이슈

이상발달 혹은 병리적 발달을 이해하는 것은 필연적으로 정상발달에 관한 지식을 필요로 한다. 정상발달이라는 단어는 '정상'과 '발달'이라는 두 가지 개념을 내포하고 있다. '정상'의 의미는 '발달'이라는 연대기적 변화 속에서 이해되어야 하고, 이로써 정상의 의미는 연령 발달에 따라 일정 정도 상대적으로 규정되는 것일 수밖에 없다. 가령, 부적응적 발달로 바라보는 불안정-회피 애착이나 불안정-저항 애착은 애착의 본질과 안정애착의 특성을 폭넓고 정확하게 알고 있을 때 적절한 개입이 가능하다. 반대로 병리적 발달 혹은 발달적 왜곡과 일탈에 관한 이해는 정상발달에 대한 이해를 폭넓게 확장시키며, 이런 과정에서 정신건강과 적응의 본질이 무엇인가에 대한 인식이 더 명확해질 수 있다.

발달은 수정 순간부터 출생 이후를 거쳐 죽음의 순간까지 진행되는 전 생애적 관점을 보여주지만, 일반적으로 첫 발달이 시작되는 생후 초기부터 아동기, 청소년기까지의 생애 전반기는 발달적으로 더 민감한 시기이다. 그러므로 영유아기, 아동기, 청소년기의 각 발달단계에서 두드러지는 몇몇 이슈들을 살펴볼 필요가 있다.

**표 2-3**
**발달단계별 발달과업과 역량 및 한계의 예시**

| 발달단계 | 발달 이슈 혹은 발달과업 | 발달과업 실패 시 가능한 장애 |
|---|---|---|
| 영아기<br>(출생~1세) | · 신뢰감 vs. 불신감<br>· 안정애착 vs. 불안정애착<br>· 자기와 타인 간의 구별<br>· 상호호혜적 사회화<br>· 대상영속성의 발달<br>· 첫걸음/첫 단어 | 수유장애, 수면장애, 발육부진, 자폐스펙트럼 장애, 지적 장애, 뇌 손상 등 |
| 걸음마기<br>(1~1.5세) | · 자율성 vs. 수치심<br>· 독립성 증가, 자기주장, 자부심<br>· 자기 인식의 시작<br>· 사회적 모방 및 공감의 시작<br>· 자기통제의 시작<br>· 지연된 모방 및 상징적 사고<br>· 언어의 증가<br>· 운동기술과 탐색의 증가 | 이식증, 공격성, 적대적 반항장애, 반응성 애착장애, 발달지연, 언어발달지연, 주의력결핍 과잉행동장애(ADHD) |
| 학령 전기<br>(2.5~6세) | · 주도성 vs. 죄책감<br>· 사고의 중심화(지각에 대한 논리적 제약)<br>· 자기중심성<br>· 정서조절 능력 향상(과소통제 vs. 과잉통제)<br>· 규칙 및 구조의 필요 증가<br>· 정서 인식 가능(죄책감과 양심이 분명히 나타남) | 분리불안, 발달성 언어장애, 비사회화 공격성, 자위행위, 불안, 공포증, 두려움의 출현 |
| 학령기<br>(6~11세)<br>아동 중·후기 | · 근면성 vs. 열등감<br>· 유능감, 숙달감, 효능감<br>· 구체적 조작기(외양에 제한되지 않으나 추상적 사고가 어려움)<br>· 양가적 정서 경험 가능(애증)<br>· 자기개념 및 도덕적 양심<br>· 현실적 두려움(상처, 실패)과 비합리적 두려움(쥐, 악몽)<br>· 기초학습능력 발달<br>· 또래관계 | 열등의식, 학습부진, 불안장애, 우울장애, 강박장애, 틱장애, 품행장애, 적대적 반항장애 등 |
| 청소년기<br>(13~19세) | · 정체감 형성 vs. 역할 혼란<br>· 형식적 조작기<br>· 자기와 타인에 대한 혼합 정서(애매모호함)<br>· 자기중심성의 회귀(상상의 관중, 개인적 우화)<br>· 동료 수용과 능력에 관련된 자기개념 | 조현병 |

참고: 홍강의, 김봉년(2014); Wilmshurst(2015) 수정 · 재구성

# 5 발달 과정 탐색에서 고려해야 할 개념들

인간은 전 생애적 발달 과정에서 다양한 환경 변화와 사건·사고 등을 경험한다. 이러한 것들은 개인의 발달을 긍정적으로 강화해 주거나 혹은 부정적으로 약화시켜 줄 수 있으며, 이러한 맥락에서 살펴봐야 할 몇 가지 개념들이 있다.

## 1) 보호 요인과 위험 요인

개인의 정신건강에서 사회적으로 적응 여부를 좌우하고 개인차를 결정하는 요인들을 설명하려는 노력은 대개 처음에는 유전 요인과 환경 요인으로 구분하여 바라보는 관점으로 발달하였다. 즉, 개인의 발달 상황, 적응 여부, 정신건강 여부 등에서 나타나는 발달 차이를, 개인의 유전 요인(본성)과 개인을 둘러싼 환경 요인을 중심으로 바라본다. 그러나 시간적 연속성과 발달적 역동을 고려할 때 한 개인의 발달 경로는 매우 다채롭고 다양한 줄기로 뻗어 간다.

이런 구분에서 더 나아가 정신건강과 관련하여 개인의 적응성을 높이거나 혹은 저하시키는 것들로 보호 요인protective factor과 위험 요인risk factor이 있다. 발달적 관점에서 정상발달 경로로부터 개인을 일탈하도록 자극하는 요인이 있는가 하면, 문제와 장애를 초래할 수 있는 상황인데도 불구하고 발달 왜곡과 일탈을 억제하는 요인들이 있다. 보호 요인은 개인을 위험에서 보호하거나 적응성을 높일 수 있는 개인의 특성과 환경 등의 조건을 의미한다(예: 안정애착, 긍

**표 2-4**
**발달적 관점에서 본 생후 초기에서 아동기까지의 보호 요인**

| 발달단계 | 보호 요인 |
|---|---|
| 생후 첫 1년 | 안정애착의 형성 |
| 생후 2년 | 자율성의 발달 |
| 유아기 | 주도성 |
| 아동 초기 | 주변 환경에 대한 관심, 긍정적 또래관계, 정서조절과 자기통제 능력의 발달, 환경과 자원을 조직하고 통합하는 능력 |
| 아동 중기 | 바람직한 또래집단 형성, 친밀한 또래관계와 우정의 형성, 적절한 학습역량 |

**표 2-5**
**개인 내외적 차원에서 살펴 본 위험 요인**

| 유기체 차원 | 개인 차원 | 대인관계 차원 | 사회 환경 차원 |
|---|---|---|---|
| · 출생 시 결함<br>· 신경학적 손상<br>· 부적절한 영양<br>· 유전으로 인한 발달 결함 | · 낮은 지능<br>· 까다로운 기질<br>· 낮은 자아존중감<br>· 자기통제 부족<br>· 부정적 정서성 | · 부모의 방임과 부적절한 양육행동(부모 간 심각한 불화, 부모의 질병과 정신병리)<br>· 부적절한 또래관계<br>· 빈곤하고 부적절한 가족 사회관계망(낮은 사회경제적 지위) | · 빈곤한 물리적 환경(질병, 영양실조 등) |

참고: Sroufe, Cooper & Dehart(1992) 수정 · 재구성

정정서, 바람직한 또래관계 등). 이와 반대로 위험 요인은 개인을 위험에 취약하게 만들거나 정신건강에 부정적 영향을 미쳐 적응을 어렵게 만드는 개인의 특성과 환경 등의 조건을 말한다(예: 부정적 정서, 부적절한 양육, 환경 결핍 등). 즉, 보호 요인은 위험에 처한 개인이 적응적 발달을 이룰 수 있도록 촉진하는 개인의 내·외적 특성에 해당되며, 위험 요인은 개인의 부정적 발달의 가능성을 높이거나 부적응 문제를 야기할 수 있는 개인적 내·외적 특성에 해당된다.

스라우프A. Sroufe 등은 특히 발달 과정에서 주어지는 발달과업의 완수 여부가 보호 및 위험 요인으로 기능한다고 보았다. 즉, 애착, 자율성, 주도성, 또래

관계 등은 성취 여부에 따라 보호 요인이나 위험 요인으로 작용한다. 이를테면 아동이 부모와의 사이에서 안정애착을 형성하며 원만하고 지지적인 또래관계를 경험할수록 긍정적 발달을 기대할 수 있으나, 역으로 불안정애착 형성과 또래집단의 배척은 이후 건강한 발달을 위협하는 위험 요인으로 기능할 수 있다.

## 2) 취약성과 탄력성

대개 위험 요인과 보호 요인이 집단적 성격을 띤다면 취약성vulnerability과 탄력성(회복탄력성)resilience은 개인의 성향으로 설명된다. 즉, 어떤 외부 환경 요인의 부정적 영향을 쉽게 받아들이도록 만드는 개인 내적 특성이 취약성이고, 반면 그러한 부정적 영향 안에서 부정적 발달을 억제하고 극복하게끔 만드는 개인 내적 특성을 탄력성이라 볼 수 있다.* 이런 맥락에서 위험 요인이 위험에 노출된 모든 사람들에게서 장애를 초래할 가능성을 증가시키는 것이라면, 취약성은 위험 요인의 상관물로서 위험에 민감한 사람들에게만 장애를 발달시킬 가능성을 증가시킨다.

예를 들어 성별과 기질은 취약성을 설명해 주는 요인으로서, 남녀 모두 가족 스트레스의 영향을 받지만 남자는 여자보다 행동문제 발생률이 더 높고, 까다로운 기질의 아동은 부모의 부정적 양육행동을 초래하여 비판적 적대적 대상이 되기 쉽다(Rutter, 1990 참조). 탄력성은 보호 요인의 상관물로서 발달에서 높은 위험에도 불구하고 긍정적, 성공적 적응을 이끌어 내고 어려운

* 위험 요인이 장애를 직접 결정한다면, 취약성은 위험에 대한 반응을 강화하는 요인들이라고 할 수 있다. 어떤 위험 요인은 이에 노출된 모든 사람에게 정신병리의 발생 확률을 증가시킨다면, 취약성은 특히 그러한 위험 요인에 민감한 사람에게 정신병리의 확률을 증가시킨다고 볼 수 있다(Wenar & Kerig, 2004 참조).

상황으로부터 회복하는 일련의 과정이자 개인의 심리정서적 특질로서, 개인에게 중요한 보호 요인의 하나가 될 수 있다.

최근 여러 분야에서 더욱 중요성을 보여주는 탄력성의 구성 요인들은 학자마다 조금씩 다르지만 공통점을 중심으로 정리하면 다음과 같다(김주환, 2016; 최성애, 2016; Reivich & Shatte, 2014; 이혜란 외, 2017 수정·재인용).

- 정서조절력emotion regulation: 스트레스 상황에서도 자신의 정서를 조절할 수 있는 능력이다. 자신의 부정적 감정을 통제하고 긍정적 감정을 유지하며 건강한 도전 의식을 불러일으킬 수 있도록 하여 우울과 불안을 극복하도록 한다.
- 충동 통제력impulse control: 목표 달성을 위해 일시적 충동이나 즉각적 만족을 주는 행동을 제지하고 인내할 수 있는 능력이다. 동기를 스스로 부여하고 조절할 수 있는 능력으로 단순한 인내력이나 참을성과는 다르다.
- 낙관성optimism: 미래에 좋은 일이 일어날 것이라는 긍정적 기대이다. 자신이 겪는 실패를 일시적인 것으로 여기고 역경을 극복할 수 있다는 믿음을 말한다.
- 원인 분석력causal analysis: 갈등이나 문제를 제대로 해결할 수 있도록 원인을 정확히 진단하는 능력이다. 부정적 사건을 비관적으로 받아들여 해결 시도도 없이 좌절하는 경우나, 역으로 지나치게 낙관적으로만 받아들여 일을 그르치는 경우를 막을 수 있다.
- 공감 능력empathy: 타인이 경험하는 감정과 심리 상태를 이해하고 느낄 수 있는 능력이다. 원만한 대인관계에 필요한 자질이다.
- 자기효능감self-efficacy: 자신을 유능하고 능력이 있다고 생각하며 도전적 과업도 충분히 완수할 수 있다는 자신에 대한 믿음이다.
- 적극적 도전성reaching out: 현실에 안주하지 않고 자신의 한계를 넘어 새로운 것에 도전하는 것을 두려워하지 않는다.

### 3) 동일 결과성과 다중 결과성

발달적 관점에서 정상발달과 이상발달은 어떤 식으로든 연속성과 비연속성을 보여준다. 부적응적 행동과 병리적 모습은 시간이 지나면서 지속되기도 하지만 역으로 부적응적 행동이 사라지고 적응적 모습으로 발달할 수도 있다. 즉, 발달 과정에서 어떤 보호 요인과 위험 요인에 노출되느냐에 따라, 그리고 개인의 취약성과 탄력성 정도에 따라 발달의 모습은 다양하게 나타난다. 발달의 이러한 맥락을 살펴볼 때 고려해야 할 개념으로 동일 결과성과 다중 결과성이 있다.

동일 결과성equlifinality은 원인과 경로는 다양하지만 동일한 장애를 유발할 수 있음을 의미한다. 예를 들어 불안을 촉발한 원인은 개인마다 다르지만, 결과

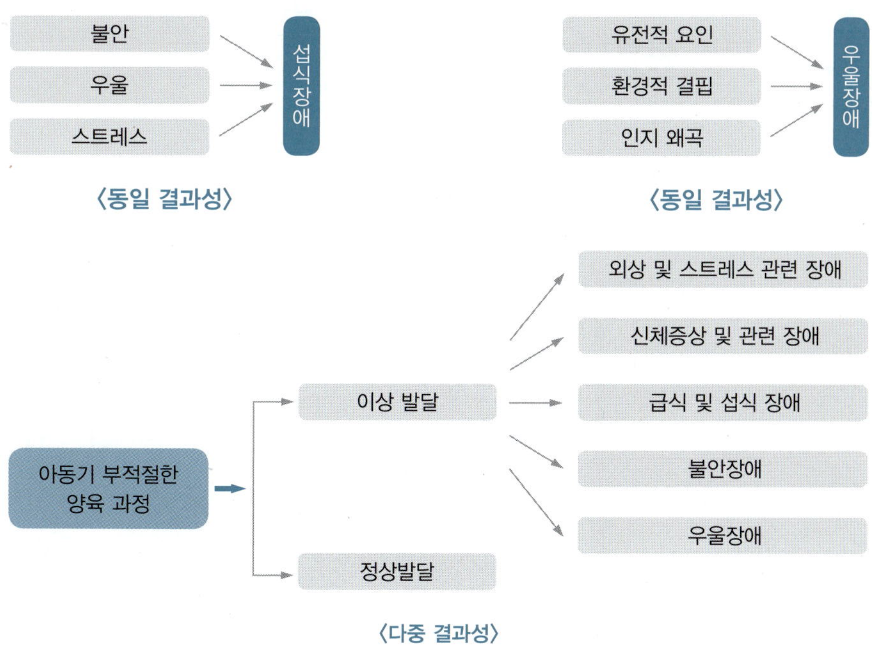


그림 2-3
동일 결과성과 다중 결과성

적으로 불안장애라는 동일 결과가 초래될 수 있다. 다중 결과성multifinality은 동일한 경험이 다양한 결과를 초래할 수 있음을 의미한다. 즉, 유사한 발달사를 경험했어도 서로 다른 결과가 나올 수 있다. 가령, 우울에 따른 발달적 결과는 사람마다 달라, 어떤 사람은 별다른 영향을 받지 않거나 혹은 극도의 자기비하를 보이지만 어떤 이는 타인에 대한 공격적 행동이 나타날 수 있다. 또 동일한 사건·사고를 경험한 아동들이 이후 발달에서 모두 외상 후 스트레스(PTSD)를 겪는 것도 아니며, 발현되는 장애는 다양하다.

## 6 정신질환의 진단 및 통계 편람(DSM-5)에 따른 분류

현재 세계적으로 통용되는 의학적 진단 분류는 세계보건기구(WHO)의 『국제 질병 분류(ICD)International Classification of Disease』와, 미국정신의학회(APA)American Psychiatric Association에서 제시한 『정신질환의 진단 및 통계 편람(DSM)Diagnostic and Statistical Manual for Mental Disorders』이 있다.

19세기 정신질환의 진단은 동일한 증상이더라도 나라, 문화, 진단하는 사람에 따라 다르게 진단되는 경우가 많았다. 이런 상황에서 정신과 교수였던 에밀 크레펠린E. Kraepelin(1893)은 환자의 상태를 임상적으로 분류하여 14가지 정신질환을 구분하였다. 이후 과도기를 거쳐 미국정신의학협회(1952)에서는 제2

차 세계 대전에 참전했던 군인들의 정신건강과 장애 진단용 임상 기준을 마련하게 되었다. 처음 108개의 장애 진단을 제시한 DSM-I은 시대, 관점, 체계 등 여러 가지 변화 요인을 반영하여 가장 최근인 DSM-5(2013)까지 꾸준히 개정되어 왔다. 정신장애의 정의는 고정된 것이 아니며 개정 작업을 거칠 때마다 기존에 정신장애로 규정되었던 진단들이 제외되거나 혹은 새로운 진단명이 추가되기도 한다. 현재 DSM-5는 정신장애를 20개의 범주로 분류하고 약 300여 개 이상의 질환을 하위 범주로 제시하고 있다.

표 2-4
DSM-5 요약

| 분류 | 질환명 | 내용 |
|---|---|---|
| 1 | 신경발달장애(neurodevelopmental disorders)<br>· 지적 장애<br>· 의사소통장애<br>· 자폐스펙트럼 장애<br>· 주의력결핍 과잉행동장애<br>· 특정학습장애<br>· 운동 장애 | 중추 신경계(뇌)의 발달지연 또는 뇌 손상과 관련된 것으로 알려진 정신장애 |
| 2 | 조현병 스펙트럼 및 기타 정신증적 장애(schizophrenia spectrum and other psychotic disorders)<br>· 조현형 성격장애<br>· 망상장애<br>· 단기 정신병적 장애<br>· 조현 양상 장애<br>· 조현병<br>· 조현 정동 장애<br>· 기타 정신병적 장애 | 조현병을 비롯하여 그와 유사한 증상을 나타내는 심각한 정신장애 |
| 3 | 양극성 및 관련 장애(bipolar and related disorders)<br>· 양극성 장애<br>· 순환성 장애 | 기분의 변화가 매우 심하여 기분이 고양된 상태와 침체된 상태가 주기적으로 나타나는 장애 |

(계속)

| 분류 | 질환명 | 내용 |
|---|---|---|
| 4 | 우울장애(depressive disorders)<br>· 주요 우울장애<br>· 지속성 우울장애<br>· 월경 전 불쾌감 장애<br>· 파괴적 기분 조절 부전 장애 | 우울하고 슬픈 기분을 주된 증상으로 하는 다양한 장애 |
| 5 | 불안장애(anxiety disorders)<br>· 분리불안장애<br>· 선택적 함구증<br>· 특정 공포증<br>· 사회 불안장애(사회 공포증)<br>· 공황 장애<br>· 광장 공포증<br>· 일반화된 불안장애(범불안장애) | 불안과 공포를 주된 증상으로 하는 장애 |
| 6 | 강박 및 관련 장애(obsessive-compulsive and related disorders)<br>· 강박장애<br>· 강박 관련 장애 | 강박적인 집착과 반복적인 행동을 특징적으로 나타내는 장애 |
| 7 | 외상 및 스트레스 관련 장애(trauma and stressor-related disorders)<br>· 반응성 애착장애<br>· 탈억제성 사회적 유대감 장애<br>· 외상 후 스트레스 장애<br>· 급성 스트레스 장애<br>· 적응 장애 | 충격적인 외상 사건이나 스트레스 사건을 경험한 후 부적응 증상을 나타내는 다양한 장애들 |
| 8 | 해리장애(dissociative disorders)<br>· 해리성 기억 상실<br>· 해리성 정체감 장애<br>· 이인증 · 비현실감 장애 | 의식, 기억, 자기 정체감 및 환경 지각 등이 평소와 달리 급격하게 변화하는 장애 |
| 9 | 신체증상 및 관련 장애(somatic symptom and related disorders)<br>· 신체증상 장애<br>· 질병 불안장애(건강 염려증)<br>· 전환 장애<br>· 인위성 장애 | 원인이 불분명한 신체증상을 호소하거나 그에 대한 과도한 염려를 나타내는 부적응 문제를 나타내는 장애 |

(계속)

| 분류 | 질환명 | 내용 |
|---|---|---|
| 10 | 급식 및 섭식 장애(feeding and eating disorders)<br>· 이식증<br>· 반추 장애<br>· 회피적 · 제한적 음식 섭취 장애<br>· 신경성 식욕부진증<br>· 신경성 식욕 폭식증<br>· 폭식 장애 | 개인의 건강과 심리 사회적 기능을 현저히 저하시키는 부적응적인 섭식 행동이 나타내는 장애 |
| 11 | 배설장애(elimination disorders)<br>· 유뇨증<br>· 유분증 | 아동기나 청소년기에 흔히 진단되는 장애로 대소변을 가릴 충분한 나이가 되었음에도 이를 가리지 못하거나 적절치 못한 장소에 배설하는 것 |
| 12 | 수면–각성 장애(sleep–wake disorders)<br>· 불면 장애<br>· 과다 수면장애<br>· 기면증<br>· 호흡 관련 수면장애<br>· 악몽 장애<br>· 비REM 수면 · 각성 장애<br>· REM 수면 행동 장애<br>· 하지 불안 증후군<br>· 물질 · 치료 약물로 유발된 수면장애 | 수면의 양이나 질의 문제로 인해서 수면 · 각성에 대한 불만과 불평을 나타내는 다양한 장애 |
| 13 | 성 기능장애(sexual dysfunctions)<br>· 하위 7가지 유형 존재 | 원활한 성행위를 방해하는 다양한 기능장애 |
| 14 | 성별 불쾌감 장애(gender dysphoria) | 자신에게 주어진 생물학적 성과 자신이 경험하고 표현하는 성행동간의 현저한 괴리로 인해 심한 고통과 사회적 적응 곤란을 나타내는 경우 |
| 15 | 파괴적, 충동 조절 및 품행장애(disruptive, impulse control, and conduct disorders)<br>· 적대적 반항장애<br>· 간헐적 폭발장애 | 정서와 행동에 대한 자기통제의 문제를 나타내는 다양한 장애 |

(계속)

| 분류 | 질환명 | 내용 |
| --- | --- | --- |
| | • 품행장애<br>• 반사회적 성격장애<br>• 병적 방화(pyromania)<br>• 병적 도벽(kleptomania) | |
| 16 | 물질 관련 및 중독 장애(substance related and addictive disorders)<br>• 물질 관련 장애<br>• 비물질 관련 장애 | 술, 담배, 마약과 같은 중독성 물질을 사용하거나 중독성행위에 몰두함으로써 나타나는 다양한 부적응적 증상 |
| 17 | 신경 인지 장애(neurocognitive disorders)<br>• 주요 신경 인지 장애<br>• 경도 신경 인지 장애<br>• 섬망 | 뇌의 손상으로 인해 의식, 기억, 언어, 판단 등의 인지적 기능에 심각한 결손이 나타나는 경우 |
| 18 | 성격장애(personality disorders)<br>• A군 성격장애<br>• B군 성격장애<br>• C군 성격장애 | 성격 자체가 부적응적이어 사회적 기대에 어긋난 이상행동을 지속적으로 나타내는 장애 |
| 19 | 성도착 장애(paraphilic disorders)<br>• 하위 8가지 유형 존재 | 성행위 대상이나 성행위 방식에서 비정상적인 성을 나타내는 장애 |
| 20 | 기타 정신장애(other mental disorders) | 개인에게 현저한 고통과 더불어 사회적, 직업적 기능의 저하를 초래하는 심리적 문제이지만, 앞서 언급한 정신장애의 진단 기준을 충족시키지 못하는 경우 |
| 21 | 일상적으로 주위의 초점이 될 수 있는 기타의 상태 | |

## 1) DSM과 관련한 이슈

현재 우리 사회는 정신의학계뿐 아니라 일반 상담 분야에서도 DSM의 영향력이 매우 크고, 많은 정신장애 진단의 결정 여부를 여기에 의존하고 있다. DSM이 지니고 있는 표준화되고 구조화된 진단 방식은 현장에서 다양한 사례를 이해하고 분석하는 데 기준을 제공함으로써 진단과 그에 따른 치료 방향에서 신뢰도를 높이며 많은 장점과 효용성을 갖고 있다. 그런데 한편으로 DSM이 범보편적으로 사용되고 있음에도 불구하고 접근상 신중해야 할 필요가 있다는 의견도 있다. 이와 관련하여 제기되는 이슈들을 살펴보면 다음과 같다.

첫째, DSM은 증상의 원인 및 심리내적 구조나 진행 과정에 대한 분석과 해명 없이 나열된 증상들만으로 질병을 진단한다. 즉, DSM은 정신질환의 원인이나 발생 배경에는 관심을 두지 않고 증상만을 갖고 결과론적으로 접근하고 있다. 질병의 원인에 대한 분석이 많이 빠진 이러한 기계론적 접근은 예방적 차원의 중요성을 제대로 담아내고 있지 못하다.

둘째, 신체적 질병과 장애는 진단과 분류가 비교적 명확하고 따라서 전문가들 간 진단일치율이 높지만 정신장애의 경우는 그렇지 않다. 정신장애 진단 기준의 엄밀성을 향상시키고자 DSM-I부터 DSM-5까지 꾸준히 개정이 되어 왔지만 신체 질병과 비교해 진단일치율이 낮고 진단 자체에 대한 사회적 거부감이 있다. 그렇지만 현 의료 체계에서는 진단이 주어져야 처방이 가능하고 이에 부합하는 적절한 보험 혜택이 주어질 수 있기에, DSM이 주는 진단과 분류의 현실적 유용함은 매우 크고 앞으로도 이에 대한 의존도는 더욱 커질 수밖에 없다.

셋째, 정상과 이상의 구분에 대한 기준 설정이 뚜렷하지 않고 진단 기준이 느슨하기 때문에 과잉진단이 내려질 우려가 있다. 정상 범주로 간주되었던 증상이나 행위가 손쉽게 정신장애로 진단될 수 있다. 가령, 보통의 많은 사람들이 경험할 수 있는 불안과 우울조차도 자칫 정신장애로 간주되기 쉽다.

넷째, 과잉진단은 곧 유병률 증가와 함께 항정신성 의약품의 과잉처방과 과다복용의 문제를 야기한다. 진단의 과잉은 때때로 질병과 건강에 대한 비합리적 불안과 두려움을 야기하여 과잉검사와 과잉치료, 과잉약물 복용이라는 문제점을 만들어 낼 수 있다. 결국, 심각한 정신장애와 질환이 아님에도 불구하고 많은 사람들이 정신장애를 갖는 것으로 분류되어 항정신성 의약품의 복용이 더욱 증가할 수 있다.

다섯째, 개인의 건강 진단과 치료 때문이 아니라 진단에 따른 행정적, 재정적 지원을 목적으로 과잉진단이 내려진다면 결국 도움과 치료가 필요한 사람에게 돌아가야 할 자원이 낭비되기 쉽다. 물론, 정신장애의 신속한 진단과 이에 따른 개입이 필요하지만, 자칫 불필요한 진단과 개입 오류로 인해 예산이 낭비되기 쉽다.

정상 범주를 크게 벗어나지 않은 경우라면, 많은 사람들이 보편적으로 경험하는 심리적 어려움은 과도한 정신의학적 개입 없이도 인간 본연의 회복탄력성과 노력, 그리고 시간의 흐름에 따라 얼마간 자연적으로 치유될 수 있다고 보는 것이 필요하다.

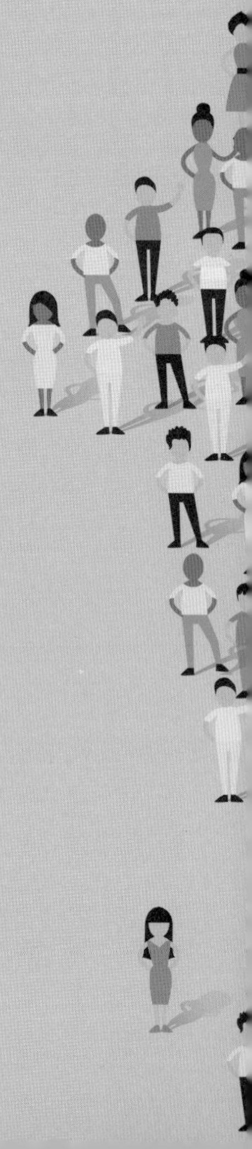

PART 2

# 인간발달과 정신건강

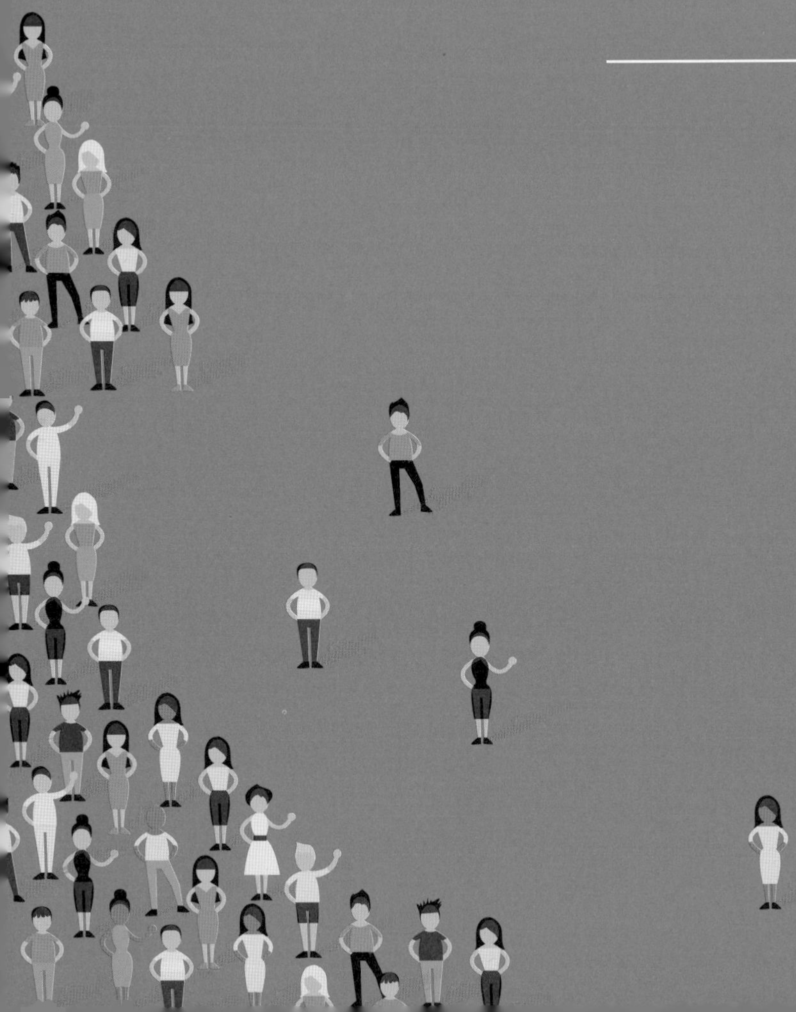

CHAPTER

# 03

# 정상발달과 정신건강

| 학습 목표 |

본 chapter에서는 인간의 정신건강과 관련이 깊은 일반적 발달의 주요 쟁점들에 대해 살펴보고자 한다. 인간의 발달 영역은 크게 신체발달, 인지발달, 정서 · 사회성 발달로 구분되며, 이들 각각의 영역들이 역동적으로 상호작용을 일으킨다. 따라서 정신건강과 관련된 이 세 영역의 주요 발달 특성에 대한 이해를 기본으로 정신건강에 대한 기준을 마련하고자 한다.

# 1 신체 발달

신체발달 중에서도 정신건강과 가장 관련이 깊은 것은 뇌와 신경계 발달이다. 따라서 여기에서는 정상적인 뇌 발달과 내분비 체계, 신경전달물질에 대해 알아보고자 한다.

## 1) 뇌 발달

초기에는 뉴런과 시냅스들이 필요 이상으로 더 많이 생겨 2세가 되면 시냅스의 수가 절정에 이르게 되며, 신경 전달의 효율성을 높이기 위해 수초화 mylination 현상이 일어난다. 수초화 현상이란 지방 물질인 마엘린이 전선을 감싸듯이 축삭 돌기를 감싸는 현상으로, 이를 통해 신경전달물질이 흩어지지 않고 잘 전달될 수 있게 도와준다. 그리고 많은 시냅스의 수는 두뇌의 가소성 plasticity과 관련이 된다. 즉, 두뇌의 특정 부위가 손상된다 하더라도 다른 부위의 잉여의 뉴런들이 그 기능을 대신 수행할 수 있게 된다. 그러나 동시에 가지치기pruning, 즉 점차 자극을 거의 받지 않는 뉴런들 또는 시냅스들은 소멸되거나 제거되는 현상이 일어난다. 가지치기 현상으로 인해 아동기 이후의 두뇌의 가소성은 줄어들게 된다.

뇌에서 인간의 특징을 가장 잘 보여주는 부위는 대뇌 피질이다. 대뇌 피질은 좌반구와 우반구로 나뉘며 서로 반대편 쪽 신체의 기능을 관장하는 편재화

BOX
3-1

### 가소성의 예: 실어증과 사시

언어와 관련된 좌반구 손상 시 나타나는 실어증은 일시적이며 유아는 정상적 언어 능력을 회복하는 것으로 나타나는데, 이는 3세 이전의 어린 뇌는 특정 부위에 손상을 입었을 때 그것을 보완하기 위하여 자체 내에서 재조직하는 놀라운 생리적 적응 능력을 지니고 있기 때문이다. 그러나 연령이 증가하면 생리적 능력의 감소로 성장한 이후의 대뇌의 손상 회복은 어렵다고 한다.

시각계 민감기의 한 예는 사시이다. 이는 출생 시 아동의 눈이 제대로 정렬되지 않은 상태로 눈이 코를 향해 교차되어 있거나 귀를 향해 틀어져 있는 것이다. 이러한 상태는 시냅스의 개수가 성인 수준에 도달하는 때인 4세 혹은 5세까지는 안경을 통해 교정을 할 수 있다. 만약 그때까지 교정되지 않으면 유아는 정상적인 입체감, 깊이 감각을 발달시키지 못한다.

참고: Steinbrg, Vandell, & Bonstein(2011)

lateralization가 이루어져 있다. 이러한 편재화는 의사소통장애 및 학습장애와 같은 특정 정신건강과 관련이 있다.

그리고 각각의 반구는 전두엽, 두정엽, 후두엽, 측두엽의 네 영역으로 이루어져 있다. 전두엽은 수의적인 운동과 의사 결정, 계획 및 추론 등 복잡한 인지 과정 담당을 담당하고 있고, 두정엽은 감각을 인식하고 감각 정보를 통합한다. 후두엽은 시각 자극을 처리하고, 측두엽은 청각과 관련된다. 이러한 뇌의 영역들이 통합되고 중요 조절 체계와 신경전달물질이 기능을 수행하는데, 이 책에 나오는 많은 장애들의 원인으로 뇌 영역들이 적절히 수행하지 못한 것으로 밝혀지고 있다.

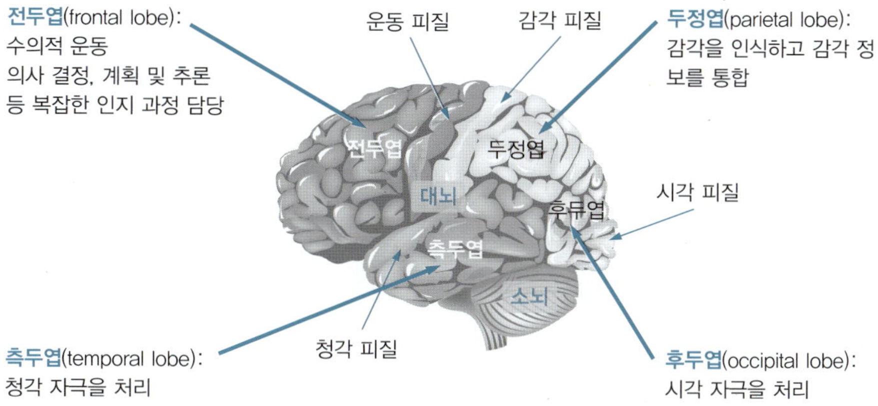


**그림 3-1**
**뇌의 구조와 기능**

## 2) 내분비 체계

내분비 체계는 호르몬을 제조하여 혈류로 분비하는 체계이다. 특히 부신은 아드레날린을 분비하는데, 아드레날린은 신체 에너지를 공급하고 우리의 신체가 위협이나 어려움에 대비할 수 있게 해준다. 그리고 갑상선은 신진대사와 성장에 필요한 호르몬인 티록신을 생성한다. 또한 뇌하수체는 성장을 조절하는 호르몬뿐 아니라 테스토스테론(남성 호르몬)과 에스트로겐(여성 호르몬)의 생산을 자극하고 아드레날린과 코티솔 호르몬을 생성하기 위해 부신을 자극한다. 이처럼 내분비 체계는 성의 발달, 각성, 자각 수준, 기분 변화, 신진대사를 조절하는 기능을 담당하기 때문에 다양한 장애, 특히 건강과 스트레스 관련 장애와 관련된다.

### 3) 신경전달물질

신경전달물질은 행동조절에 역할을 담당하게 된다. 먼저 아세틸콜린은 알츠하이머병을 앓고 있는 사람들에게 나타나는 기억 상실의 원인으로 알려져 있으며, 근육의 수축을 일으키는 것으로 알려졌다. 그리고 GABAgamma-aminobutyric acid는 흔한 억제성 신경전달물질로서 뇌 전체 1/3에 달할 만큼 많은 곳에서 전령으로 사용된다. GABA는 신경 활동을 억제함으로써 GABA 수준이 낮아지면 그로 인해 증가하는 신경 활동의 불안감을 경험하게 된다. 노르

**표 3-1 신경전달물질의 기능과 역할**

| 신경전달물질 | 정상적 기능 | 관련된 역할 |
|---|---|---|
| 벤조디아제핀-GABA | · 각성을 감소시키고 분노, 적대감, 공격성과 같은 정서 반응을 매개한다.<br>· 불안 및 불쾌감과 연계된다. | · 불안장애 |
| 도파민 | · 다른 신경전달물질이 정서 또는 행동을 억제하거나 촉진시키면서 다양한 뇌 회로망을 작동시키는 스위치가 될 수 있다<br>· 탐색적, 외향적, 쾌락 추구 활동에 관여한다. | · 조현병<br>· 기분장애<br>· 주의력결핍 과잉행동장애 |
| 노르에피네프린 | · 응급 반응과 경고 반응을 촉진하거나 통제한다.<br>· 정서조절 및 행동조절에서 역할을 한다. | · 특정 장애에 직접 관여하지 않음 (일반적으로 행동 경향성을 조절하고 바꾸는 역할) |
| 세로토닌 | · 정보처리와 운동 협응에서 역할을 한다.<br>· 아동이 환경을 탐색하려는 경향성을 억제한다.<br>· 섭식, 수면, 분노 표현과 같은 중요한 행동을 매개하고 조절한다. | · 섭식 장애 및 수면장애와 같은 조절 문제<br>· 강박장애<br>· 조현병 및 기분장애 |

참고: Mash & Wolfe(2016)

에프네프린은 기분을 고양시켜 우울감을 경감시키며, 도파민은 동기를 유발하여 탐색적, 외향적, 쾌락 추구 활동에 관여한다. 세로토닌은 안정적인 기분 상태를 오랫동안 유지하는 역할을 하며 섭식, 수면, 분노 표현과 같은 중요한 행동을 매개하고 조절한다. 엔도르핀은 정서·행동(불안, 공포, 긴장, 쾌감)과 통증 조절에 중요한 역할을 한다. 이처럼 각각의 신경전달물질은 특정 심리적 장애와 연결되어 있어 정신 활성 약물을 통해 신경전달물질의 흐름을 증가 또는 감소시킴으로써 효과적인 치료가 가능하다. 예를 들어 프로작prozac과 같은 항우울 약물은 세로토닌이 시냅스 틈에서 제거되는 것을 막아 세로토닌의 효과를 촉진시켜 우울증 환자들을 돕는다.

# 2 인지 발달

본 장에서는 피아제J. Piaget의 인지발달에 대해 단계별 주요 특징을 알아보고, 발달 과정에서 정상발달에 실패하는 경우 정신건강에 어떠한 영향을 미치는가를 살펴보고자 한다.

### 1) 인지발달

생애 첫 2년은 감각과 운동을 통해 세상에 대한 지식을 습득하는 감각 운동기sensorimotor stage이다. 영아는 태어날 때부터 반사적이고 본능적인 행동으로 세상에 대해 탐색하며 이러한 행동들은 점점 의도적이고 목적 지향적인 행동으로 발달하게 되고 감각 운동기 말경부터 상징적인 사고가 시작된다. 이러한 과정에서 영아는 대상영속성object permanence을 발달하게 된다. 대상영속성이란 어떤 물건이 내 눈앞에서 사라진다고 해서 영원히 사라지는 것이 아니라 어딘가 존재하고 있다는 것을 알게 되는 것이다. 대상영속성의 발달로 영아는 대상은 환경의 일부로 거기에 존재하고 행동은 나의 일부로 여기에 존재하는 것을 알게 된다. 이는 영아가 환경과 분리된 독립된 개체로 자신을 인식하는 데 매우 중요한 역할을 하게 된다.

다음으로 2~7세는 전조작기pre-operational stage의 시기로, 정신적 조작 능력이 발달하기 이전이기 때문에 여러 한계점들이 나타난다. 먼저 원인과 결과에 대해 논리적으로 추론하지 못하며, 자신의 관점에만 초점을 두고 다른 사람의 관점을 이해할 수 없는 사고의 자기중심성을 보인다. 그리고 외형이 변화되어도 원래의 상태에 더하거나 감하지 않으면 양이나 무게, 질량, 부피가 변화되지 않아 이전과 같다는 것을 이해하지 못하는 보존 개념의 한계를 보인다. 보존 개념의 한계를 보이는 원인은 비가역성, 중심화 성향, 외양과 실체의 구별이 힘든 점, 변화의 과정보다 결과에 초점을 두기 때문이다. 이외에도 분류의 한계, 이행성의 한계 등을 보인다.

아동기에는 구체적 조작기concrete-operational stage로 사고를 할 때 탈중심화가 이루어져서 동시에 2가지 이상을 고려할 수 있게 되며 전조작기에 나타났던 한계점들을 지금-여기에서 구체적인 사건들에 대해서는 논리적으로 사고 할 수 있게 된다. 즉, 가역성에 대해 이해할 수 있고 보존 개념이 형성되며, 위계적인 분류 능력이 생겨 서열화가 가능하고 이행성 능력이 생긴다.

청소년기에는 형식적 조작기formal operational stage로, 청소년기부터 성인기까지 지속된다. 이 시기 동안 청소년들은 추상적인 사고가 가능하며, 가설로부터 결론을 이끌어내는 능력이 있으며, 비판적 사고가 가능하며 미래에 대한 생각이 가능해진다.

## 2) 인지 과정

### (1) 동화와 조절

피아제는 아동이 환경에 적응하려는 시도에서 발달이 일어나며, 이때 동화와 조절이라고 하는 두 기제를 사용하여 적응이 이루어진다고 보았다. 동화가 이미 알고 있는 도식에 새로운 정보를 통합하는 것이라면, 조절은 새로운 정보를 받아들이기 위해 이미 내가 알고 있는 도식에 변화를 주는 것으로, 동화와 조절의 평형화를 이룰 때 정상발달을 이루게 된다. 그러나 동화만을 사용하거나 조절만을 사용하게 되면 문제가 발생할 수 있다. 예를 들어 동화만을 사용할 경우 인지적 왜곡이 일어나며 조절만을 사용할 경우 자기감이 결여되어 의존적 우울증의 문제와 연결된다.

### (2) 잘못된 신념

전조작기에는 인과 관계를 논리적으로 이해하지 못하고 자신의 상상과 현실을 구분하지 못하는 경향이 있다. 이는 아동기를 거치면서 논리적 사고로 발달하게 되는데, 그렇지 못한 경우 잘못된 신념을 갖게 되어 자신이 통제하지 못하는 일이 현실에서 일어날 수 있다는 생각에 두려움을 갖게 된다. 예를 들어 치마를 입으면 여자가 된다든가, 입에서 배설물이 나오는 꿈을 꾸고 난 후, 현실에서도 입에서 배설물이 나오게 될까 봐 함묵증을 보이는 아동들은 병리적인 문제를 경험하게 된다(Wenar & Kerig, 2011).

### (3) 조망 수용 능력

아동기 동안 조망 수용 능력perspective taking이 발달하면서 아동은 다른 사람의 생각과 감정을 상상할 수 있는 능력이 발달하게 된다. 즉, 조망 수용 능력을 통해 아동은 다른 사람에 대한 이해 및 사회적 기술을 발달시키게 된다(박성연, 2013). 따라서 조망 수용 능력이 낮은 아동은 상대방의 생각이나 감정을 이해하기 힘들기 때문에 잘못된 행동에 대해 죄책감을 느끼지 않고 성인이나 또래에게 함부로 행동하는 품행장애와 같은 정신병리를 보이게 된다.

### (4) 인지발달에 지연

청소년기에 형식적 조작기에 다다르면서 추상적, 과학적, 논리적 사고를 할 수 있게 된다. 그러나 모든 청소년들이 형식적 조작기의 수준에 도달하는 것이 아니며 몇몇의 아동은 구체적 조작기까지도 도달하지 못할 수도 있다. 이런 경우 학업의 성취가 중요해지는 아동기부터 학업의 실패와 같은 학습장애를 경험하게 되고, 그로 인한 자아존중감의 손상, 또래관계의 어려움 등을 초래할 수 있다.

### (5) 왜곡된 귀인

아동은 사회적 문제를 해결하기 위해 사회적 단서를 부호화하고 해석하여 가능한 반응을 찾고, 그중에서 특정 반응을 결정하고 행동으로 옮긴다(Dodge, 1993; Crick & Dodge, 1996). 이때 단서를 해석 과정에서 귀인attribution을 왜곡할 경우 문제를 일으키게 된다. 예를 들어, 아동이 타인의 우연적인 행동에 대해 악의적인 의도로 귀인하는 경우 공격성은 높아지게 된다.

# 3 정서사회성 발달

정서는 중요한 적응적 기능을 가질 뿐 아니라 기본적 정서 표현이나 타인의 정서에 대한 이해를 기초로 발달하는 자의식적인 정서 및 정서조절 능력은 개인의 정신적 건강은 물론, 다른 사람들과의 관계 형성이나 도덕적인 행동 발달과 밀접한 관련이 있어 매우 중요하다.

## 1) 정서 발달

정서 발달은 크게 정서 표현과 정서 이해, 정서조절로 나누어 살펴볼 수 있다.

먼저 정서 표현은 영아기 동안 모든 인간에게 공통적으로 나타나며 얼굴 표정을 보면 알 수 있는 1차 정서가 발달하게 된다. 3개월에 기쁨, 슬픔, 혐오가 나타나며, 2~6개월 사이에 분노와 놀람이, 6~8개월 사이에 두려움이 발달하여 18개월에 절정에 이르게 된다. 18개월 이후에는 자의식적인 정서, 즉 2

차 정서가 발달한다. 18~24개월 사이에 감정이입, 질투, 당황스러움이 나타나고, 30개월 이후에는 자아 인식과 더불어 사회적인 행동 기준이나 규칙, 목표에 대해 알게 되면서 자부심, 수치심, 죄책감과 같은 자기 평가적인 정서가 나타난다(박성연, 2013). 이러한 2차적인 정서는 자신과 타인의 정서를 이해해야만 가능하며, 사회적으로 가치 있는 행동을 추구하는 데 도움이 되기 때문에 성취지향적 행동이나 도덕적인 행동에 중요한 역할을 한다. 따라서 자신의 정서를 적절하게 표현하지 못하는 것은 공격성이나 자폐증과 같은 문제와 연결될 수 있다.

정서 이해는 2~4세 사이에 자신의 정서를 표현하기 위한 어휘력이 발달하는 것과 감정의 원인과 결과를 이해하게 되는 인지적 발달로 더욱 발달하게 된다. 3세가 되면 다른 사람이 느끼는 정서에 대해 관심을 보이기도 하지만 갈등 상황에서 자기 감정을 다스리기는 힘들다. 4~5세 아동은 단서가 모순된 상황에서 주로 정서에 초점을 두어 상황을 판단하며, 5~6세부터 아동기까지 점차 더 복잡한 정서를 이해할 수 있게 되어 한순간에 이중 감정을 가질 수 있다는 것과 동일한 경험에 대해 사람마다 다른 정서를 가질 수 있다는 것, 사람들이 겉으로 나타낸 표정은 속마음과 다를 수 있다는 것도 깨닫게 된다(Harter & Whitesell, 1989; Saarni, 2000; Wintre & Vallance, 1994). 따라서 타인의 정서를 제대로 이해하지 못할 경우 사회적 상황을 제대로 인식하지 못하는 것으로 이어질 수 있다.

마지막으로 유아기에 사회적 상황에서 자신과 타인의 정서를 이해하고 사회적인 기준에 적절하게 정서나 행동을 조절하는 정서조절emotion regulation 능력이 발달하게 된다. 유아기에 슈퍼에고superego가 발달하면서 부모나 외부의 기준을 자신 내적인 것으로 받아들이게 되고, 정서를 말로 표현할 수 있으며, 인지 발달로 인해 정서조절 전략도 사용할 수 있게 되면서 정서조절 능력이 발달하여 점차적으로 감정적 폭발이 감소된다. 그러나 이러한 정서조절에 실패할 경우 과소 조절under-regulation이나 과잉 조절over-regulation의 문제를 경험하게 된다(Wenar & Kerig, 2011). 즉, 과소 조절의 경우 주로 충동 조절의 실패, 공격성과 같은 외현화된 문제 행동으로 이어지고, 과잉 조절은 우울, 불안과 같은 내면화된 문제 행동과 관련이 된다. 따라서 정서조절은 다양한 정신건강의 중요한 보호 요인으로 작용하게 된다.

### 2) 기질

기질temperament이란 생의 초기에 나타나는 행동적, 정서적 반응으로 유전에 기초를 둔 안정적 특성으로 인성의 기초가 된다(Kagan, 1997). 체스S. Chess와 토마스A. Thomas(1977)는 출생 후 보이는 활동 수준, 규칙성, 접근/회피 성향, 적응력, 반응의 발달점, 반응의 강도, 기분/정서 상태, 주의 산만, 주의력/지구력의 9개 차원에 따라 순한 기질, 까다로운 기질, 천천히 반응하는 기질의 3가지 기본적인 기질 유형을 나누었다. 쉬운 기질의 영아easy child는 약 40%로 음식 섭취와 수면의 규칙성을 빨리 발달시키고, 새로운 자극에 긍정적으로 반응하며, 변화에 빨리 적응한다. 또한 평온하고 긍정적인 기분으로 미소를 많이 짓고, 좌절에 대해 거의 저항이 없이 받아들이며, 쉽게 위안을 얻을 수 있어 양육자에게 기쁨과 즐거움을 준다. 이에 반해 까다로운 기질의 영아difficult child는 신체 기능이 불규칙하여 음식 섭취와 수면, 일과의 규칙성이 늦게 발달한다. 그리고 새로운 음식, 낯선 사람, 일상생활의 변화에 쉽게 적응하지 못하며 다른 아기에 비해 더 오래 더 크게 운다. 따라서 양육자의 많은 인내심과 체력, 자원을 필요로 하고 10%의 영아가 이 유형에 속한다. 마지막으로 천천히 반응하는 기질의 영아slow to warm up child는 까다로운 기질의 영아보다는 규칙적이고, 쉬운 기질의 영아보다는 불규칙적이며, 반응의 강도가 약하고 새로운 자극에 잘 반응하지 못하고 다소 부정적인 반응을 보인다. 그러나 양육자가 강압적이지 않고 인내한다면 적절한 적응을 보이고, 관심과 즐거움을 나타낸다. 약 15%의 영아가 이 유형에 속한다. 이들 중 까다로운 기질은 불안과 위축, 성마름, 적대감, 공격 행동과 같은 문제 행동과 관련되고 천천히 반응하는 기질은 지나친 수줍음과 두려움을 나타내고 느리고 제한된 행동과 같은 문제 행동을 보이는 것으로 알려졌다(Bates, Wachs, & Emde, 1994; Ramos, Guerin, Gottfried, Bathurst, & Oliver, 2005; Chess & Thomas, 2013).

로스바트Rothbart와 포스너Posner, 키이라Kieras(2006)는 긍정적 정서 및 접근, 두려움 또는 회피, 부정적 정서 또는 성마름이 아동의 정신건강의 위험성과 관련이 있다고 주장한다. 먼저 긍정적 정서는 자신의 환경에의 적응 능력을 말하며 섭식, 수면, 배설과 같은 기능을 비교적 쉽게 조절하는 순한 아동을 말한다. 두려움 또는 회피는 천천히 적응하는 아동으로, 때때로 부정성과 고통을 보이기도 하지만 어떤 선택을 할 때 많은 시간이 필요하다. 이런 특징은 덜 충동적이어서 자기통제를 잘하는 것으로 알려져 있다(Tarullo, Obradovic, & Gunnar, 2009). 그러나 수줍은 아동에게 높은 수준의 자기통제는 다른 사람들이 아동을 사회적으로 철회되어졌다고 볼 수 있기 때문에 문제가 될 수 있다(White, McDermott, Degnan, Henderson, & Fox, 2011). 부정적 정서 또는 성마름은 정서가 부정적이고 적응성이 없고 불규칙적인 까다로운 아이로 좌절의 상황에서 성마름을 보이기도 한다. 이러한 아동은 양육자가 철회 또는 무관심한 양육행동을 하는 원인이 되어 불안정애착을 형성할 수 있는 위험 요인으로 작용하며 이후 또래로부터 거부를 당하는 것과 관련이 있다.

그러나 이러한 기질적 특성만으로 인간의 발달이 결정되는 것이 아니라 아동과 환경의 상호작용에 의해 매우 다른 발달에 도달하게 된다. 따라서 개별 아동의 기질에 대한 인식을 바탕으로 부모가 자녀의 양육 환경을 구성하여 적합한 양육을 받게 될 경우, 즉 조화의 적합성goodness of fit이 있을 경우, 아동은 건강한 발달을 이루게 된다. 그러나 아동의 기질에 잘 맞지 않는 양육을 경험할 경우 부정적 발달을 예측하게 된다. 예를 들어 새로운 경험에 위축되고 부정적 정서성을 강렬하게 표현하는 까다로운 기질의 아동의 부모가 아동이 보내는 정서적 신호에 보다 민감하게 반응하고 명확한 한계 설정, 분명한 기대, 긍정적인 양육 참여의 태도가 지속한다면 아동의 정서 사회적 문제가 감소하고 의도적 통제가 증가된다(Cipriano & Stifter, 2010). 그러나 아동의 까다로운 기질에 대해 민감성을 보이지 못하고 분노적, 처벌적 훈육을 사용하게 될 경우 아동의 반항과 불순종 수위는 높아지게 된다(Bridgett et al., 2009; Van Aken, 2007).

유전자 분석을 통한 한 연구에서는 세로토닌을 전달하는 DNA(5-HTTLPR)가 짧을 경우 신경 억제 전달 물질인 세로토닌이 제대로 기능하지 못하게 되어 부정적인 감정과 자기조절의 문제를 더 많이 겪게 된다. 이때 서투른 양육에 노출이 된다면 다른 아동보다 더 심각한 문제를 겪게 되는 데 반해 적합한 양육을 받으면 오히려 자기조절을 더 잘 하는 것으로 나타났다(Kochanska, Philibrt, & Barry, 2009; Pluess & Belsky, 2011). 따라서 아동의 까다로운 기질이나 천천히 반응하는 기질이 정신건강의 단독 원인이라기보다는 기질이 생물학적 성향을 제공하고, 이는 환경과의 상호작용을 통해 건강한 발달의 성공과 실패를 결정하게 된다.

BOX
3-2

## 기질과 조화의 적합성에 대한 사례: 노르만과 카를

체스와 토마스는 기질과 정신병리를 위한 종단 연구에 참여한 노르만(Norman)과 카를(Carl)에 대해 다음과 같이 기술한다.

영아기에 노르만은 수줍음, 낮은 지속성을 특성으로 나타냈다. 그러나 그는 영리하였고 학교에서 공부를 잘했다. 노르만의 아버지는 전혀 다른 기질 유형이었다. 아버지는 집중하고 열심히 일하며 노르만의 주저함과 몽상을 견뎌 내지 못했다. 연구자들이 부모에게 노르만의 행동의 기저가 되는 기질적 특성에 대한 통찰을 주고자 노력하였지만, 아버지는 이를 '무책임'과 '무도덕성'으로 해석하고 그런 자신의 생각을 공공연히 아들에게 표현하였다. 노르만은 자라서 자신이 아버지의 역동성을 갖지 못했음을 인정하였고 자신의 성격에 대한 아버지의 부정적인 판단도 인정하였다. 청소년기에 그는 매우 자기 비판적이었으며, 체스 박사에게 그는 "나의 아버지는 나를 존중하지 않아요. 한 번 생각해 보세요. 왜 아버지가 그래야 하지요?"라고 물었다. 그의 자기반성적 성격은 부정적인 자기상을 강화했으며, 나아가 낙심과 절망으로 그를 인도했다. 그는 노력하지 않고 몇 개의 대학을 다니다가 중퇴했으며 어떤 직업도 지속할 만한 동기가 없어서 이리저리 직장을 옮겨 다녔다. 그는 정신 치료도 시도했으나 도움을 받지 못했는데, 이는 자신이 긍정적으로 변화할 수 있다는 가능성을 인정하지 못하는 자기 패배적인 경향 때문이었다.

카를은 역시 영아기 때부터 종단 연구에 참여하였으며, 19세가 되었을 때 체스 박사에게 면담을 요청하였다. 그때 그는 대학의 첫 학기를 막 마친 상태였으며, 우울감과 새로운 학업 및 사회적 요구에 대해 대처할 수 없다는 느낌을 경험하고 있었다. 그는 새로운 친구를 하나도 사귀지 못했고 공부에도 문제가 있었는데, 이는 그가 지금껏 경험하지 못했던 것들이었다. 그는 "이것은 내가 아니에요."라고 말하면서 자기에게 무슨 일이 이러나고 있는지 이해하지 못했다.

체스 박사는 그의 연구 프로파일을 찾아보고 카를이 영아기에 새로운 상황에 부정적으로 반응하고 적응이 매우 느린 까다로운 기질 유형을 보였음에 주목하였다. 그의 어머니는 자신이 어머니의 역할을 잘못하지는 않았나 걱정하였다. 그렇지 않다면 왜 카를이 다른 아이들과 달리 그렇게 행동했을까? 다행히도 그의 아버지는 매우 인내심이 깊은 사람이였으며, 카를의 행동을 도전적이지만 비정상적이지는 않다고 생각했고, 자신들이 까다로운 영아를 잘 다룰 수 있을 것이라고 아내를 안심시켰다. 그리고 카를이 시끄러운 소리를 지르면 '원기 왕성'하다고 보았고, 자신의 부드러운 기질과 비교하여 아들의 무모함을 칭찬하였다. 결과적으로 부모는 카를의 기질 발작을 인내심과 꾸준함, 싫은 감정을 내색하지 않는 방법으로 다루었다.

아동기 동안 카를은 동일한 지역에 살았다. 같은 친구들과 같은 학교를 다녔고 생활에 큰 스트레스나 혼란이 없었다. 그가 경험한 모든 변화가 느리게 일어났으며, 그는 적응할 시간이 있었다. 반대로 대학은 새로운 환경, 낯선 또래집단, 다양한 학업의 압박 같은 일련의 스트레스 유발인들을 동시에 맞닥뜨려야 하는 급격한 변화였다. 그는 강렬한 부정적인 정서적 반응을 경험하였고 이러한 새로운 자극으로부터의 위축이라는 자신의 기질적 패턴으로 후퇴하였다.

체스 박사는 카를과 함께 그의 기질적 유형을 살펴보았다. 그녀는 또한 카를에게 학기당 수강하는 새로운 과목의 수를 제한하고 또래 활동 집단에 가입하여 규칙적으로 참여하면서 일관된 친구들을 사귈 것 등 그의 적응을 도울 수 있는 몇 개의 행동 전략을 가르쳐 주었다. 이러한 상담 후에 카를은 감사를 표현했고 자신의 길을 갔다. 7년 후 이제 26세가 된 카를은 체스 박사를 다시 만났다. 그는 매우 흥겨워했고 그가 진행 중인 활동들에 대해 이야기했다. 그는 컴퓨터 분야에서 성공적인 경력을 쌓고 있었으며 자신의 사업을 시작할 계획을 가지고 있었고, 동시에 1년을 쉬면서 음악을 공부를 하고자 했다. 그는 또한 이성과 친밀한 관계를 맺고 있어서 결혼을 할 것인지 결정하려고 했고 사진을 배우고 있었으며 운동도 열심히 하고 있었다. 체스 박사가 농담으로 "잠잘 시간은 있나요?"라고 질문했다. 그는 "그것이 제 문제 중 하나예요. 저는 충분한 수면을 하지 못하고 언제나 피곤해요. 그러나 다시 돌아온 진짜 이유는 틱 때문이에요."라고 대답했다. 체스 박사는 웃으며 이 모든 활동들, 딜레마들, 그리고 의사 결정들이 긴장과 피곤함을 유발했을 것이라고 지적했다. 카를은 자시의 활동을 줄일 것을 결정했으며, 3년 후에 다시 돌아왔을 때 잘 적응하고 있었다.

참고: Chess & Thomas(1990); Wenar & Kerig(2011) 재인용

### 3) 애착

애착attachment은 양육자와 맺게 되는 정서적인 유대감으로 영아는 양육자와 애착을 형성함으로써 안전한 돌봄, 궁극적으로는 생존을 확보하게 된다. 그러

나 애착은 단순히 양육자의 관계에만 그치는 것이 아니라 애착 형성 과정에서 영아가 경험한 양육자와의 상호작용의 질은 이후 정서 발달, 인지발달, 사회성 발달과도 밀접한 관련이 있다.

보울비Bowlby(1969)는 애착 형성을 4단계로 나누어 설명한다. 먼저, 태어나서 6주까지는 전애착기pre-attachment로, 영아는 미소와 울음과 같은 타고난 신호체계로 양육자를 곁에 있도록 이끄는 시기이며 애착의 대상자를 구분하지 않는다. 둘째는 6주부터 6~8개월까지 애착 시작기beginning of attachment로, 이때 영아는 친숙한 사람을 구별하여 친숙한 사람에게 더 많이 사회적 반응을 나타내는 선별적인 사회적 반응이 나타나지만, 아직은 부모와 분리될 때 저항하지 않는다. 다음으로 6~8개월부터 18~24개월까지는 애착기clear-cut attachment로, 특정 대상인 친숙한 양육자에게 애착을 나타내기 시작하며 분리불안 및 저항을 나타낸다. 그리고 애착대상자에게 접근을 유지하려고 하며 환경을 탐색하거나 위안이 필요할 때 애착대상자를 안전기지secure base로 활용한다. 마지막 24개월 이후 동반자 관계 형성기formation of goal-corrected partnership를 맞이한다. 이때는 정신적 표상 능력과 언어가 발달함으로써 양육자가 나가도 다시 돌아온다는 것을 이해하기 때문에 분리 저항이 감소한다. 영아가 위의 4단계를 거치는 동안 경험하는 부모–자녀관계는 내적작동모형internal working으로 남게 되어 전 생애에 걸친 상호작용에 영향을 미친다. 내적작동모형은 힘들 때 자기를 지지해 줄 것이라는 애착대상의 유용성에 대한 기대나 신념으로 앞으로의 인간관계에 대한 청사진의 역할을 하게 된다.

이러한 애착은 부모와 자녀의 상호작용 질에 따라 상당한 개인차가 발생한다. 애착의 개인차를 측정하기 위해 에인즈워스M. Ainsworth(1969)는 낯선 상황 실험strange situation experiment을 고안하여 각 에피소드에서 양육자와 영아 간의 상호작용과 분리 상황 및 재결합 상황에서 영아가 나타나는 행동을 근거로 안정애착, 불안정–회피 애착, 불안정–저항 애착, 불안정–혼란 애착으로 구분하였다.

안정애착secure attachment을 형성한 영아는 양육자와 함께 있을 때 편안함과 안정감을 느끼며 양육자를 안전기지 삼아 주변에 있는 장난감들을 자유롭게 탐색한다. 양육자와 분리될 때에는 다소 불안해하거나 울기도 하지만, 재결합 시에 어머니에 의해서 쉽게 달래진다. 이러한 특성은 평소 양육자가 영아의 정서적인 신호를 정확하게 읽고 신속하고 적절하게 반응했기 때문이다(Gross, 2011). 이처럼 안정감을 제공하는 부모는 아동에게 다른 사람과의 관계는 믿을 수 있는 것이며 자신은 사랑받을 존재라고 믿게 만든다.

불안정–회피 애착insecure-avoidant attachment에 해당하는 영아는 양육자와 같이 있을 때도 별 반응이 없으며 어머니가 떠나도 괴로워하지 않는다. 이들은 재결합 시, 양육자를 피하거나 마지못해 반기며 안으면 매달리지 않는다. 회피 애착을 형성한 영아는 애정도 분노도 표현하지 않아 양육자와 분리된 상황에서 독립적인 것처럼 보이지만 코티솔 측정 결과 매우 스트레스를 받고 있는 것으로 타나났다. 이러한 특성은 영아가 보내는 정서적인 신호에 대해 양육자가 무시하거나 거부적인 태도를 보이고, 이때 부모가 보이는 거부감에 대해 영아가 자신의 정서적 표현을 억눌러서 부모로부터 배척을 피하고자 하는 대처 방법이다(곽금주, 김연수, 2014). 이처럼 회피 애착을 형성한 경우 위험하거나 고통을 받거나 피로할 때 양육자가 자신을 위로하고 보호해 줄 것이라는 확신이나 신념이 없기 때문에 영아는 환경에 대해 방어적으로 회피하여 많은 학습 기회를 놓치게 된다(Belsky, et al., 2006; Moss & St. Laurent, 2001). 이러한 과정에서 학습 그 자체에 대한 만족을 위해 환경과 상호작용하려는 숙달동기mastery motivation가 발달하지 않아 건강한 인지적·정서적 경로로부터 벗어나게 된다(MacTurk & Morgan, 1995).

불안정–저항 애착inssecure-resistant attachment은 영아가 분리 전에도 양육자에게 가까이 있으려 해서 탐색을 하지 못하고 재결합 시 양육자에게 화를 내고 저항하거나 때리거나 밀쳐 내는 행동을 하며 안아 주어도 쉽게 달래지지 않는다. 이러한 특성은 양육자의 비일관적인 태도에 대해 영아가 양육자의 관심을 끌거나 좌절에 대한 표현으로 나타난다. 이러한 영아는 행동억제나 부정적인 정서 문제를 나타내며 유아기에 다른 아동에 대한 적대감을 보이고 아동기에는 의존성의 문제와 관련이 있는 것으로 나타났다(Calkins & Fox, 1992; Kochanska, 2001).

불안정-혼란 애착disorganized-disoriented attachment을 형성한 영아는 양육자와 분리되었을 때 가장 큰 스트레스와 불안정한 모습을 타나낸다. 재결합 시에도 양육자에게 다가가고 싶어하면서 동시에 양육자를 피하고 싶은 혼란스러운 모습을 보인다(Main & Solomon, 1990). 이러한 특성은 양육자가 이상하고 무서운 방법으로 양육함으로써 영아가 예측 불가능하고 위협적인 환경에 대해 체계적인 전략을 발달시키지 못한 결과이다. 혼란된 애착을 형성한 사람은 타인과의 친밀한 애착을 형성하는 데 어려움을 느끼며 일반적으로 광범위한 성격장애와 관련이 있는 것으로 알려져 있다(Van Ijzendoorn, Schuengel, & Bakermans-Kranenburg, 1999).

이처럼 양육자가 보이는 양육행동의 질에 따라 애착의 개인차가 나타나지만 영아의 특성에 의해서도 영향을 받는다. 예를 들어 까다로운 기질의 영아는 부정성이 높기 때문에 부모가 민감한 양육을 하기 어렵고 이로 인해 안정애착을 형성하기 어렵게 된다(Kochanska & Coy, 2002). 그러나 영아에게 민감하게 반응하도록 훈련받은 어머니의 영아는 출생 직후 까다로운 아기였음에도 불구하고 생후 12개월에는 안정된 애착아로 분류되었다(Van den Boom, 1994). 따라서 애착은 고정된 것이 아니라 부모의 특성과 아동의 특성이 시간의 연속선상에서 서로 영향을 주는 교류적 관점으로 이해할 필요가 있다.

BOX
3-3

## 애착이 연인 관계에 미치는 영향

**안정애착을 형성한 사람의 연인 관계**

- 다투는 중에 방어적으로 행동하지 않고 파트너를 상처 주거나 처벌하려고 하지 않으며 상황을 악화시키지 않는다.
- 상대방의 비판을 겁내지 않는다. 자신의 방식을 얼마든지 재고할 수 있으며 필요하다면 신념이나 전략도 수정할 수 있다.
- 다른 사람들도 자신처럼 이해심과 대응 능력을 지니고 있다고 생각한다. 그래서 상대방에게도 자신의 감정을 자유롭고 분명하게 드러낸다.
- 밀고 당기기를 하지 않는다.
- 친밀감은 편안히 여기고 경계심은 드러내지 않는다.
- 상대방의 잘못을 쉽게 용서한다.
- 섹스와 감정적인 친밀감을 따로 생각하지 않는다.
- 상대방을 왕족처럼 대한다.
- 자신이 관계를 향상시킬 수 있다고 확신한다.
- 상대방의 행복에 대해 책임감을 느낀다.

**불안정 저항 애착을 형성한 사람의 연인 관계**

- 상대방과의 친밀감에 대한 욕구를 부추기는 생각이나 감정을 갖는다.
- 상대방을 생각하느라 다른 일에 집중하기 어렵다.
- 상대방의 좋은 자질만 기억한다.
- 상대방을 숭배한다. 자신의 재능은 과소평가하고 상대방의 재능은 과대평가한다.
- 상대방과 같이 있을 때만 불안감이 사라진다.
- 상대방이 자신을 사랑해 줄 유일한 파트너라고 믿는다.
- "나와 어울릴 사람을 많지 않아. 그만한 사람을 만날 기회가 흔하겠어?"
- "새로운 사람을 만나려면 또 몇 년이 걸릴 거야. 결국 혼자가 되겠지."
- 조금 불행하더라도 포기하면 안 된다고 믿으며 다음과 같이 생각한다. "나와 헤어지고 다른 사람을 만나면 그 사람에게는 분명히 나보다 더 잘해 줄 거야", "어느 커플에게나 문제는 있어. 우리에게도 문제가 있는 것은 당연해."

**불안정 회피 애착을 형성한 사람의 연인 관계**

- 아직 헌신적인 관계를 약속할 준비가 되지 않았다고 말하거나 그렇게 생각한다. 하지만 몇 년 동안 헤어지지 않고 지내기도 한다.
- 상대방의 사소한 단점들까지 유심히 본다. 상대방의 언행, 옷 입는 방식, 식습관, 그 외에 마음에 들지 않는 모든 일상적 행위들이 낭만적인 감정을 가로막도록 내버려 둔다.
- 전 파트너를 그리워한다.
- 상대방이 아닌 사람들에게도 추파를 던진다. 상대방에게 상처를 주면서 관계를 불안하게 만드는 방법이다.
- 사랑한다는 말을 하지 않는다. 그런 감정이 있음을 암시할 때도 있지만 결코 직접 말하는 법이 없다.
- 잘 지내다가 갑자기 거리를 둔다.
- 유부남이나 유부녀처럼 함께할 미래가 없는 상대를 고른다.
- 상대방이 말하는 동안에 그의 말에 집중하지 않는다.
- 비밀을 지니고 있으며 뭐든 확실하게 말해 주는 법이 없다. 독립적인 사람이라는 느낌을 유지하고 싶어한다.
- 비밀을 지니고 있으며 뭐든 확실하게 말해주는 법이 없다.
- 육체적인 친밀감을 거부한다.

참고: Levine, A., & Heller, R.(2011)

## 4) 자기 발달

### (1) 자아개념

영아는 인지적 발달과 더불어 자신을 하나의 독립된 개체로 인식하는 발달이 일어난다. 즉, 영아는 생후 2개월까지는 환경과 자신의 관계를 전혀 인식하지 못한 하나의 공생관계symbiosis에 있으나 4~5개월 즈음 분리개별화separation-individuation 과정을 거쳐 자신을 환경과 분리된 개체로 이해하기 시작한다

(Mahler, Pine, & Bergman, 1975). 그리고 걸음마기가 되면서 자신의 모습을 인식하는 능력인 자아 인식self awareness이 나타난다. 자아 인식은 주로 자기 모습의 사진이나 거울 속 자기 모습을 보고 자기 이름을 말할 수 있는 것으로 나타난다. 이때 영아들은 내 것을 강조하기 시작하며, 크기나 모습, 나이 성, 소유물 등으로 자신을 언어적으로 표현하며 보다 분명한 자아개념self-concept을 갖게 된다. 이 같은 초보적인 주관적인 자아I-self가 확고해짐에 따라 유아기에는 점차 자신의 심리적인 특성에 대한 지식과 평가인 객관적인 자아me-self를 발달시켜 나가지만 대체로 현실성이 없고 과대평가하는 경향이 있다. 그러나 아동기에는 자신의 특성을 또래와 비교하여 전반적으로 기술하며 비판적인 자아개념을 갖게 된다.

### (2) 자아존중감

자아존중감self-esteem이란 자아개념에 대한 평가적인 요소로 자신에 대한 사랑, 수용, 가치감이라고 할 수 있다. 따라서 긍정적인 자아개념을 가지면 자아존중감이 높고, 부정적인 자아개념을 가지면 낮은 자아존중감을 갖게 된다. 특히 영아가 양육자에게 충분히 사랑을 받는 경우 스스로 양육자를 기쁘게 한다는 생각이 들며 높은 자아존중감을 갖게 된다. 유아기의 자아존중감은 자신을 과대평가하는 특징으로 나타나는데, 그 이유는 유아에게 덜 비판적인 어른들의 평가를 그대로 받아드릴 뿐만 아니라 유아는 자신이 원하는 것과 자신의 실제 능력을 구분하지 못하기 때문이다. 또한 좋다, 나쁘다 식의 단순한 자아존중감을 형성하게 된다. 아동기에 이르면 자아존중감은 보다 객관적이고 비판적이며 학업적 능력, 사회적 능력, 신체운동 능력, 신체적 외모의 4가지 측면으로 세분화되어 발달한다(Marsh & Ayotte, 2003). 낮은 자아존중감은 우울증과 자살과 같은 정신건강의 위험 요인으로 작용하는 것으로 알려져 있다. 그러나 과장된 자아존중감은 비현실적으로 자신들이 언제나 최고라고 주장하지만 불안정하여 쉽게 무너진다(Baumeister, Bushman, & Campbell, 2000; Cicchetti & Howew, 1991).

### (3) 자아 정체성

청소년기에 개인은 정체성 대 역할 혼미identity vs. role confusion라는 발달과업에 직면하게 된다(Erickson, 1968). 이에 마샤Marcia(1996)는 정체감의 수준을 보다 구체적으로 위기와 관여에 따라 4가지로 구분하였다. 먼저, 정체감 성취identity achievement는 위기를 경험하고 자신에게 맞는 역할에 관여하는 단계를 말한다. 정체감을 성취한 청소년들은 부정적인 또래 압력에 영향을 덜 받는 것으로 알려져 있다(Dumas, Ellis, & Wolfe, 2012). 둘째, 정체감 유예identity moratorium는 현재 위기 상태를 경험하며 계속 자신에게 맞는 역할을 찾기 위해 활발한 탐색을 하지만 아직 어떤 것도 선택하지 못한다. 이들은 시험 삼아 약물을 사용하거나 불안을 느끼기도 하지만 자아존중감이 높다. 셋째, 정체감 유실identity foreclosure은 위기를 경험하지 않고 잘못된 정체감을 확립하여 그 역할에 관여하고 있는 상태이다. 정체감이 유실된 청소년들은 태도가 경직되고 전제주의적 특징을 가지고 있다. 마지막으로 정체감 혼미identity diffusion는 아직 위기와 관여를 경험하지 않은 상태로 정체감을 찾기 위한 아무런 노력을 하지 않는 상태이다. 이런 상태에 있는 청소년들은 사회적으로 고립되어 있고 동기화가 일어나지 않으며 약물 사용에 빠지기가 쉽다(Wenar & Kerig, 2011).

BOX 3-4

## MAP OF THE SOUL: PERSONA 가사

BTS RM

나는 누구인가 평생 물어 온 질문
아마 평생 정답은 찾지 못할 그 질문
나란 놈이 말 고작 몇 개로 답할 수 있었다면
신께서 그 수많은 아름다움을 담아 두시진 않았겠지
How do you feel 지금 기분이 어때
사실 나 너무 좋아 근데 조금 불편해
나는 내가 개인지 돼지인지 뭐인지도 아직 잘 모르겠는데
남들이 와서 진주 목걸일 거네.
예전보단 자주 웃어
소원했던 슈퍼히어로
이제 진짜 된 것 같아
근데 갈수록 뭔 말들이 많아
누군 달리라고 누군 멈춰서라 해
얘는 숲을 보라고, 걔는 들꽃을 보라 해
내 그림자, 나는 망설임이라고 쓰고 불렀네
걘 그게 되고 나서 망설인 적이 없었네
무대 아래든 아니 조명 아래 있든 자꾸 나타나
아지랑이처럼 뜨겁게 자꾸 날 노려보네 Oh shift
야 이 짓을 왜 시작 한건지 벌써 잊었냐
넌 그냥 들어주는 누가 있던 게 막 좋았던 거야
가끔은 그냥 다 싹 헛소리 같아
취하면 나오는거 알지.
취기 같아.
나 따위가 무슨 뮤직. 춤. 소명. 뮤즈
네가 아는 나의 흥
어쩌면 그게 사실 내 전부
세상은 사실 아무 관심 없어 나의 서툶

이제 질리지도 않은 후회들과
매일 밤 징그럽게 뒹굴고 돌릴 길 없는 시간들을
습관처럼 비틀어도
그때마다 날 또 일으켜 세운 것.
최초의 질문, 내 이름 석 자. 그 가장 앞에 와야 할 것.
so I'm askin' once again yeah
Who the hell am I
Tell me all your names baby
Do you wanna die, go, fly?
where's your soul, dream ?
Do you think you're alive?
My name is R
내가 기억하고 사람들이 아는 나
날 토로하기 위해
내가 스스로 만들어낸 나
난 날 숨겨 왔을지도 뻥쳐 왔을지도
but 부끄럽지 않아 이게 내 영혼의 지도
Dear myself
너 절대로 너의 온도를 잃지 마
따뜻히도 차갑게도 될 필요 없으니까
가끔은 위선적이어도 위악적이어도
이게 내가 걸어두고 싶은
내 방향의 척도
내가 되고 싶은 나 사람들이 원하는 나
내가 사랑하는 나 또 내가 빚어 내는 나
웃고 있는 나 가끔은 울고 있는 나
지금도 매분 매순간 살아 숨쉬는
Persona
Who the hell am I
I just wanna go , fly
I just wanna give you all the voices till I die
I just wanna give you all the shoulders when you cry

### (4) 방어기제

프로이트Freud는 방어기제defensive mechanism를 고통스럽거나 견딜 수 없는 생각이나 감정에 대한 자아의 투쟁으로, 자아가 불안을 다루기 위해 사용하는 방법으로 설명하였다. 방어기제는 무의식적으로 진행되는 정신과정이며, 충동을 피하기 위한 전략으로 사용한다고 하였다. 그러나 이러한 방어기제는 기본적으로 현실 왜곡의 요소를 지니고 있어 과도하게 사용할 경우 개인의 발달을 저해하고 개인을 현실로부터 괴리시키는 부적응적인 병리적인 측면이 있다. 한국판 방어 유형은 미성숙한 방어 유형, 적응적 방어 유형, 자기 억제 방어 유형, 갈등 회피적 방어 유형으로 4가지로 분류된다(조성호, 1999). 이중 특히 미성숙한 방어 유형은 불안, 신경증적 경향성, 정신병적 경향성과 밀접한 관련이 있는 것으로 나타났으며 이와 대조적으로 적응적 방어 유형은 자존감, 문제집중적 대처, 정서 완화적 대처와 정적 상관이 있는 것으로 나타났다. 방어 유형에 대한 정의와 하위 요소는 〈표 3-2〉와 같다.

표 3-2
방어 유형

| 방어 유형 | 정의 | 하위 요소 |
| --- | --- | --- |
| 미성숙한 방어 유형 | • 욕구를 충동적으로 표출하거나 상대방에 대한 극단적인 평가를 내리고 책임을 전가하거나 공상을 통해 충동을 해결<br>• 간접적이고 우회적인 방식으로 문제를 해결 | 행동화, 투사, 분리, 공상, 수동-공격, 소비 |
| 적응적 방어 유형 | • 내적인 충동이나 욕구를 적응적이고 건설적인 방법으로 해결 | 유머, 전능, 승화, 부정 |
| 자기 억제 방어 유형 | • 심리적 갈등 또는 충동을 있는 그대로 표현하기보다는 감추고 드러내지 않으려는 노력과 관련 | 억제, 반동 형성, 철수, 취소 |
| 갈등 회피적 방어 유형 | • 부정적 감정이나 좌절, 갈등을 경험하는 것을 회피함으로써 자신을 보호 | 체념, 격리 |

## 5) 도덕성 발달

도덕성이란 인간으로서 당연히 해야만 하는 어떤 규칙이나 가치에 대한 사고, 행동, 정서를 포함하는 개념이다. 먼저 옳고 그름에 대한 구별 능력인 도덕적 사고 발달에 대한 대표적인 이론은 콜버그L. Kohlberg(1969)의 도덕성 발달 이론을 들 수 있다. 그는 도덕성의 발달단계를 크게 전인습적 수준pre-conventional morality과 인습적 수준conventional morality, 후인습적 수준post-conventional morality으로 3가지로 구분하고 각각을 2단계로 나누어 설명한다. 먼저 전인습적 단계는 처벌과 복종 지향적 단계punishment and obedience와 도구적 상대주의 단계instrumental relativist로 구분된다. 처벌과 복종 지향적 단계에서 아동은 부모나 어른들에게 혼나지 않기 위해 규칙을 지키며, 도구적 상대주의 단계의 아동은 무엇이 자신에게 최고의 이익인지 혹은 무엇이 동등한 거래를 만들어 내는지에 따라 도덕적 판단을 하게 된다. 다음으로 인습적 수준에서는 대인관계 조화 단계interpersonal relationship와 법과 질서 단계law and order 순서로 발달한다. 대인관계 조화 단계의 아동은 사람들에게 자신이 어떻게 평가받을지에 대해 고민하기 시작하며, 남들에게 칭찬을 받고 비난받지 않기 위해 법을 지키게 된다. 법과 질서 단계의 아동은 의무와 책임이라는 것을 이해하게 되어 자신에게 주어진 역할을 다하기 위해 노력하며 자신의 욕구나 타인의 인정보다 법과 질서를 중요하게 생각한다. 마지막으로 후인습적 수준에서는 사회 계약 지향 단계social contract와 보편적인 윤리적 원리 단계universal ethical principles로 발달한다. 사회 계약 지향 단계에서는 사회적 규범이나 법칙이 절대적인 것이 아니라 만약 인간의 권리와 복지에 위협이 되는 법이나 규칙이 있으면 이를 바꿔야 한다고 생각한다. 가장 높은 수준인 보편적인 윤리적 원리에 도달한 사람은 보편적인 윤리적 원리를 토대로 자신이 스스로 규정한 도덕적 정의와 원칙을 지향하게 되며 본인 스스로 느끼는 양심의 가책을 더 두려워한다. 후인습적 수준은 대부분의 사람들이 성취하기는 어려운 수준이라고 할 수 있다(곽금주, 2016). 그러나 대부분의 경우 연령이 증가하면서 전인습적 수준은 서서히 줄어들고 인습적 또는 후인습적 수준이 증가한다. 이러한 도덕적 사고가 발달하지 않는 경우, 즉각적인 보상과 처벌에 의해 반응하기 쉬우며 심지어 타인에 대한 왜곡된 인지를 경험한 경우 자신의 공격성을 정당화할 수 있다(Caprara, Barbaraneli, & Pastorelli, 2001).

도덕적 정서는 자신의 잘못에 대해 수치심, 죄책감, 양심의 가책을 느끼는 것과 다른 사람이 경험하는 정서를 동시에 경험하는 감정이입 등을 말한다. 수치심은 타인 지향적이며 비난과 자기 전체에 대한 부정적 평가지만 죄책감은 자신의 내적 기준을 위반한 행동에 대한 부정적 평가이다. 따라서 죄책감을 느끼는 아동은 반성적 태도를 갖게 되지만 수치심을 느끼는 아동은 반사회적 행동과 파괴성과 관련이 된다(Wenar & Kerig, 2011). 또한 감정이입은 타인의 안녕에 대해 염려하고 돕고 싶도록 동기화되어 친사회적인 행동으로 이어지게 된다(김상희 외, 2018).

마지막으로 도덕적 행동은 자기통제와 친사회적 행동, 공격성으로 설명된다. 먼저, 도덕적 행동을 하기 위해서는 개인이 아무리 도덕적 사고를 하고 도덕적 정서를 느낀다고해도 지금의 충동을 참고 도덕적 규범에 따라 자신의 행동을 알맞게 조절할 수 있어야 하는데, 이때 필요한 능력이 자기통제 능력이다. 즉, 자기통제 능력은 자신의 행동을 조절하여 해서는 안 될 행동을 억제하는 능력을 말한다. 다음으로 타인을 돕고 나누어 쓰고 아무 보상이 없이도 남을 위해 희생하는 친사회적 행동이 도덕적 행동에 중요한 이슈가 된다. 이는 착함이라는 사회적 기준을 택하여 내면화되는 자발적 행동이다(Spinrad, et al., 2006). 이와는 반대로 비도덕적 사고와 충동을 통해서 공격성이 이루어진다.

공격성이란 다른 사람에게 수치심 또는 고통이나 상해를 입히는 행동을 말한다. 공격성이 높은 경우, 반항장애, 주의력결핍 과잉행동장애, 품행장애와 같은 정신병리와 연결된다.

**BOX 3-5**

### 도덕의 기원

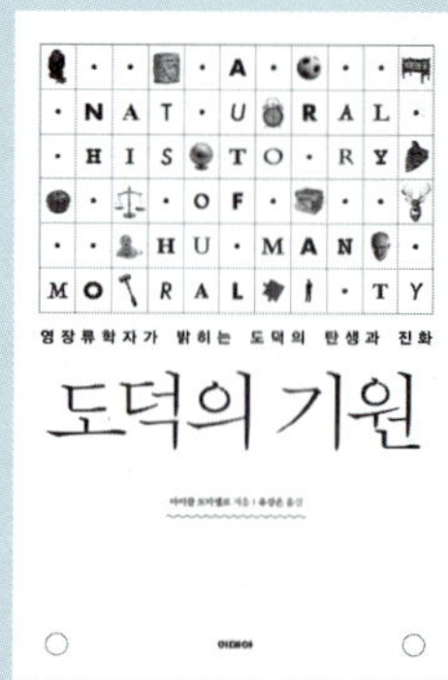


약 38억년 전 지구에서 최초의 생명이 출현한 이래 지금까지 온갖 생명체가 번성하고 명멸했다. 치열한 생존 경쟁과 자연 선택의 과정이다. 그러나 약육강식의 동물 세계에서 '도덕' 관념의 원형이 나타나기 시작한 것은 길게 잡아도 불과 600만 년 전. 대형 유인원과 현생 인류(호모 사피엔스)의 공통 조상이 혈연 단위를 넘는 집단생활을 하면서 부터이다. 도덕관념의 시원은 생존을 위한 협업에서 비롯한 공감이다. 모든 포유동물은 공감 능력을 지닌다. 그러나 혈연적 공감을 넘어 소속집단 안에서 마땅히 지켜야 할 규범적 가치로서의 도덕은 인간에게만 유일하게 발견되는 특질이다.

도덕은 인간의 선천적 본성인가? 아니라면, 언제 어떻게 생겨난 걸까? 진화생물학·인지과학·영장류학 등 자연 과학이 이 문제에 본격적으로 뛰어들기 전까지 도덕은 주로 철학과 종교(신학)의 영역이었다. 오늘날 도덕 진화 이론은 크게 진화인류학, 도덕심리학, 유전자-문화 공진화론 등 3가지 접근법으로 나뉜다.

독일 막스플랑크 진화인류학연구소 공동 소장인 마이클 토마셀로의 『도덕의 기원』은 인간에게 어떻게 도덕관념이 생겨났는지를 진화론의 틀로 설명하는 책이다. 지은이는 '인간 도덕성의 자연사'(책의 원제)에서 '공감의 도덕'에서 '공정의 도덕'으로, 그리고 '정의의 도덕'으로 진화해 왔다고 주장한다. 영장류 이상의 고등 동물에서 보이는 '상호 의존 가설'이 논의의 출발점이다. 타인의 안녕에 대한 관심은 포유류 동물의 새끼 돌봄(수유와 보호)에서 나왔다. 이는 무상으로 수행되는 본능적 이타성이다. 일부 종에서는 제 새끼가 아닌 비혈연 관계의 동종 개체에도 이런 관심을 보인다. 혈연 선택을 넘어서는 친사회적 행동은 인간과 가장 가까운 대형 유인원들에서 관찰되는 상호 의존성에서 비롯한다.

도덕의 두 번째 진화 단계인 '공정의 도덕'은 생태 환경의 변화로 촉발됐다. 200만 년 전 아프리카에서 인류의 초기 조상인 호모(Homo) 속이 등장했을 당시 지구에 빙하·건조기가 닥쳤다. 부족해진 먹이를 두고 원숭이, 대형 유인원과 경쟁이 치열해졌다. 약 40만 년 전께부터 초기 인류는 본격적으로 큰 동물 사냥에 나섰는데, 여기에는 협업이 절대적이었다. 먹잇감을 함께 사냥하거나 포식자와 적으로부터 집단을 지키는 공동 지향성에서 '우리'라는 개념이 싹텄다. 협업이 생존의 필수 조건이 되면서, 좋은 협력 파트너를 찾고 '나'도 파트너로 선택받는 게 절실해졌다. 여기에서 상대를 나와 동등한 자격으로 대하고, 집단 안팎의 무임 승차자를 배척하며, 협력적인 파트너만이 전리품을 나눌 자격이 있다는 감각이 생겨났다. 토마셀로는 이 같은 공정의 도덕은 "여러 개인의 협력적 동기와 경쟁적 동기가 복잡하게 상호작용하는 가운데 일정한 균형을 달성하려는 것"으로, 이는 인간만의 특성이라고 본다. "대형 유인원이 자원을 나누는 일에 공정성 감각을 갖고 있다는 확고한 증거는 전혀 없으며, 그런 감각이 없다는 증거는 많다." 다만, 공정성 실험에서 대형 유인원들이 "잠재적으로 불공정한 것으로 인식될 수 있는 일"에 대해 '분노' 반응을 보이기도 한다. 그러나 이는 동종 개체와의 비교에서 비롯한 게 아니라 실험자가 좋은 먹이를 줄 수 있는데도 형편없는 먹이를 주는 것에 대한 분노라는 것.

약 15만 년 전 호모 사피엔스의 등장과 더불어 나타난 인구학적 변화는 다음 단계의 도덕적 진화, 즉 '정의의 도덕'이 형성되는 배경이 됐다. "초기 인류의 느슨하고 비교적 소규모인 집단에 근거한 협동적 먹이 찾기는 진화적으로 안정된 전략이었지만 (…) 문제는 이것이 지나치게 성공적이라는 점"이었다. 현대 인류 집단들은 규모가 커지고 충돌이 잦아지면서 쪼개지기 시작했고, 서로 구별되는 집단 정체성을 갖는 부족 조직들이 형성됐다. 앞서 '공정의 도덕' 단계에서 보인 공동 지향성이 이제 집단 지향성으로 확장됐다. 상호 의존성은 자원과 영역을 놓고 경쟁하는 '우리'와 '그들'을 구분하기 위한 문화적 정체성과 소속집단에 대한 충성 감각으로 진화했다. 그렇게 집단의 성공을 위한 분업 체계 속에서 객관적인 규범과 옳고 그름이라는 가치 판단이 개입된 도덕관념이 바로 '정의의 도덕'이다. 이 단계에선 도덕규범 위반에 '죄의식'을 느낄 만큼 내면화된 자기 규제가 작동한다.

토마셀로의 도덕 진화론을 역시 영장류 학계의 세계적 권위자인 프란스 드발(미국 에모리대 교수)의 주장과 비교해 보는 것도 흥미롭다. 두 사람은 각각 오늘날 영장류 연구의 양대 산맥을 이루는 에모리 대학 그룹과 막스플랑크연구소 그룹의 간판 학자이자 학문적 라이벌이다. 국내에도 토마셀로는 『생각의 기원』과 『이기적 원숭이와 이타적 인간』이, 프란스 드발은 『침팬지 폴리틱스』, 『공감의 시대』, 『착한 인류』, 『내 안의 유인원』 등 다수의 저서가 번역돼 친숙한 편이다. 두 사람 모두, 도덕이 종교나 문명의 발명품이 아니라 무리 생활을 하는 영장류의 진화적 압력이라는 기본 인식에는 이견이 없다. 그러나 영장류와 인간이 도덕적으로 구별되는지를 놓고는 팽팽하게 맞선다. 진화생물학자이자 과학 철학자인 장대익 서울대 교수는 〈한겨레〉와 통화에서 "드발은 다른 영장류도 인간과 마찬가지로 공감, 협력, 배려의 가치를 공유하며 인간만의 독특함으로 보기 힘들다고 보고 도덕 진화의 '연속성'을 주장한다. 반면, 토마셀로는 침팬지 등 인간의 사촌 종들이 겉으로는 인간과 비슷한 도덕적 행동을 보이지만 그 메커니즘에는 (인간과) 질적 차이가 있다고 본다."고 설명했다.

실제로 드발은 『착한 인류』에서 "이미 유인원 사회에서 도덕은 개체들 간의 일대일 관계의 문제에서 공동체를 유지하기 위한 사회 협약으로 도약했다."고 말한다. "다른 사회적 영장류도 우리처럼 감정과 행동 사이에 여과 장치를 갖고 있는 덕분에 상호 동의할 수 있는 신사협정에 도달한다. 공정함과 정의의 감각은 오래된 능력으로 보아야 한다."는 것이다. 앞서 밝힌 것처럼, 토마셀로가 "대형 유인원이 자원을 나누는 일에 공정성 감각을 갖고 있다는 확고한 증거는 전혀 없다."고 주장한 것과 분명히 대조된다.

그렇다고 인간이 진화의 세례 덕분에 올바름, 선함, 도덕심으로만 충만한 존재는 아니다. 인간은 공감과 공정을 중시하며 다양한 방식으로 이기심을 경계하지만, 동시에 종종 이기적이다. 토마셀로는 "우리가 도덕적인 것은 기적이며, 우리가 꼭 이런 모습이어야 했던 건 아니"라면서도, 인간의 도덕성에 대한 경탄을 감추지 않는다. 책의 마지막 문장은 이렇다. "우리는 도덕이 우리 인간 종과 우리의 문화, 우리 자신들에게—적어도 지금까지는—어쨌든 좋은 것으로 보인다는 사실에 그저 감탄하고 축하해야 한다."

참고: 조일준(2018)

CHAPTER

# 04

# 영아기의 정신건강

| 학습 목표 |

전 생애에 걸쳐 일어나는 발달 내용이나 특징은 특정 연령이나 시기에 따라 다르기 때문에 인간의 발달단계로 나누어 설명할 수 있다. 발달단계나 연령 기준은 학자마다 논란이 있을 수 있으나 영아기, 걸음마기, 유아기, 학령기, 청소년기, 청년기(성인 초기), 장년기(성인 중기), 노년기(성인 후기)로 나눌 수 있다(도현심 외, 2011). 본 chapter에서는 영아기를 영아기(출생~18개월)와 걸음마기(18~36개월)를 포함한 출생에서 36개월(만 3세)까지로 보고, 영아기에 발생할 수 있는 정신건강에 대해 살펴보고자 한다.

영아기는 생의 결정적 시기라고도 할 만큼 인간의 모든 기능과 사고과정을 위한 기본적인 발달과 양육자와의 긍정적인 애착 관계를 형성하는 시기이다. 특히, 양육자의 따뜻한 보살핌은 영아가 자신과 타인, 그리고 세상에 대한 신뢰감을 형성하는 데 토대가 된다. 따라서 영아기의 정신건강을 위해서는 양육자의 반응성과 민감성을 비롯하여 일관성 있는 양육이 매우 중요하다. 본 chapter에서는 영아기에 발생할 수 있는 자폐스펙트럼 장애, 반응성 애착장애 및 지적 장애에 관해 살펴보고자 한다.

# 1 자폐스펙트럼 장애

자폐스펙트럼 장애(ASD)autism spectrum disorder는 DSM-5에서 '신경발달장애'의 범주에 포함되는 장애로, DSM-IV-TR에서는 전반적 발달장애(PDD)pervasive developmental disorder로 명명하였다. PDD에는 자폐 장애, 아스퍼거 증후군, 레트 장애, 소아기 붕괴성 장애, 달리 분류되지 않는 전반적 발달장애가 포함되어 있으나, DSM-5에서는 모두 ASD의 진단에 통합되었다(유희정, 곽영숙, 2014). 여기에서는 ASD의 증상, 발달, 원인 및 중재에 대해 살펴보고자 한다.

## 1) 증상

자폐스펙트럼 장애는 생후 12~24개월 무렵에 나타나는데, 사회적 상호작용과 의사소통 기술에 지속적 결함이 나타나는 장애를 말한다. 일반적으로 초기 발달 과정에서 증상이 나타나며, 사회적 상호작용에서의 질적 장애, 질적 의사소통장애, 제한적이고 반복적이며 상동증적 행동이나 관심 등의 행동이 특징이다. 보통 24개월 이전에 눈맞춤, 사회적 미소, 호명 반응 및 모방 행동이 나타나지 않는 것은 자폐 징후라고 볼 수 있다. 그러나 만 2세 이전에 나타나는 증상은 어린 연령에게서 보이는 행동으로 생각해 버리는 경우가 많아서 민감한 경우가 아니라면 발견하기 어렵다. 대표적 증상으로는 눈맞춤이 되지 않거나 언어 발달의 지연이 눈에 띄며, 사회적 관심이 부족하거나 혼자서 특이하게 노는 등의 상호작용의 문제가 드러난다. 아래 2가지 증상에 대하여 구체적으로 제시하면 다음과 같다(이혜란, 김진이, 김소연, 2017).

### (1) 사회적 의사소통의 결핍

- 타인과 정서적인 상호교류와 관심사를 서로 공유하기 어렵다.
- 부모 이외의 사람과 발달 연령에 맞는 적절한 관계를 형성하고 유지하지 못한다.
- 주양육자와 눈맞춤을 거의 하지 않거나 불확실하게 또는 가끔 눈을 맞춘다.
- 규칙을 가지고 주고받는 놀이, 서로 협동이 필요한 역할 놀이나 상상 놀이가 어렵다.
- 안아 주려고 다가가도 팔을 뻗지 않으며 오히려 몸이 굳어지거나 바둥거린다.
- 신체적인 접촉을 싫어하고 혼자 지내려 한다.
- 얼굴 표정으로 감정을 나타내는 등 비언어적 의사소통 행동이 적게 나타난다.
- 특정 단어를 지나치게 강조해서 말한다.
- 말의 높낮이가 단조롭고, 억양이 독특하며 언어의 톤이 너무 높거나 낮은 경우가 많고, 말의 크기나 리듬이 독특하다.
- 고기능 ASD 청소년이나 성인은 어느 정도 가까운 대인관계를 맺을 수는 있으나 대체로 피상적이며 깊은 우정 관계를 맺기가 어렵다.

### (2) 행동, 관심, 활동의 반복적, 상동적 양상

- 상동화되고 반복적인 움직임을 보인다. 대표적으로는 손가락 튕기기, 빙글빙글 돌기, 아래 위로 뛰기 등이다.
- 상대의 말을 그대로 따라하는 반향어를 사용하는데, 즉각 반향어와 지연 방향어를 사용한다. 즉각 반향어는 상대방의 말을 그대로 따라하는 것이고,

지연 반향어는 과거에 들었던 이야기를 똑같이 반복하는 것이다.

- 같은 상태를 반복하려는 경향과 사소한 변화에 저항한다.
- 제한적이고 고정된 관심을 갖는다.
- 숫자나 순서에 집착한다.
- 아동이 싫어하는 자극에 지나치게 예민하고 극한 반응을 보인다.
- 일상 규칙을 융통성 없이 반복하고 때로는 집착한다.
- 공격적 행동을 하기도 한다.

자폐스펙트럼 진단을 위한 DSM-5 기준은 다음과 같다.

**【 자폐스펙트럼 장애의 DSM-5 진단 기준 】**

A. 다양한 맥락에 걸친 사회적 의사소통과 사회적 상호작용의 지속적인 장애로, 현재 또는 발달력상에서 다음과 같은 특징이 나타난다.

1. 사회, 정서적 상호의 결함: 비정상적인 사회적 접근 및 주고받는 대화를 나누기 어려운 것(관심사, 감정, 정서의 상호 교환과 반응이 적은 것 등에 의함)부터 사회적 상호작용을 전혀 시작하지 못하는 것까지의 범위에 걸쳐 있다.
2. 사회적 상호작용에 사용되는 비언어적 의사소통 행동의 결함: 잘 협응되지 않는 언어성, 비언어성 의사소통(예: 눈맞춤이나 신체 언어의 이상 또는 비언어적 의사소통을 이해하고 사용하는 능력의 결핍)부터 얼굴 표정이나 제스처가 전혀 없는 것까지 이에 해당한다.
3. 관계 발전, 유지 및 관계에 대한 이해의 결함: 서로 다른 사회적 상황에 맞게 행동을 조절하기 어려운 것(예: 상징 놀이를 공유하기 어렵거나 친구를 만들기 힘든 것으로 나타남)부터 타인에 대한 관심이 없는 것까지 포함된다.

B. 행동, 관심 및 활동이 한정되고, 반복적이고 상동적인 양상으로, 현재 또는 발달력상에서 다음의 2가지 이상 나타난다.

1. 상동적이거나 반복적인 움직임, 물건 사용 또는 말하기(예: 단순한 운동 상동증, 장난감을 줄 세우기, 사물을 튕기는 행동, 반향어 또는 특이한 문구 사용)
2. 똑같은 것에 대한 고집, 일상적으로 반복되는 것에 대한 융통성 없는 집착, 또는 틀에 박힌 언어적, 비언어적 행동(예: 사소한 변화에 대한 극심한 고통, 변화의 어려움, 융통성 없는 사고 패턴, 인사하는 행동이 틀에 박혀 있음, 똑같은 일상 규칙을 반복해야 하는 것, 같은 길 다니기, 매일 같은 음식을 먹음)
3. 강도나 초점에 있어서 비정상적으로 극도로 제한되고 고정된 흥미(예: 특이한 물체에 매우 강하게 애착 또는 집착, 과도하게 국한되거나 고집스러운 흥미)
4. 감각적 자극에 과도하거나 저조한 반응 또는 환경의 감각적인 면에 대한 비정상적 관심(예: 통증/열감/차가운 감각에 대한 무반응, 특정 소리나 감촉에 대해 특이한 반응을 보임, 지나치게 사물의 냄새를 맡거나 만져 봄, 불빛이나 빙글빙글 도는 물체에 대해 시각적으로 매료됨)

C. 증상은 반드시 초기 발달 시기부터 나타나야 한다(하지만 사회적 요구가 제한된 능력을 초과하기 전까지는 충분히 드러나지 않을 수 있거나 노년기에는 학습된 전략들로 감출 수 있음).

D. 이러한 증상은 사회적, 직업적 또는 다른 중요한 현재의 기능 영역에서 임상적으로 뚜렷한 손상을 초래한다.

E. 이러한 장애는 지적 장애 또는 전반적 발달지연으로 더 잘 설명되지 않는다. 지적 장애와 자폐스펙트럼은 자주 동반된다. 자폐스펙트럼 장애와 지적 장애를 함께 진단하기 위해서는 사회적 의사소통이 전반적인 발달 수준에 기대되는 것보다 저하되어야 한다.

※ 주의점: 다음 A, B, C, D 진단 기준을 모두 충족해야 한다.

참고: APA(2013)

BOX 4-1

## 자폐성 장애 진단에 사용되는 평가

### 1. 아동기 자폐증 평가 척도(CARS, childhood autism rating scale)

- 자폐스펙트럼 장애 아동을 진단하고 그들을 자폐 증상이 없는 발달장애 아동 등과 구별하기 위해 만들어진 15개 항목으로 구성된 행동 평정 도구
- 주관적 임상적 판단 대신 직접적인 행동 관찰에 기초한 객관적이고 수량화된 척도
- 경증 내지 중간 정도의 자폐 아동과 중증의 자폐 아동을 분류
- 임상가가 보다 객관적인 진단을 얻기 위해 실용적으로 사용할 수 있도록 만들어짐
- CARS의 15개 항목들은 사람과의 관계, 정서 반응, 신체 사용, 물체 사용, 변화에 대한 적응, 시각 반응, 청각 반응, 미각, 후각, 촉각 반응 및 사용, 두려움 또는 신경과민, 언어적 의사소통, 비언어적 의사소통, 활동 수준, 지적 반응의 수준과 항상성, 일반적 인상 등으로 구성
- 총 15개 문항으로 구성, 1~4점으로 평정되고 두 범주 사이에 해당될 때 중간점(검사자의 판단에 따라 평정)이 있음
- 평정 후, 전체 점수가 30점 미만은 자폐성 장애 아님, 30점 이상이면 자폐성 장애로 범주화

### 2. 자폐증 진단 관찰 스케줄(ADOS)

- 자폐스펙트럼 장애 관련 행동의 직접 관찰 및 평가
- 만 2세에서 성인까지 사용이 가능
- 검사자가 서로 다른 발달 수준과 생활 연령에서 자폐스펙트럼 장애를 진단하는 데 중요하다고 여겨져 온 행동을 관찰하는 활동으로 구성
- 이름에 대한 반응, 비눗방울 놀이 등으로 구성된 모듈 1(어절 단어), 구성 과제, 가장 놀이, 합동적 상호작용 놀이 등으로 구성된 모듈 2(구언어), 실연과제, 그림과 묘사, 만화, 친구와 결혼 등으로 이루어진 모듈 3(유창한 말), 책에서 스토리 이야기하기, 외로움, 감정, 계획과 희망 등으로 구성된 모듈 4(유창한 말: 청소년·성인) 등 총 4개의 모듈로 구성

### 3. 이화-자폐 아동 행동 발달 평가 도구(E-CLAC)

- 만 1~6세까지의 영·유아기부터 아동기에 적용 가능(그 이상의 연령에도 적용 가능)

- 자폐성 장애로 의심되는 진단이 확실하지 않은 장애도 대상
- 지적 장애 및 기타 장애 아동인 경우에는 발달 과정을 파악하는 데 도움
- 부모나 부모 대리자를 통해 아동의 행동 발달을 객관적으로 평가함
- 18개 영역, 56문항으로 구성 (43개 척도 문항에—한 가지 체크, 13개 비척도 문항—해당되는 모든 항목 체크)
- 척도 문항은 모두 5단계 척도로 1단계는 가장 수준이 낮음을, 5단계는 가장 높은 수준을 의미
- 비척도 문항은 척도 문항의 기적에 깔린 질과 양상을 파악하기 위해 구성

**4. 한국 자폐증 진단 검사(KADS)**

- 자폐 장애라고 의심되는 아동 및 청소년, 3~21세까지 사용 가능
- 상동 행동, 의사소통, 사회적 상호작용으로 구성하고, 검사 대상이 의사소통하지 않은 경우 의사소통은 생략 가능
- 아동을 잘 알고 있는 부모, 교사, 치료사가 실기 가능하며 웹 기반으로 해석
- 원점수를 전환 점수(백분위와 평균 10, 표준편차 3)로 환산하고, 자폐 지수(평균 100, 표준 편차 15)를 산출함
- 자폐 지수가 131 이상이면 자폐 가능성이 높음으로 해석, 69점 이하면 자폐라고 단정 지을 수는 없지만 다른 검사 필요

## 2) 발달

자폐스펙트럼 장애의 증상은 보통 생후 2년 내에 인식되지만, 발달지연이 심각하다면 생후 12개월 이전에도 인식될 수 있다. 남성이 여성보다 4배 이상 많고, 임상 장면에서는 여아가 남아보다 지적 장애가 동반되는 경우가 많이 발생한다. 지적 장애나 언어장애가 동반된 경우에는 사회적 기술에서의 어려움이 초래되어 예후가 좋지 않다.

자폐스펙트럼 장애는 퇴행성 질환이 아니기에 성인이 될 때까지 꾸준한 학

습과 훈련을 통해서 증상이 어느 정도 개선될 수 있다. 보통 유아기에서 학령기 초기에 가장 두드러지게 나타나며, 학령기 후기에는 사회적 상호작용에 대한 흥미가 증가하기도 하고 청소년기에는 행동적 퇴행이 있지만 행동의 호전을 보인다. 이들 가운데 손상이 덜하고 우수한 언어 능력과 지적 능력을 가지고 있는 경우에는 독립적인 기능을 할 수 있다. 그렇다고 하더라도 사회적 상호작용의 결핍은 성인으로서 정상적인 생활을 하는 데 어려움이 있기에 주변의 조력이 필요하다.

## 3) 원인

자폐스펙트럼 장애의 원인은 명확하게 확인되지는 않지만, 유전적 소인이 높은 질환이다. ASD의 발생 원인으로 생물학적 요인과 환경적 요인으로 볼 수 있다.

### (1) 생물학적 요인

인간이 세상의 많은 정보들을 처리하는 곳이 감각 처리 기관인데, 자폐스펙트럼은 바로 감각 처리 장애를 보인다. 영아는 생후 6개월 이후에 전정 감각과 고유 수용 감각의 급속한 성장에 따라 고도의 지적 기능이 발달하게 되는데, 이들이 통합이 되지 않으면 외부에서 입력된 세상의 정보들은 그 이상으로 올라가지 못하게 된다. 특히 생존 대응을 위한 원시 반사를 벗어나기 위해서는 이 전정 감각과 고유 수용 감각의 발달이 필수적으로 이루어져야 하는데, 여기서 문제가 발생하여 나타나는 증세가 자폐스펙트럼이다.

자폐증에 관한 신경생물학적 연구를 통해 지속적인 원시적 반사 반응, 거두

증, 뇌 형태 및 세포 구조의 변화, 얼굴 지각을 담당한다고 알려진 안면 영역의 반응성 감소 등이 보고되고 있다(이혜란 외, 2017). 이들은 대뇌의 전두엽에서 담당하는 실행 기능에서 결함을 보여, 계획과 행동조절, 융통성, 언어 유창성 및 체계적 환경 탐색과 관련한 부분에서 어려움을 보인다.

### (2) 환경적 요인

주산기 감염, 조산, 저체중아, 출생 시 관련 위험 요인, 고연령 임신, 대기오염물질, 중금속 등을 들 수 있다. 특히, 아동의 양육 환경과 관련하여 ASD 아동의 부모가 차갑고 무심하거나 거부적이며, 부모 자신이 친밀한 인간관계를 맺지 못하는 경우를 들 수 있다. 이외에도 유전자-환경 상호작용의 결과로 볼 수 있는데, 유전적으로 취약한 개체에서 환경적 인자가 작용하면 둘 간의 상호작용이 태내 신생아의 뇌 발달에 영향을 미치게 되고 이는 뇌의 성장과 발달에 문제를 일으킬 수도 있다.

## 4) 중재

자폐스펙트럼 장애의 치료와 관련해서는 놀이 치료, 행동치료, 언어 치료, 감각 통합 치료 등의 심리 치료와 약물 치료를 사용하고 있다. 자폐 아동을 위한 개별적 중재와 함께 사회적 관계 맺기를 도와줄 수 있는 집단 중재가 모두 필요하다. 또한 이들의 치료와 재활이 좀 더 효과적으로 이루어지고 일관성 있게 유지되려면 양육자 교육, 즉 부모, 보호자, 치료자 등 주변 사람들에 대한 교육이 함께 이루어져야 한다.

### (1) 심리 치료

아동의 부적응 행동을 개선하는 데는 행동치료가 사용되고 있고, 언어적 기술과 사회적 활동을 증진시키기 위해서는 놀이 치료와 애착 증진 치료, 사회적 기술 훈련, 의사소통 기술 훈련, 언어 치료 및 인지행동 치료 등을 사용한다. 그 외에도 신체 접촉과 같은 감각 운동 놀이나 감각 통합 훈련 및 청각 통합 훈련 등이 시행된다. 감각 통합 훈련은 자신의 신체와 주변 환경으로부터 제공되는 다양한 감각을 받아들여 인식 체계 안에 등록하고 조절하며, 적절히 반응하여 행동하도록 하는 것이다. 그리고 특히 애착 발달과 아동이 새로운 기술을 습득하는 것을 돕기 위해서는 양육자의 적극적 개입이 중요하다.

BOX 4-2

#### 사회적 상호작용 발달 치료 접근

사회적 상호작용 발달 치료 접근의 대표적인 프로그램은 DIR(developmental levels, individual differences, relationships)이다. 이 모델은 자폐 아동의 기능적 발달 수준과 감각 정보처리에서의 개인차, 양육자와의 상호작용과 가족 지원을 기초로 하는 접근으로, 가장 잘 알려진 것은 '플로어 타임(floor time)'이다(Greenspan & Wieder, 2001).

플로어 타임 기법은 상호작용이 부족한 아동이 자기만의 세계에 빠져있을 때 부모가 어떻게 개입하면 좋을지, 아동이 어떻게 혼자만의 세계에서 타인과 교감하는 세계로 이끌어갈지 등에 대해 치료사가 직접 아동과의 놀이를 통해서 이끌어 내기도 하고, 부모에게 직접 교육하여 가정에서도 촉진할 수 있도록 한다. 플로어 타임 속에서 상호작용하며 부모와 일대일의 시간을 갖도록 권유하는 것으로, 아동의 기능적 발달 수준과 아동의 청각, 시각/공간, 감각 조절, 운동 계획의 개인차 및 가족 안에서의 상호 관계와 발달을 증가시키기 위한 개별화된 발달 치료적인 프로그램이라고 할 수 있다. 부모는 아동의 주도에 따라 부모가 놀이에 참여하기, 부모는 자신의 목소리 톤, 제스처 등을 이용하여 놀이에 참여하기, 눈맞춤이 잘될 수 있도록 정면에 위치하기, 반복적이고 상동적인 행동을 상호적인 놀이로 만들기 등이 포함된다.

### (2) 약물 치료

많은 ASD 아동이 약물 치료를 받고 있으며, 연령이 증가할수록 약물 치료를 받는 비율은 더 늘어난다. 이들의 약물 치료는 사회적 상호작용의 결핍이나 의사소통 문제의 호전보다는 불안, 우울, 과잉행동, 주의력 문제, 수면 문제 및 공격성, 자해, 심한 상동 행동 등과 관련한 증상의 완화를 위해서 약물이 도움이 될 수 있다.

### (3) 부모 교육

아동에 대한 이해를 바탕으로 아동이 보이는 다양한 부적응적 행동을 사전에 예방하고 빠른 대처를 할 수 있도록 돕는 것이다. 분명하고 일관된 제한과 규칙적인 일상을 포함한 구조화된 환경을 제공하고, 아동과 의사소통하는 방법, 아동과 상호작용하도록 격려하고 돕는 방법, 감각적 예민함이나 감각적 요구를 보일 때 적절히 중재하는 방법 등에 대해 이해할 필요가 있다.

**BOX 4-3**

#### 영화로 이해하는 자폐스펙트럼 장애

**1. 말아톤(2005)**

얼룩말과 초코파이를 좋아하는 초원. 초원이는 자폐증을 진단받게 되었지만 달리기만큼은 정상인보다도 월등한 능력을 가지고 있음을 발견하고, 달릴 때만큼은 남들과 다르지 않은 아들의 모습에 희망을 갖고 꾸준히 훈련시킨다. 말아톤의 실제 인물인 배형진 군은 19살이던 지난 2002년, 춘천 국제마라톤대회에서 출전해 자폐증이라는 장애를 딛고 정상인도 하기 힘든 풀코스 완주를 2시간대에 해내 세상을 놀라게 했다. 그리고 그 옆에는 때로는 모질고 때로는 자상하게 20년 세월 동안 한결같이 아들 곁을 지킨 어머니가 있었다.

**2. 증인(2018)**
영화 속 주인공 순호는 신념이 있고 올 곧은 변호사였지만, 대형 로펌에 들어가면서 신념을 접어두고 속물이 되어 버렸다. 그리고 또 다른 주인공은 아주 작은 소리에 민감하게 반응하며 들을 수 있는 자폐스펙트럼 장애를 가진 소녀이다. 어느 날 지우가 살인 사건을 목격하고, 순호가 그 사건 용의자의 변호를 맡으며 지우를 법정에 세우기 위해 설득하는 이야기의 영화이다. 중학교 때 꿈이 변호사였던 지우는 자폐스펙트럼 장애를 가지고 있어서 변호사가 되지 못하고 증인이라도 하고 싶다고, 그리고 사람들에게 진실을 알리고 싶다고 한다.

# 2 반응성 애착장애

영아기는 주 양육자와의 애착 관계의 양과 질이 사회·정서 발달에 큰 영향을 미치는 시기이다. 애착은 영아와 양육자 사이에 형성되는 애정적 유대 관계로, 영아기에 형성된 애착은 이후 신체, 인지 및 정서사회성 발달에 중요한 영향을 미치게 된다. 이런 애착의 문제로 인해 발생하는 것이 반응성 애착장애(RAD) reactive attachment disorder라고 볼 수 있다. 반응성 애착장애는 DSM-5에 따르면, '외상 및 스트레스 사건-관련 장애trauma and stress related disorders'의 범주 안에 포함된다. 여기에서는 반응성 애착장애의 증상, 발달, 원인 및 중재 방법에 관해 살펴보고자 한다.

## 1) 증상

반응성 애착장애란 영아가 부모와 건강한 애착을 경험하지 못하는 것으로 생긴 정신장애이다. 아동이 부적절한 양육 환경(예: 사회적 방치, 애착 형성을 어렵게 하는 양육자의 잦은 변경, 애착 형성 기회의 제한)에서 나타나는 부적응 양상으로, 정서적으로 위축되어 다른 사람과 접촉하는 것을 두려워하고 회피하는 양상을 나타낸다. 이는 애착의 문제로 인해 발생하는 또 다른 부적응 양상인 탈억제성 사회적 유대감 장애disinhibited social engagement disorder, 즉 아동이 부적절하게 과도한 친밀감을 나타내거나 낯선 사람을 주저 없이 따라가려 하는 등의 양상을 보이는 것과 구분된다.

아동은 보통 고통스럽고 괴로울 때 양육자에게 위안, 지지, 애정, 보호를 얻으려는 시도를 하게 된다. 그러나 반응성 애착장애 아동은 양육자와의 관계에서 이러한 안정적 관계를 맺지 못하여 사회적 상호작용에 있어 현저한 결함을 보이고, 냉담하고 위축되며, 긍정적 감정이 제한적이고 적대적 또는 공격적인 성향을 나타내는 등의 정서적 문제를 보인다. 그리고 정서조절 능력이 손상되어 설명할 수 없는 공포, 슬픔, 흥분과 같은 부정적인 감정을 보이기도 한다. 또한, 식욕부진, 우울, 발육부진 등의 신체적 증상 및 발달상의 문제와 인지와 언어 발달의 지연이 두드러지게 나타난다. 혼자 자신의 세계에 고립되어 있어 누군가가 옆에 있어도 관심을 보이지 않으며, 불러도 반응을 보이지 않고, 반향어나 고음 등의 비정상적인 언어 양상을 보이기도 한다. 평상시에 기가 죽어 있거나 눈치를 보며, 작은 소리에도 불안과 긴장을 나타내기도 한다. 심한 경우에는 사회성이 결여되어 원만한 대인관계를 맺지 못하기도 한다. 이름을 불러도 반응이 없어서 자폐스펙트럼 장애와 유사한 행동 특성을 보이지만, 자폐스펙트럼 장애와는 원인이 다르고 심각한 의사소통장애와 상동 행동은 보이지 않는다는 점에서 감별 진단에 주의를 기울여야 한다.

반응성 애착장애 진단을 위한 DSM-5 기준은 다음과 같다.

**【 반응성 애착장애의 DSM-5 진단 기준 】**

A. 성인 보호자에 대한 억제되고 감정적으로 위축된 행동의 일관된 양식이 다음의 2가지 모두로 나타난다.

1. 아동은 정신적 고통을 받을 때 거의 안락을 찾지 않거나 최소한의 정도로만 안락을 찾음.
2. 아동은 정신적 고통을 받을 때 거의 안락에 대한 반응이 없거나 최소한의 정도로만 안락에 대해 반응함.

B. 지속적인 사회적, 감정적 장애가 다음 중 최소 2가지 이상 나타난다.

1. 타인에 대한 최소한의 사회적, 감정적 반응성
2. 제한된 긍정적 정동
3. 성인 보호자와 비위협적인 상호작용을 하는 동안에도 설명되지 않는 과민성, 슬픔 또는 무서움의 삽화

C. 아동이 불충분한 양육의 극단적인 양식을 경험했다는 것이 다음 중 최소 1가지 이상에서 분명히 드러난다.

1. 성인 보호자에 의해 충족되는 안락과 자극, 애정 등 기본적인 감정적 요구에 대한 지속적인 결핍이 사회적 방임 또는 박탈의 형태로 나타남
2. 안정된 애착을 형성하는 기회를 제한하는 주 보호자의 반복적인 교체(예: 위탁 보육에서의 잦은 교체)
3. 선택적 애착을 형성하는 기회를 고도로(심각하게) 제한하는 독특한 구조의 양육(아동이 많고 보호자가 적은 기관)

D. 진단 기준 C의 양육이 진단 기준 A의 장애 행동에 대한 원인이 되는 것으로 추정된다(예: 진단 기준 A의 장애는 진단 기준 C의 적절한 양육 결핍 후에 시작하였다).

E. 진단 기준이 자폐증 스펙트럼 장애에 해당하지 않아야 한다.

F. 이러한 장애는 아동의 연령 5세 이전에 나타나야 한다.

G. 아동의 발달 연령이 최소한 9개월 이상이어야 한다.

※ 다음의 경우 명시할 것
지속성: 장애가 현재까지 12개월 이상 지속되어 왔다.
※ 현재의 심각도를 명시할 것: 반응성 애착장애에서 아동이 장애의 모든 증상을 드러내며, 각각의 증상이 상대적으로 높은 수준을 나타낼 때 고도로 명시한다.

참고: APA(2013)

## 2) 발달

영아는 생후 약 7~9개월이 되면 낯선 사람에 대한 낯가림을 나타내게 되는데, 반응성 애착장애 아동은 9개월이 지나도 양육자에게 애착 행동을 나타내지 않거나 최소한의 애착 행동만을 보이며, 이런 임상적 특성이 5세까지 지속된다. 높은 연령의 아동에게서 반응성 애착장애에 대한 소견이 알려진 바가 없어서, 5세 이상의 아동에게 반응성 애착장애 진단을 내릴 때는 주의를 기울여야 한다. 이 장애는 자폐스펙트럼 장애와 유사한 특성을 보이지만, 반응성 애착장애의 원인인 심각한 사회적 방임과 같은 양육 환경의 문제가 개선되면 이후 정상적인 발달 궤도로 돌아올 가능성이 높다.

### 3) 원인

자폐스펙트럼 장애가 선천적 요인에서 비롯된 장애라면, 반응성 애착장애는 후천적인 양육 환경의 결핍에서 비롯된 문제라고 볼 수 있다. 즉, 반응성 애착장애와 유사한 양상을 보이는 자폐스펙트럼 장애와는 원인에서 큰 차이를 보이는데, 자폐가 선천적인 원인에 의한 장애라면, 반응성 애착장애는 후천적으로 양육 환경의 결핍에 의해 발생하는 경우이다. 따라서 반응성 애착장애는 양육자가 적절한 환경과 교육을 제공하면 그 증상이 개선될 수 있기 때문에 자폐와는 큰 차이가 있다.

#### (1) 환경적 요인

반응성 애착장애는 대부분 후천적인 부적절한 양육 환경의 영향으로 인해 애착 형성에 문제가 발생한 경우로 볼 수 있다. 부적절한 양육 환경이란 부모의 학대나 방임, 미숙한 보살핌이나 양육자의 정서장애 및 사회적 고립 등 건강한 양육 환경을 제공하지 못한 경우이다. 특히 주 양육자의 잦은 교체를 비롯하여 우울한 부모, 자녀의 신호에 무관심하고 민감하게 반응하지 못한 부모와의 관계 속에서 안정된 애착을 형성하지 못했기 때문이다. 이 장애를 나타내는 아동은 어머니의 산후 우울증이나 장기 입원 등으로 적절한 보살핌을 받지 못했거나 부모의 양육 기술 부족 등의 사회적 방임을 자주 경험한다.

#### (2) 개인적 요인

반응성 애착장애는 환경상의 문제 외에도 아동 개인의 문제가 작용하기도 하는데, 학대나 방임 등의 애착 외상을 경험한 아동이 모두 이러한 장애를 나타내는 것은 아니기에 아동이 가지고 있는 특성이나 부모의 양육이 상호작용하고 있는 것을 볼 수 있다(권석만, 2014). 특히 까다로운 기질, 저체중아나 미숙아, 발달장애 및 장애를 가지고 태어날 경우, 양육자가 양육 상의 어려움으로 인해 학대나 방임 등으로 이어질 가능성도 있다.

### 4) 중재

반응성 애착장애의 예방 및 치료는 주로 애착 이론을 근간으로 한다. 애착 이론에서 강조되는 부모의 반응성, 민감성, 온정성 및 일관성을 증진시켜 부모-자녀관계를 증진시키는 데 주목적을 둔다. 반응성 애착장애 아동은 환경이 개선되고 조기에 치료하면 완치될 가능성이 높기 때문에 전문적인 도움이 중요하다.

#### (1) 아동을 대상으로 한 중재

반응성 애착장애 아동의 경우, 치료 놀이, 놀이 치료, 부모-자녀관계 치료 등을 통해 애착 관계를 개선시켜 나간다. 특히, 치료 놀이는 애착 이론에 기반을 두고 부모와 아동의 긍정적인 신체 접촉을 통해 건강한 상호작용을 할 수 있도록 돕는다. 또한, 아동 개별 놀이 치료를 통해 아동이 타인과의 긍정적인 관계를 경험할 수 있도록 도와주고, 아동의 상담 과정에서 부모가 함께하는 부모 놀이 치료를 통해서 아동과의 관계 형성 및 안정된 애착을 형성할 수 있도록 도울 필요가 있다. 이외에도 언어 발달의 지연이나 의사소통 문제를 나타낼 경우에는 언어 치료를, 아동의 인지발달에 맞는 필요한 자극을 제공해 주기 위한 인지치료나 학습 치료도 도움이 될 수 있다.

### (2) 부모를 대상으로 한 중재

아동에게 건강한 양육 환경을 제공하기 위한 부모 교육이나 양육 상담이 필요하고, 부모 자신의 우울증이나 심리적 문제가 있을 경우에는 심리 치료나 약물 치료 등이 필요하다. 또한 부부 문제나 가족의 문제가 있을 경우에는 부부 치료나 가족 치료를 통해서 해결할 필요가 있다.

이외에도 애착 문제를 가진 아동의 부모를 위해 다음 사항들을 염두에 둘 필요가 있다.

- 아동에 대한 부모의 인식과 태도를 평가하는 과정이 필요하다.
- 아동 양육에 있어 필수적 사항들을 부모에게 교육하는 과정이 필요하다.
- 문제를 보이는 아동의 효과적인 치료를 위해서는 부모 또한 치료 과정에 참여하는 것이 효과적일 수 있다.
- 만약, 부모가 교육 후에도 변화되기 어려운 심리·행동적 문제(예: 알코올·도박 중독)를 가지고 있다면 무엇보다도 아동의 안전한 양육 환경을 먼저 확보할 필요가 있다.

BOX 4-4

#### 탈억제성 사회적 유대감 장애

**1. 특징**

반응성 애착장애가 보이는 회피, 억제와는 달리 낯선 사람에게도 무분별하게 접근하거나 안락을 구하는 행동을 보인다. 이들은 낯선 사람에게 사회적으로 허용하는 범위를 벗어나 과도하고 부적절하게 친숙한 행동을 나타낸다. 이 장애 또한 연령이 최소한 9개월 이상 되어야 한다. 반응성 애착장애와 마찬가지로 심한 사회적 방임에 노출되어 나타나는 경향이 있기에, 적절한 양육적 보살핌을 받지 못해 인지, 언어의 지연과 상동증적 행동, 영양실조 등의 징후가 나타나기도 한다.

**2. 발달**

탈억제성 사회적 유대감 장애를 나타내는 아동은 생후 9개월이 지나도 낯선 이에게 무분별한 친숙한 행동을 보이고 경계심을 보이지 않는다. 특히 아동기 중반으로 가면서는 언어적, 신체적으로 과도하게 친숙한 행동을 나타내며, 성인에게 관심을 구하는 행동을 자주 한다. 청소년기에는 무분별한 행동이 또래에게 확장되어, 갈등을 나타내기도 한다.

**3. 원인**

반응성 애착장애와 동일하게 심각한 사회적 방임이 원인이다. 하지만 방임을 경험한 모든 아동이 이 장애를 나타내는 것은 아니며, 2세가 지나서 사회적 방임을 처음 경험한 경우에는 이 장애를 나타내는 아동을 발견할 수 없다는 점에서 더 어린 연령에서 경험하는 사회적 방임이 주요한 원인이 될 수 있다. 이러한 환경적 요인 외에도 아동의 개인적 특성도 고려해 볼 수 있는데, 반응성 애착장애 아동이 선천적으로 내향성과 예민한 기질을 가지고 있다면, 탈억제성 사회적 유대감 장애 아동은 기질적으로 외향적이고 자극 추구적인 성향을 가지고 있을 가능성이 높다.

**4. 중재**

반응성 애착장애와 유사한 치료법이 적용되며, 양육자와의 친밀한 애착 관계를 형성할 수 있도록 지원할 필요가 있다.

# 3 지적 장애

지적 장애(ID)intellectual disability는 '신경발달장애' 범주에 포함되는 장애로, 지적 능력에 결함이 있는 경우 정신 지체mental retardation로 사용되어 오다가 DSM-5에서는 지적 장애로 변경되었다. 지적 능력의 결함은 표준화된 개별 지능 검사와 임상적 평가로 확인되어야 하며, 연령, 성별, 사회·문화적 배경이 비슷한 또래에 비해 일상적 적응에서의 어려움을 동반한다. 지적 장애와 관련한 증상, 발달, 원인 및 중재 방안에 대해 살펴보고자 한다.

## 1) 증상

지적 장애는 지적 기능은 물론 많은 일상적인 사회적 기능 및 실제적 기술을 포함하는 적응 행동 모두에서 심각한 제한을 보이는 특징을 보이며, 18세 이전에 나타난다. 지적 기능은 학습, 추리, 문제 해결과 같은 일상적인 정신적 능력을 의미하며 IQ 지수가 70~75일 때 지적 능력의 제한이 있다고 본다. 적응 행동은 표준화 검사를 통해 개념적 기술, 사회적 기술 및 실제적 기술의 제한을 평가받는다. 즉, 지적 장애의 심각도는 지능 지수에만 따르지 않고 개념적, 사회적, 실제적(실행) 능력의 3가지 영역에서의 제약 정도에 따라서 분류할 수 있다(Schalock et al., 2010).

**표 4-1**
**지적 장애의 심각도 분류**

| 분류 | 개념적 | 사회적 | 실제적 |
|---|---|---|---|
| 경도 | · 학령 전 아동에게는 분명한 개념적 차이가 없을 수 있으나, 학령기 및 성인기에는 읽기, 쓰기, 산수 또는 돈도 관련한 학업적 기술을 배우는 데 어려움이 있음 | · 일반적인 같은 연령의 또래와 비교했을 때 사회적 상호작용에 미숙함<br>· 의사소통, 대화, 언어가 생활 연령보다 제한적이거나 미숙하며, 감정과 행동을 연령에 적절한 방식으로 통제하는 데 어려움이 있음<br>· 사회적 상황에서 위험에 대한 제한된 이해도를 가짐 | · 매일의 복잡한 일상에 대해서는 또래에 비해 약간의 지원이 필요함. 성인기에는 장보기, 대중교통 이용, 가사와 육아 계획하기, 은행 업무와 금전 관리 등의 도움이 필요함. 숙련된 직업을 능숙하게 수행하는 데 일반적 도움이 필요함 |
| 중등도 | · 발달 과정 내 개념적 기술들이 또래에 비해 현저하게 떨어짐. 학령 전 아동은 언어나 학업 전 기술이 느리게 발달하고 학령기에는 읽기, 쓰기, 수학 등이 느리게 발달하며 또래에 비해서도 현저하게 제한적임 | · 사회적, 의사소통 행동에서 또래에 비해 현저한 차이를 보임. 사회적 신호를 정확하게 인지하거나 해석하지 못할 수 있으며, 중요한 판단과 결정은 도움이 필요함 | · 개인적인 일은 처리할 수 있으나, 독립적으로 일을 수행하는 데는 장기간의 훈련과 시간이 필요함. 복잡한 일정 관리나 의료보험, 돈 관리와 같은 일에는 도움이 필요함 |
| 중도 | · 개념적 기술을 달성하는 데 제한이 있음. 글자나 숫자, 시간, 돈에 관련된 개념을 거의 이해하지 못하며, 인생 전반에 걸쳐 문제 해결에 대한 광범위한 도움을 제공해야 함 | · 단어나 문법적인 면에서는 상당히 제한적임. 언어 능력과 의사소통은 현 시점에 초점을 두고 있으며, 간단한 말이나 몸짓으로 하는 의사소통을 이해함 | · 식사, 옷 입기, 목욕하기 등을 포함한 일상생활의 모든 영역에서 도움이 필요함. 항상 지도 감독을 필요로 하며, 집, 여가, 직업에서의 과업에 참여하는 데 지속적 지원이나 도움이 필요함 |
| 최중도 | · 개념적 기술은 상징적 과정보다는 물질적 세계와 관련되어 있음. 신체적 특징들을 바탕으로 분류하는 것과 같은 시공간적 기술을 습득할 수 있으나, 운동 및 감각 장애가 동반될 경우에는 사물을 기능에 맞게 사용하지 못함 | · 언어 능력이나 상징적 의사소통을 이해하는 데 매우 제한적임. 간단한 지시나 몸짓을 이해할 수 있으나, 감각과 신체적 손상의 동시 발생은 여러 사회적 활동을 막을 수 있음 | · 일상의 신체적 돌봄, 건강, 안전의 모든 면에서 다른 사람에게 의존. 심각한 신체적 손상이 없으면 식탁으로 접시 나르기와 같은 일상 과업을 조금 도울 수 있음. 여가 활동은 다른 사람의 도움을 받으며 참여할 수 있음 |

참고: APA(2013), 이순민(2016)

- 개념적 영역: 기억, 언어, 읽기, 쓰기, 수학, 실용 지식 습득, 문제 해결, 새로운 상황에서 판단
- 사회적 영역: 대인 기술, 사회적 책임감, 자아존중감, 규칙 준수, 감정 및 경험 이해, 공감, 우정, 의사소통 기술
- 실제적 영역: 일상생활의 활동들과 자조, 직무 책임, 돈 관리, 여가, 행동 관리, 학교/일터 과제 구성 등의 자기 관리

지적 장애를 가진 경우, 단기 기억력 및 주의력의 결함을 보이고 집중하는 시간이 짧으며, 정신을 산만하게 하는 자극을 억제하는 데 어려움이 있다. 기억과 관련해서는 최근 또는 새롭게 입력한 정보에 대한 단기 기억력이 떨어져서 자신이 충분히 소화하는 데는 시간이 걸린다. 또한, 상황이나 맥락에 맞지 않는 대화를 하기도 하고, 언어 발달의 속도가 느리며, 말과 언어 사용에 대해서도 사물에 대한 의견과 선호는 있으나 이를 적절한 언어로 표현하는 어려움을 겪는다. 이들은 새로운 일이나 문제 자극 상황에서 자신이 가지고 있는 지식이나 기술을 적용하는 데도 한계가 있으며, 비장애인들에 비해 더 많은 실패의 경험을 통해서 성공에 대한 낮은 기대감을 가지고 있다. 지적 장애는 학습장애나 의사소통장애를 동반하기도 하는데, 가벼운 정도의 장애가 있는 경우에는 적절한 훈련을 통해서 변화될 수도 있다(이순민, 2016).

**BOX 4-5**

### 지적 장애 여성의 성 관련 피해

1. A(가해자)는 2013년께 전동 휠체어를 수리하러 갔다가 알게 된 삼십대 중반의 B(2급 지적 장애인)가 판단력과 의사소통 능력이 부족한 점을 알고 접근했다. 이후 2014년 8월

부터 10월까지 모텔과 의료기 매장 등지에서 B씨를 총 6차례 간음하고 수차례 추행한 혐의로 기소되었다. 지적 장애를 가진 여성을 상습적으로 성폭행하고 추행한 혐의를 받는 A는 1심에서 징역 6년을 선고받았다.

참고: 2020.01.05. 파이낸셜 뉴스

2. 지적 장애인 며느리를 강제 추행한 40대 지적 장애인 시아버지(A)가 항소심에서 감형받았다. A씨는 자신의 집에서 지적 장애인 며느리를 수차례 강제로 추행하고 성희롱을 했다. 6개월간 구금됐던 A씨는 항소심 판결로 석방됐다. 항소심 재판부는 “피고인도 지적 장애 3급인 점을 고려하면 엄벌보다는 성행 교정을 통한 사회 복귀 및 재범 방지를 도모할 필요성이 크다”며 “이미 6개월간 구금 생활했고 피해자와의 접촉 가능성도 크지 않을뿐더러 피해자 측도 피고인의 선처를 호소하는 점 등을 종합적으로 고려해 형을 다시 정했다.”고 판시했다. 다만 재판부는 A씨에게 40시간의 성폭력 프로그램 이수를 명령한 원심을 유지하고 보호 관찰을 추가로 명령했다.

참고: 2019.12.28. 중앙일보

DSM-5에서는 지적 장애의 진단 기준은 다음과 같다.

**【 지적 장애의 DSM-5 진단 기준 】**

지적 장애(지적 발달장애)는 발달 시기에 시작되며, 개념, 사회, 실제(실행) 영역에서 지적 기능과 적응 기능 모두에 결함이 있는 상태를 말한다. 다음의 3가지 진단 기준을 충족해야 한다.

1. 임상적 평가와 개별적으로 실시된 표준화된 지능 검사로 확인된 지적 기능(추론, 문제해결, 계획, 추상적 사고, 판단, 학업, 경험 학습)의 결함이 있다.
2. 적응 기능의 결함으로 인해 독립성과 사회적 책임 의식에 필요한 발달학적, 사회·문화적 표준을 충족하지 못한다. 지속적인 지원 없이는 적응 경험으로 인해 다양한 환경(가정, 학교, 일터, 공동체)에서 한 가지 이상의 일상 활동(의사소통, 사회적 참여, 독립적 생활)기능에 제한을 받는다.

3. 지적 결함과 적응 기능의 결함은 발달 시기 동안에 시작된다.

참고: APA(2013)

또한, 지적 장애는 심각도에 따라서 경도, 중등도, 중도, 최중도로 구분되며, 각각의 증상별 특징은 표 4-2와 같다.

**표 4-2**
**지적 능력에 따른 지적 장애의 분류**

| 분류 | 지능 | 정신 연령 | 특징 |
|---|---|---|---|
| 경도 | 50~69 | 9~12세 | · 사회적 기술과 의사소통 기술에 특별한 문제가 없어 도움을 통해 독립적 생활이 가능하다.<br>· 과제 수행을 위해 충분한 시간이 제공되어야 하며, 어려운 과제에 대한 주의력과 집중력이 낮다.<br>· 감각 운동에서 약간의 지연이 있고, 초등학교 6학년까지의 교육이 가능하다.<br>· 지도와 감독을 통한 사회, 직업 기능의 수행이 가능하다. |
| 중등도 | 35~49 | 4~8세 | · 초등학교 2학년 수준의 교육이 가능하다.<br>· 의사소통 및 사회관계에 어려움을 겪지만, 감독을 요하는 상황에서의 비숙련된 직업 훈련과 일상생활 훈련이 가능하다. |
| 중도 | 20~34 | 4~6세 | · 감각 기능, 운동 발달, 언어 발달의 지연이 있다.<br>· 어느 정도 의사소통은 가능하고, 기초적인 자기 보살핌 행동은 훈련이 가능하다.<br>· 지도 감독 아래에서 자신의 신변 활동이 가능하다. |
| 최중도 | 20 미만 | 2세 미만 | · 유아기 감각 운동 기능에 상당한 장애를 보인다.<br>· 고도로 체계화된 환경에서는 어느 정도 발달이 가능하며, 지속적인 지도와 도움, 개별 지도가 필요하다. |

참고: APA(2013)

## 2) 발달

지적 장애는 발달 초기에 시작되는 것으로 보고 있는데, 고도의 지적 장애의 경우는 생후 2년 이내에 운동, 언어, 사회적 발달지연이 확인될 수 있다. 반면 경도의 지적 장애는 학업에서의 어려움이 분명해지는 학령기까지는 알아차리기가 어려울 수 있다.

지적 장애의 유병률은 약 1%로 추정되며, 남자 대 여자의 비율이 약 1.5:1로 남자에게서 더 흔하게 나타난다. 다운증후군과 같이 원인이 확실하고 심한 지적 장애일 경우는 조기에 발견되지만, 가벼운 지적 장애의 경우는 학령기가 되어야 발견되는 경우가 많다. 지적 장애는 일반적으로 증상이 꾸준히 악화되거나 좋아지지는 않지만, 초기부터 지속적인 치료적 개입을 통해서 적응 기능을 향상시킬 수 있으며, 나이든 아동이나 성인에서는 광범위한 지원을 통해서 적응 기능을 개선시킬 수 있다.

## 3) 원인

지적 장애의 원인은 알 수 없는 경우가 더 많지만, 다음과 같은 원인에 의해 발생할 수 있다.

### (1) 생물학적 요인

가장 잘 알려진 지적 장애의 원인은 유전적 증후군과 태아기 독성물질에 노출된 경우로, 단일 유전자 이상, 유전자 결함, 선천적 대사 이상, 임신과 주산기 합병증과 같은 요인으로 볼 수 있다. 예를 들면, 염색체 수의 이상(예: 다운증후군이나 클라인펠터 증후군, 터너 증후군)이나 염색체 구조의 이상(예: 프래더-윌리 증후군, 안젤만 증후군 등), 대사 이상(단풍 당뇨증) 등을 들 수 있다. 또한, 출산하는 과정에서 태아에게 충분한 산소가 공급되지 않거나 과잉 산소가 공급되는 경우에도 지적 장애가 발현될 수 있고, 출생 후에는 2차적인 감염이나 출생 후 충분하지 못한 영양 공급, 낙상 등의 이유로 입혀지는 외상성 뇌 손상 등이 이유가 될 수 있다.

### (2) 사회적 요인

부모의 낮은 교육 수준이나 사회·경제적 수준으로 인해 산모가 충분한 영양소를 섭취하지 못한 경우, 태내에 있는 아기에게도 충분한 영양소가 공급되지 못할 가능성이 있다. 그리고 출산 이후에도 아동이 성장하는 데 있어 충분한 영양소가 제공되지 못할 경우에는 지적 장애가 발현될 수 있다. 이외에도 부모의 학대나 방임과 같은 아동의 발달에 맞는 적절한 자극이 제공되지 못하거나 성장 발달에 적절한 관심과 사랑을 제공하지 못하여, 아동의 신체적, 정신적 스트레스가 많은 경우도 이유가 될 수 있다.

### (3) 행동적 요인

부모의 부적절한 행동으로 인해 야기될 수 있는 잠재적 위험 요인으로, 출생 전 부모의 약물 복용이나 음주, 흡연, 산전 관리를 방해하는 등의 미성숙한 행동, 출생 후 아동 학대나 가정 폭력 등의 요인을 들 수 있다.

### (4) 교육적 요인

부모의 지적 장애나 부모가 될 준비가 부족한 상태에서 아기가 태어난 경우, 아동에게 필요한 출생 전 임신 및 출산과 관련한 지원을 받지 못하는 부모의 지적 장애, 부모로서의 준비가 덜 된 상태, 출생 후 부모의 양육 기술이 부족하거나 특수 교육 및 가족 지원이 제공되지 못한 경우 등을 들 수 있다. 즉, 아동에게 맞는 특수 교육이나 관련 서비스를 제공해야 하는데, 필요한 진단이나 조기 개입의 서비스가 제공되지 못했을 경우에 지적 장애가 발현되거나 더 심화될 가능성이 있다.

## 4) 중재

지적 장애를 예방하기 위한 방법으로 산전 검사와 신생아 대사 검사가 있는데, 염색체 이상으로 인한 경우는 출생 이전에 알아낼 수 있다. 지적 장애의 치료와 관련해서는 지적 장애의 정도나 원인에 따라서 그 차이가 있을 수 있으나 다양한 요인을 고려한 통합적 치료가 적용되고 있다.

### (1) 심리 치료

행동치료는 문제가 되는 행동의 원인이나 특성을 분석하여 그 문제를 소거하거나 새로운 행동을 배울 수 있도록 한다. 또한 인지 및 언어 능력의 문제가 있는 경우에는 인지행동 치료, 학습 치료 및 언어 치료를 병행할 수 있다. 특히, 지적 장애를 가진 경우 사회적 능력이 부족한 경우가 많아서 사회적 기술 훈련이나 집단 상담 등을 통한 심리 치료가 필요하다.

### (2) 약물 치료

지적 장애 아동의 공격성이나 민감성, 자해와 같은 행동이 나타나거나 불안 및 우울과 같은 증상이 보일 때는 약물 치료가 도움이 될 수 있다.

### (3) 부모 및 가족 교육

지적 장애 아동을 둔 부모나 가족에 대한 교육이 반드시 필요하다. 예를 들어, 지적 장애인이 보이는 언어적, 비언어적 의사소통이 무엇을 의미하는지에 대한 이해가 바로 이루어져야 한다. 예를 들면, 지적 장애 아동이 고개를 끄덕였다고 해서 완전히 이해한 것을 의미하지는 않으므로, 다른 질문을 통해서 이해하는 것이 필요하다. 지적 장애 아동에 대한 현실적 기대와 아동의 발달에 맞는 구체적인 양육이나 훈련에 대한 부모 역할이 매우 필요하다. 특히, 많은 국내·외 영화나 기사를 통해서 지적 장애를 가진 부모의 양육권과 관련한 문제가 발생하는 것을 볼 때, 이들이 건강한 부모 역할을 할 수 있도록 정부나 지자체에서도 부모 역할에 대한 지원 방안을 고민할 필요가 있다.

### (4) 지역사회의 지원

지적 장애 아동의 가족과 지역사회가 협력하여 다양한 아동에게 맞는 개별화된 프로그램을 계획하고, 지원할 필요가 있다. 특히 지적 장애의 등급에 따라서 이들에게 필요한 개입이나 특수 교육이 필요하기 때문이다. 아동의 연령이 증가할수록 교육 외에도 자립이나 직업을 위한 생활 기술과 직업 훈련도 함께 병행될 필요가 있기에, 지역사회가 함께 연계하여 이들을 위한 다양한 지원을 제공할 필요가 있다.

BOX
4-6

## 영화로 이해하는 지적 장애 양육권

**1. 7번 방의 선물(2013)**

주인공인 아버지 용구는 6살 정도의 지적 장애인으로 청소일을 하고 있다. 그에게는 자신보다 더 철이 든 예쁜 딸 예승이가 있다. 용구는 예승이와 함께 늘 세일러문을 외치며 학교에 보내고 즐겁게 일한다. 용구는 예승이에게 입학 선물로 세일러문 가방을 선물하려 하지만, 다른 사람이 먼저 사게 되어 못 사게 된다. 그때 예승이 또래의 여자아이가 용구에게 세일러문 가방을 파는 곳을 알려 준다며 따라오라고 하자 용구는 따라나서게 되고, 그 여자아이가 빗물에 미끄러져 뇌출혈로 사망하게 된다. 용구는 평소에 배운 응급 처치를 하게 되는데, 주변 사람들은 그것을 오해하여 결국 살인자의 누명을 쓰고 감옥 7번 방에 가게 된다. 딸과 떨어져서 지내게 된 용구는 7번 방의 죄수들의 도움으로 예승이가 감옥에 몰래 들어와 짧지만 함께 생활을 하게 되지만, 결국에는 살인자의 누명을 벗지 못하고 사형 선고를 받게 되고 예승이는 커서 아버지의 누명을 벗기고자 재판하는 내용이다.

**2. 아이 엠 샘(2002)**

지적 장애인 〈아이 엠 샘〉의 주인공 샘 도슨은 7살의 정신 연령으로 커피숍에서 종업원으로 일을 한다. 어느 날 부랑자 여성인 레베카를 자기 집에 재워줬다가 그녀와의 사이에 딸이 태어나고, 샘은 자신의 딸을 보고 매우 기뻐하며 루시라는 다이아몬드 이름을 붙여 주지만, 레베카는 샘과 루시를 버리고 떠난다. 다른 부모에 비해 지능도 낮고 해줄 수 있는 것조차 부족하지만, 자신의 딸 루시를 위해서 많은 시간을 함께 해주면서 부모로서의 따뜻한 사랑을 보여주는 좋은 아빠이다. 그러나 루시가 7살이 되었을 때, 루시는 아버지의 질환을 어렴풋이 알게 되고 아버지의 지능을 자신이 추월하게 될 것을 두려워하여 학교 수업을 거부하게 된다. 이에 사회 복지 기관에서는 샘이 부모로서의 양육 능력이 없다고 판단하여 그의 양육권을 박탈하게 된다. 이에 샘은 루시에 대한 양육권을 되찾기 위해 법정 싸움까지 가면서 많은 이들에게 부모로서의 진정한 사랑에 대해 가르쳐 준다. 결국, 법정 소송에서는 패소를 하지만, 아빠 샘의 진정한 사랑을 알게 되어 두 부녀는 함께 지낼 수 있게 되는 걸로 영화는 끝을 맺는다.

**3. 하늘이 보내준 딸(God's Own Child, 2012)**

크리쉬나는 초콜릿 공장에서 일하는 지적 장애 아버지로, 아내는 죽고 5살 닐라를 혼자서 양육한다. 크리쉬나는 딸 닐라를 살뜰하게 양육하며 학교에 보내지만, 닐라는 학교에서 아버지가 장애라는 이유로 어떤 남자아이한테 놀림을 당하게 된다. 그러나 총명한 닐라는 학예 회장에서 어른들에게 감동을 안겨 주고, 이렇게 예쁜 닐라가 엄마 없이 지적 장애가 있는 아빠와 살고 있다는 사실을 알고, 엄마의 친척들이 닐라를 아빠와 떼어놓으려고 한다. 아버지는 크리쉬나가 지적 장애라는 이유로 닐라를 데려가고 양육권까지 빼앗으려고 발버둥을 치게 되는데, 결국 법정에 서게 된다. 법정에서 변호사가 "6살 지능밖에 안되는 사람이 5살의 딸을 키운다고 하지만 15살 사춘기가 될 때 잘 키울 수 있나요?"라고 말한다. 법정에서 아빠와 딸만이 알 수 있는 춤을 추게 되는 크리쉬나와 닐라, 두 사람이 나누고 있는 애절한 무언의 교감을 바라보는 사람들은 감동을 하게 된다.

CHAPTER

# 05

# 유아기의 정신건강

| 학습 목표 |

본 chapter에서는 유아기 정신건강에 해당하는 주의력결핍 과잉행동장애, 적대적 반항장애, 그리고 배설장애에 대해 각각의 증상과 발달, 원인, 중재에 대해 살펴보고자 한다.

# 1 주의력결핍 과잉행동장애

주의력결핍 과잉행동장애(ADHD)attention deficit hyperactivity disorder는 DSM-5의 신경발달장애 범주 안에 있는 장애이다. 신경발달장애란 중추 신경계의 발달지연 또는 뇌 손상과 관련된 것으로 알려진 정신장애로, 이 범주 안에는 지적장애, 의사소통장애, 자폐스펙트럼 장애, 주의력결핍 과잉행동장애, 특정학습장애, 운동 장애가 있다. 본 장에서는 유아기에 발병하는 주의력결핍 과잉행동장애를 중심으로 살펴보고자 한다.

주의력결핍 과잉행동장애는 발달을 저해하는 지속적인 양상의 부주의 또는 과잉행동-충동성이 나타나는 장애로 주의력결핍 과잉행동장애의 증상과 발달, 원인, 중재에 대해 알아보고자 한다.

## 1) 증상

주의력결핍 과잉행동장애(ADHD)는 매우 산만하고 부주의한 행동을 보이며 자신의 행동을 적절히 통제하지 못하여 충동적인 행동을 하는 것을 의미한다. DSM-5에 따르면 ADHD는 나타나는 증상에 따라 부주의, 과잉행동-충동성, 혼협형 등 크게 3가지 유형으로 나타난다.

BOX 5-1

### 주의력결핍 과잉행동장애 사례

만 4세 주호는 집이나 유치원에서 잠시도 가만히 앉아 있지 못하며 계속해서 뛰어다니고 높은 곳에 올라가는 등의 위험한 행동을 한다. 부모가 층간 소음이 걱정되어 주의를 주지만 그때뿐이고 계속 신나게 뛰어다닌다. 놀이를 할 때는 한 가지 장난감을 가지고 오래 놀지 못하며, 본인이 가지고 싶은 생각이 들면 친구의 물건을 마음대로 뺏어서 싸움이 일어나고 결국은 혼나는 일이 잦다. 때로는 특별한 이유 없이 심하게 화를 내거나, 바닥에 드러누워 고래고래 소리를 지르기도 하여 유치원 선생님에게서 '다루기 힘들다. 에너지가 너무 많다.'라는 이야기를 듣는다. 이런 행동은 집에서도 나타나는데, 동생과 잘 놀다가도 매번 싸워서 엄마도 스트레스를 많이 받고 있다. 최근에는 연속 3일 유치원 친구들과 싸우고 다른 아이 얼굴에 상처까지 내어 다른 학부모가 심하게 항의하는 일이 생겼으며, 유치원에서 진료를 받아 보기를 권하여 병원에 내원하였다.
아동 상담, 보호자 상담, 척도 검사상 ADHD로 판단되었다. 부모가 선생님에게도 행동 치료 내용을 전달하여 일관되게 행동 치료가 시행되면서 행동문제의 30%가 줄어들었다.

참고: 대한소아청소년정신의학회(http://www.adhd.or.kr)

### (1) 부주의

부주의inattention는 지속적으로 주의 집중을 유지하는 능력이 결핍되어 있는 것으로, 한 과제에 집중하지 못하고 이리저리 빠르게 옮겨 다니며 물건을 잘 잃어버리거나 주의가 쉽게 분산되는 특성을 나타낸다. 해야 할 일을 잘 잊어버리고, 멍하니 있거나 딴생각을 하느라 다른 사람의 말을 놓치기도 한다. 특히, 일정 시간 동안 과제에 지속적인 주의를 기울이거나 반복적인 자극에 어려움을 느낀다. 그러나 주의를 집중하기 어려운 것처럼 보이다가도 자신이 좋아하는 게임이나 놀이와 같은 흥미가 있는 일들은 오랜 시간 동안 주의 집중을 하기도 한다. 즉, 아동이 흥미를 느끼는 일을 할 때에는 주의력이 정상적으로 보일 수 있지만 지루하거나 반복적으로 진행해야 하는 일에는 주의 집중에 문제가 생기는 것이다.

이러한 부주의 증상은 어린 시기에는 잘 드러나지 않다가 학교생활을 시작하면서 나타나기 시작하며, 청소년기 이후에도 지속되는 경우가 많다. ADHD 아동은 또래에 비해 낮은 학교 성적을 보이는데, 이는 부주의 증상 때문이라 할 수 있다.

### (2) 과잉행동–충동성

과잉행동–충동성hyperactivity-impulsivity은 행동에 대한 지속적인 억제 불량, 행동의 통제 결여, 계속되는 상황적 요구와 관련하여 우세 반응을 억제하는 능력이 없는 것을 의미한다(Nigg & Barkley, 2014). 충동성과 과잉행동의 증상이 개념적으로 구별되어 있지만 아동이 한 가지 증상을 보일 때에는 대개 두 가지 증상이 함께 드러난다. 이 두 증상을 엄밀히 구분하자면 과잉행동은 지나치게 행동하는 것이고, 충동성은 생각하지 않고 행동하는 것이다.

#### ① 과잉행동

과잉행동hyperactivity은 적절하지 않은 상황에서 과도한 운동 활동(아이들이 여기저기 뛰어다니는 것과 같은), 과도하게 꼼지락거리거나 두드리는 행동, 수다스러운 말을 하는 것을 말한다. 교사와 부모는 이들을 마치 모터처럼 끊임없이 움직이고 발이 땅에 닿지 않는 것처럼 날아다닌다고 설명한다. 이들이 끊임없이 활동하고 쉬지 않고 말을 하지만 어떤 계획과 목적을 가지고 행동하는 것이 아니기 때문에 수행하는 일은 별로 없다.

또한 움직임이 많은 ADHD 남아들에 비해 여아 ADHD는 공상, 소근육 운동(머리 꼬기, 만화 그리기), 즉흥적 거짓말의 행동으로 나타난다. 성인에서 과잉행동은 과도한 좌불안석이나 그들의 행동으로 인해 다른 사람을 지치게 하는 식으로 나타날 수 있다.

**② 충동성**

충동성impulsivity은 자신의 즉각적인 반응을 억제하지 못하거나 행동하기 전에 미리 생각하지 않고 행동하는 것을 의미한다. 다른 사람이 원하는 행동에 따라 행동을 멈추거나 조절하는 것이 어렵기 때문에 질문이 끝나기도 전에 성급하게 대답하고, 자기 차례를 기다리지 못하는 행동을 보인다. 충동적인 행동으로 인해 앞을 보지 않고 도로로 뛰어드는 무모한 행동을 하여 자주 사고가 나거나 다치는 경향이 있다. 또한 줄 서 있는 사람들 사이로 끼어들거나 참을성을 보여야 하는 활동을 제대로 못하기 때문에 다른 사람들을 방해하기도 한다.

### (3) ADHD의 진단 기준

DSM-5에서 제시하는 ADHD의 증상들은 발현 정도, 조기 발현, 발현 기간, 발현 강도, 발현 장소를 고려하여 진단할 필요가 있다.

첫째, 발현 정도는 동일 발달단계에 있는 다른 아동들에 비해 ADHD 아동은 DSM-5에서 제시한 증상들이 훨씬 자주 나타나야 한다. 즉, ADHD 아동은 일반적으로 씩씩하거나 활동적인 아동들과 구분될 필요가 있는데, 활동적인 아동들에 비해 ADHD 아동은 더 두드러지게 부주의하거나 과잉행동-충동성 행동이 나타나는지를 살펴봐야 한다.

둘째, ADHD 증상의 발병 연령이 12세 이전에 나타나야 한다(참고: DSM-Ⅳ에서는 7세 이전에 나타나야 했다). 따라서 초등학교까지는 문제없이 잘 지내다가 청소년기에 갑작스러운 부주의, 이상 행동을 보인다면 성추행이나 집단 따돌림의 문제, 갑작스러운 이사로 인한 환경 변화 등의 이유를 고려해야 한다.

셋째, 발현 기간에 있어서 DSM-5의 증상들이 6개월 이상 지속적으로 나타나야 한다.

넷째, 발현 강도에 있어서 ADHD 증상들은 학교생활 및 사회생활에 심각한 영향을 주어야 한다. 학교 여자 선생님들의 경우 아동이 산만하거나 주의 집중을 잘 못하면 ADHD라고 여기는 경향이 있다. 실제 조사에서 교사들은 반 아동들의 30% 이상을 ADHD라고 판단한 것으로 나타났으나, 그러한 행동으로 인해 친구들을 잘 사귀고 어느 정도 공부를 잘 한다면 ADHD라고 진단하기 어렵다. 즉, ADHD를 진단하는 데 있어서 중요한 것은 교우관계를 살펴볼 필요가 있는데, 제 증상들로 인해 친구를 제대로 사귀지 못한다면 ADHD임을 의심해야 한다.

다섯째, DSM-5에서 제시하는 ADHD의 증상들이 여러 장소에서 동시에 나타나야 한다. 즉, 집, 학교, 교회, 병원 등 모든 상황에서 제 증상들이 나타나야 ADHD라 진단할 수 있다. 예를 들어, 집에서는 얌전하고 부모 말을 잘 듣지만, 학교에서만 산만하고 부주의한 모습을 보인다면 학교생활에 문제가 있는 것이지 ADHD라고 진단하기 어렵다.

**BOX 5-2**

### ADHD의 진단을 위해 고려할 사항들

- ADHD 증상들이 같은 연령 및 성별의 다른 아동들에 비해 더 자주, 그리고 심각하게 발생하는가?
- ADHD 증상들로 인해 또래관계를 제대로 하는가?
- ADHD 증상들로 인해 다른 사람들을 방해하는가?
- ADHD 증상들이 12세 이전에 나타났는가?
- ADHD 증상들이 6개월 이상 지속적으로 나타났는가?

· ADHD 증상이 여러 장소(예: 학교, 집)에서 동일하게 나타나는가?

→ ADHD를 진단하기 위해 무엇보다 중요한 것은 부주의하고 과잉행동-충동적인 행동으로 인해 다른 사람들을 방해하거나 또래관계를 하는 데 문제를 보이는지를 살피는 것이다.

ADHD를 진단할 때, 개인의 증상이나 평가 척도에 지나치게 의존하는 것은 신뢰롭지 못하거나 오해를 일으킬 수 있다. 따라서 ADHD 진단을 확실히 내리기 위해서는 면담, 직접적인 행동 관찰, 평가 도구 및 설문지, 부모 및 교사 보고, 심리학적 ADHD 검사 프로그램 등이 포함된 철저한 평가를 실시해야 한다(Johnston & Mah, 2008). 무엇보다도 면담과 직접적인 행동 관찰을 할 필요가 있다. ADHD 증상은 여러 장소에서 동일하게 나타나기 때문에 정확한 진단을 위해서는 부모와 교사 모두가 함께 면담에 포함되어야 한다. 부모의 경우에는 또래집단과 함께 아동을 평가하기 어렵기 때문에 아동이 또래에 비해서 ADHD 증상을 얼마나 더 많이 나타내는지를 정확하게 비교하기 위해서는 교사를 반드시 면담에 포함시킬 필요가 있다.

**【 주의력결핍 과잉행동장애의 DSM-5 진단 기준 】**

A. 기능 또는 발달을 저해하는 지속적인 부주의, 그리고(또는) 과잉행동-충동성, 1 그리고(또는) 2의 특징을 갖는다.

1. 부주의: 다음 9개 증상 가운데 6개 이상이 적어도 6개월 동안 발달 수준에 적합하지 않고 사회적·학업적·직업적 활동에 직접적으로 부정적인 영향을 미칠 정도로 지속됨
   주의점: 이러한 증상은 단지 반항적 행동, 적대감, 또는 과제나 지시 이해의 실패로 인한 양상이 아니어야 한다. 후기 청소년이나 성인(17세 이상)의 경우에는 적어도 5가지의 증상을 만족해야 한다.

(a) 종종 세부적인 면에 대해 면밀한 주의를 기울이지 못하거나, 학업, 작업 또는 다른 활동에서 부주의한 실수를 저지름(예: 세부적인 것을 못 보고 넘어가거나 놓침, 작업이 부정확함)

(b) 종종 과제를 하거나 놀이를 할 때 지속적으로 주의 집중을 할 수 없음(예: 강의, 대화, 또는 긴 글을 읽을 때 계속해서 집중하기가 어려움)

(c) 종종 다른 사람이 직접 말을 할 때 경청하지 않는 것처럼 보임(예: 명백하게 주의 집중을 방해하는 것이 없는데도 마음이 다른 곳에 있는 것처럼 보임)

(d) 종종 지시를 완수하지 못하고, 학업, 잡일 또는 작업장에서의 임무를 수행하지 못함(예: 과제를 시작하지만 빨리 주의를 잃고 쉽게 곁길로 샘)

(e) 종종 과제와 활동을 체계화하는 데 어려움이 있음(예: 순차적인 과제를 처리하는 데 어려움, 물건이나 소지품을 정리하는 데 어려움, 지저분하고 체계적이지 못한 작업, 시간 관리를 잘하지 못함, 마감 시간을 맞추지 못함)

(f) 종종 지속적인 정신적 노력을 요구하는 과제에 참여하기를 기피하고, 싫어하거나 저항함(예: 학업 또는 숙제, 후기 청소년이나 성인의 경우에는 보고서 준비하기, 서류 작업하기, 긴 서류 검토하기)

(g) 과제나 활동에 꼭 필요한 물건들(예: 학습 과제, 연필, 책, 도구, 지갑, 열쇠, 서류 작업, 안경, 휴대폰)을 자주 잃어버림

(h) 종종 외부 자극(후기 청소년과 성인의 경우에는 관련이 없는 생각들이 포함될 수 있음)에 의해 쉽게 산만해짐

(i) 종종 일상적인 활동을 잊어버림(예: 잡일하기, 심부름하기, 후기 청소년과 성인의 경우에는 전화 회답 전화하기, 청구서 지불하기, 약속 지키기)

2. 과잉행동-충동성: 다음 9개 증상 가운데 6개 이상이 적어도 6개월 동안 발달 수준에 적합하지 않고 맞지 사회적, 학업적/직업적 활동에 직접적으로 부정적인 영향을 미칠 정도로 지속됨

주의점: 이러한 증상은 단지 반항적 행동, 적대감 또는 과제나 지시 이해의 실패로 인한 양상이 아니어야 한다. 후기 청소년이나 성인(17세 이상)의 경우, 적어도 5가지 증상을 만족해야 한다.

(a) 종종 손발을 만지작거리며 가만두지 못하거나 의자에 앉아서도 몸을 꿈틀거림

(b) 종종 앉아 있도록 요구되는 교실이나 다른 상황에서 자리를 떠남(예: 교실이나 사무실 또는 다른 업무 현장, 또는 자리를 지키는 게 요구되는 상황에서 자리를 이탈)

(c) 종종 부적절하게 지나치게 뛰어다니거나 기어오름(주의점: 청소년 또는 성인에서는 주관적으로 좌불안석을 경험하는 것에 국한될 수 있다.)

(d) 종종 조용히 여가 활동에 참여하거나 놀지 못함

(e) 종종 "끊임없이 활동하거나" 마치 "태엽 풀린 자동차처럼" 행동함(예: 음식점이나 회의실에 장시간 동안 가만히 있을 수 없거나 불편해 함, 다른 사람에게 가만히 있지 못하는 것처럼 보이거나 가만히 있기가 어려워 보일 수 있음)

(f) 종종 지나치게 수다스럽게 말함

(g) 종종 질문이 끝나기 전에 성급하게 대답함(예: 다른 사람의 말을 가로챔, 대화 시 자신의 차례를 기다리지 못함)

(h) 종종 자신의 차례를 기다리지 못함(예: 줄을 서 있는 동안)

(i) 종종 다른 사람의 활동을 방해하거나 침해함(예: 대화나 게임, 활동에 참견함, 다른 사람에게 묻거나 허락을 받지 않고 다른 사람의 물건을 사용하기도 함, 청소년이나 성인의 경우 다른 사람이 하는 일을 침해하거나 꿰찰 수 있음)

B. 몇 가지의 부주의 또는 과잉행동–충동성 증상은 12세 이전에 나타난다.

C. 몇 가지의 부주의 또는 과잉행동–충동성 증상이 2가지 또는 그 이상의 환경에서 존재한다(예: 가정, 학교나 직장, 친구들 또는 친척과의 관계, 다른 활동에서)

D. 증상이 사회적·학업적 또는 직업적 기능의 질을 방해하거나 감소시킨다는 명확한 증거가 있다.

E. 증상이 조현병 또는 기타 정신병적 장애의 경과 중에만 발생되지는 않으며, 다른 정신질환(예: 기분장애, 불안장애, 해리장애, 성격장애, 물질 중독 또는 금단)으로 더 잘 설명되지 않는다.

**다음 중 하나를 명시할 것:**

복합형: 지난 6개월 동안 진단 기준 A1(부주의)과 준거A2(과잉행동–충동장애)를 모두 충족한다.

부주의 우세형: 지난 6개월 동안 진단 기준 A1(부주의)은 충족하지만 A2(과잉행동–충동성)는 충족하지 않는다.

과잉행동–충동 우세형: 지난 6개월 동안 진단 기준 A2(과잉행동–충동성)는 충족하지만 A1(부주의)은 충족하지 않는다.

**다음의 경우 명시할 것:**
부분 관해 상태: 과거에 완전한 진단 기준을 충분히 충족하였고, 지난 6개월 동안에는 완전한 진단 기준을 충족하지는 않지만 여전히 증상이 사회적, 학업적 또는 직업적 기능에 손상을 일으키는 상태이다.

**현재의 심각도를 명시할 것:**
경도: 현재 진단을 충족하는 수준을 초과하는 증상은 거의 없으며, 증상으로 인한 사회적, 학업적 또는 직업적 기능의 손상은 경미한 수준을 넘지 않는다.
중등도: 증상 또는 기능적 손상이 "경도"와 "고도" 사이에 있다.
고도: 진단을 충족하는 수준을 초과하는 다양한 증상 또는 특히 심각한 몇 가지 증상이 있다. 혹은 증상이 사회적 또는 직업적 기능에서 뚜렷한 손상을 야기한다.

참고: APA(2013)

## 2) 발달

### (1) 유병률

ADHD의 인식 증가로 인하여 사회·경제적 수준을 넘어 전 세계 많은 아동들에게 영향을 미치게 되었다. 비율을 살펴보면, 북미에서 4~17세의 모든 아동 및 청소년의 5~9%가 ADHD로 진단되고, 세계적으로 아동의 5%, 성인의 약 2.5% 정도 ADHD를 가지고 있는 것으로 나타났다(APA, 2015). 또한 1,402명의 아동을 대상으로 한 연구에서 ADHD의 유병률은 9세에 2.2%, 12세에 1.4%, 16세에 0.3%의 범위를 보이는 것으로 나타났다(Costello, Mustillo, Erkanli, Keeler, & Angold, 2003). 평균적으로 ADHD의 유병률은 보통 학령기 아동의 3~5%로 추정되고 연령이 높아지면서 감소하는 것으로 나타난다. 그러나 실제로 ADHD 아동이 감소하는 것인지, 발달적으로 둔감한 평가 기법을 사용하기 때문인지 분명하지 않다.

보통 유아기 아동은 에너지 수준이 높고 활동적인 행동을 많이 하는 경향이 있는데, 특히 순종과 복종을 강조하는 우리나라의 경우, 어른들의 기준에서 아동을 판단하기 때문에 생각보다 아동의 활동성 수준이 높으면 ADHD라고 판단하는 경우가 많다. 2009년 UN 아동권리위원회에서 ADHD 아동을 중재하지 않으면 품행장애나 사이코패스가 될 가능성이 높아질 수 있기 때문에 어린 시기에 ADHD를 치료해야 할 필요성을 제기하였다. 이에, 우리나라 전국 초등학생을 대상으로 ADHD에 대한 설문을 실시한 결과, 엄마와 교사들의 보고에서 20%가 넘는 아동들이 ADHD로 판단되었다. 그러나 실제 전문가들을 투입하여 그 아동들을 다시 조사한 결과, 그중 5~6%의 아동만이 ADHD로 진단되었다. 이는 ADHD의 진단을 내리는 데 있어서 좀 더 신중해야 할 필요가 있음을 시사한다.

성별에 따른 ADHD 아동의 비율은 여아가 2~4%, 남아가 6~9%로, 남아가 여아에 비해 좀 더 많은 것으로 나타난다. 남아가 더 많은 비율을 보이는 것은 반항과 공격적인 성향을 더 많이 나타내기 때문이거나 또는 학습적인 도움이 남아보다는 여아에게 더 효과가 있기 때문인 것으로 해석된다(Ohan & Visser, 2009). 또한 여아들의 경우에는 소극적인 형태로 ADHD 증상이 나타나기 때문에 인식되기가 어렵다. 예를 들어, ADHD 여아들은 과잉행동-충동성보다는 불안, 우울, 말이 지나치게 많은 것과 같은 부주의한 특성을 보이기 때문에 ADHD로 의뢰되는 경우가 더 적다. DSM 진단 준거는 대체로 남아 ADHD 아동을 대상으로 개발되고 검증 되었는데, 주로 충동적으로 행동하거나 교실에서 지나치게 뛰어다니는 등의 행동으로 구성되어 있기 때문에 남아에게 좀 더 적합하다고 볼 수 있다. 따라서 DSM의 ADHD 증상 목록에 여아에게 적합한 내용을 추가하여 확장시킬 필요가 있다.

사회·경제적 수준에 있어서는 SES가 높은 집단보다는 낮은 집단에서 ADHD 아동이 좀 더 많이 발생한다. ADHD와 인종 간 차이를 살펴보면, 연구 결과가 일관되지 않게 보고되고 있으나, 다양한 인종 표본을 포함하고 있는 몇몇 연구에서 교사들은 유럽계 미국 아동들보다 아프리카계 미국 아동들을 ADHD로 판단하는 경향이 있는 것으로 나타났다(Epstein, March, Conners, & Jackson, 1998). 이러한 판단은 실제적인 행동에 있어서 차이가 있는 것인지, 교사들의 편향된 인식에 의한 것인지 좀 더 연구해야 할 필요성을 제기한다.

ADHD의 발달 경과에 있어서 많은 부모들은 걸음마기의 과도한 운동 활동으로 인해 ADHD를 의심하지만, 4세 이전에는 정상적인 행동과 ADHD 증상을 구별하기가 어려우며, 가만히 앉아 있어야 하고 규칙을 지켜야 하는 초등학교가 되었을 때 평가하면 보다 정확한 진단이 가능하다.

학령 전기에는 주로 과잉행동으로 그 증상이 나타나지만, 학령기에는 부주의 행동이 두드러지게 나타난다. 청소년기에는 뛰기와 기어오르기와 같은 과잉행동의 징후가 덜 나타나며, 내적인 신경과민, 좌불안석, 참을성 부족 또는 만지작거림과 같은 증상으로 나타난다. 과잉행동 증상은 대부분 청소년기와 성인기가 되면 점차 약해지지만 부주의, 계획성 부족, 좌불안석과 충동성은 지속되는 경향이 있다. 또한 ADHD 증상은 초기 청소년기가 지나면서 안정이 되지만 일부의 경우에는 반사회적 행동이 새롭게 나타나면서 그 증상이 악화되기도 한다.

BOX 5-3

## ADHD는 성인기로 이어지는가?

아동기에 ADHD로 진단된 아동들을 성인기까지 관찰한 결과, 상당수가 성인기에도 증상이 남아 있는 것을 확인하였다. 성인기 ADHD를 진단하기 위해서는 12세 이전에 ADHD 관련 증상이 있었는지 확인해야 하며, 현재 학업 및 직장에서의 기능, 물건 정리나 금전 관리 같은 일상생활, 대인관계 및 이성 관계 등에서의 기능적인 문제가 있는지 살펴봐야 한다.

성인 ADHD의 경우에는 우울이나 공황 장애 등 다른 문제로 정신건강의학과를 찾았다가 어릴 때부터 주의력의 문제가 있었음을 알게 되는 경우가 있다. 또한 어릴 때에는 자신에게 집중력 문제가 있는지 전혀 느끼지 못하다가 중요한 시험을 준비하면서 또는 업무에 잦은 실수를 받으면서 비로소 ADHD로 진단받는 경우도 있다.

참고: 대한소아청소년정신의학회(http://www.adhd.or.kr)

### (2) 공병

#### ① 불안장애

ADHD와 불안장애anxiety disorder 간의 중복은 25~50% 정도로 나타난다. 이 아동들은 사회적 관계를 맺는 것, 새로운 상황에 도전하는 것, 부모와 분리되는 것 등에 대해 불안해 하며 걱정한다. 불안장애와 ADHD 공병을 보이는 아동은 일반적으로 외현화 행동이 감소되는데, 그중에서도 충동성이 완화된다(Pliszka, 2016). 즉, 불안장애는 ADHD 증상을 완충시키는 역할을 하면서 충동성 증상을 완화시킨다. 그러나 반면 주의력결핍의 정도는 더 심하게 나타난다. 따라서 ADHD와 불안장애를 함께 가지고 있는 아동들은 학업적, 사회적 손상을 많이 보이며, 둘 중 하나의 증상만을 가지고 있는 경우에 비해 장기적인 결함과 정신건강 문제를 더 많이 겪는다(Manassis, Tannock, Young, & Francis-John, 2007).

#### ② 적대적 반항장애와 품행장애

ADHD는 파괴적인 행동 장애들과 강력한 관련이 있다. ADHD를 지닌 7세 아동이 적대적 반항장애(ODD)oppositional-defiant disorder를 함께 가지는 경우가 35~60% 정도로 나타난다. ODD는 반항적이며, 고집이 세고, 투쟁하는 행동을 보이며, 주로 이러한 행동이 가족을 향해 나타난다. ADHD를 지닌 아동의 20~50%는 아동기 중기에 품행장애(CD)conduct disorder로 이어지며, 26%는 성인기의 반사회적 성격장애(APD)antisocial personality disorder로 이어진다(Fisher, Barkley, Smallish, & Fletcher, 2004). CD는 학교나 사회 규칙을 어기고, 훔치거나 남을 속이며, 다른 사람의 재산을 파괴하는 행동으로 ODD에 비해 더 심각한 문제 행동이다. APD는 다른 사람에게 해를 끼치고도 자신의 행동에 대해 죄의식이나 후회를 느끼지 못하는 태도를 보이는 부적응 형태의 문제 행동으로 사이코패스, 반사회적 인물이라고 불리기도 한다.

ADHD와 CD를 함께 보이는 아동은 ADHD만을 보이는 아동에 비해 더 일찍 증상이 발병하며, 더 심각한 행동문제를 보인다. 예를 들어, 공격적인 ADHD 아동은 비공격적인 ADHD 아동에 비해 낮은 자존감과 우울을 보이며(Treuting & Hinshaw, 2001), 부모와의 관계가 나쁘거나 학교 수행 능력이 떨어지고 마약과 같은 물질 남용의 문제 행동으로 이어진다.

ADHD가 ODD/CD를 야기하는지, ODD/CD가 ADHD를 야기하는지에 대해서 오랜 시간 동안 논쟁이 있었으나, 최근 종단 연구를 통해 ADHD가 ODD/CD를 야기한다는 것을 밝혀냈다(Thapar, Langler, Asherson, & Gill, 2007). 특히, 과잉행동-충동성의 증상이 심한 ADHD 아동에게서 ODD/CD가 발생할 가능성은 10배 증가하며, 이를 통해 ADHD가 ODD/CD를 야기하는 가장 믿을 만한 예측인자임을 알 수 있다.

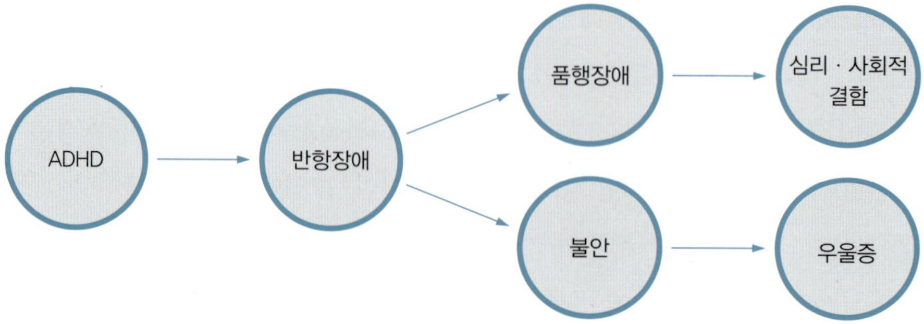


**그림 5-1**
**ADHD와 우울증의 공병 발생 과정**

7~12에서 18세까지의 남자 아동에 대한 연구를 통해 발달 모형이 제안되었다. ADHD와 우울증의 관계는 복잡하다.

참고: Burke, Loeber, Lahey, & Rathouz(2005)

### ③ 우울장애

ADHD가 있는 아동의 20~30%는 우울증을 동반하는 경향이 있다(Daviss, 2008). 4~6세인 이른 시기에 ADHD를 진단받은 경우에는 청소년기 소녀의 우울증과 자살의 위험 요인으로 작용한다(Chronis-Tuscano, Molina, Pelhamn, Applegate, Dahlke, Overmyer et al., 2010). ADHD와 기분장애를 함께 지니고 있는 경우에는 한 가지 증상만을 가지고 있는 경우에 비해 더 나쁜 예후를 보인다.

ADHD와 우울은 ODD와의 합병에 의해서 나타나게 되는 것으로, ADHD와 우울의 공병은 복잡한 과정을 통해 발생된다. 예를 들어, ADHD를 지닌 청소년이 ODD로 이어지고, 그 이후에는 다양한 경로를 통해 우울증을 갖게 된다(Burke, Loeber, Lahey, & Rathouz, 2005, 그림 5-1 참조).

### ④ 학습장애

ADHD로 진단받은 아동들은 대부분 학업 수행에 많은 어려움을 보인다. ADHD 아동의 15~40%는 학습장애(LD)learning disability로 진단되고 있으며 80%는 또래들에 비해 2년 정도 뒤쳐지는 심각한 학습 문제를 보인다(Barkely, Fischer, Smallish, Fletcher, 2003).

ADHD 아동은 산만함, 지시를 따르지 못함, 주의 지속의 어려움과 같은 부주의의 문제를 지니고 있기 때문에 학업에서 낮은 성적을 보이는 것은 당연한 결과이다. 따라서 이들은 특수 학급에 들어가기도 하고 심각한 경우에는 학교에서 제적되어 정상적인 졸업을 못하게 된다.

ADHD와 학습장애 간의 연관성의 경로는 여러 가지로 생각해 볼 수 있다. 먼저, ADHD의 증상으로 인해 숙제 관리나 수업 수행을 제대로 할 수 없기 때문에 학업 성취에 간접적으로 영향을 미칠 수 있다. 또한 아동의 낮은 집행 기능이나 지적 결손이 직접적으로 학업 문제를 야기한다(Rapport, Scanlan, & Denney, 1999).

### 3) 원인

#### (1) 유전적 요인

ADHD는 추정하기로는 유전이 된다고 보고된다. 부모가 ADHD를 지닌 경우 그 자녀가 ADHD로 진단될 가능성이 2~8배 가량 높게 나타난다. 쌍생아 연구를 통해서도 일란성 쌍생아들의 일치율은 65%이며 이란성 쌍생아의 일치 비율보다 약 2배가량 높다(Levy & Hay, 2001). 또한 입양 연구에서는 입양한 부모나 형제가 ADHD인 확률은 각각 6%, 8%이지만, 생물학적 부모나 형제가 ADHD인 확률은 18%, 31%에 달한다. 이러한 연구 결과는 ADHD가 유전적 요인에 의해 영향을 받고 있음을 증명한다.

ADHD의 높은 유전성은 확인되지만 ADHD를 유발하는 특정 유전자는 아직 확인되지 않았다. 다른 정신질환과 마찬가지로 ADHD 역시 여러 유전자와 환경과의 상호작용을 통해 발병하는 것으로 예상된다.

### (2) 신경생물학적 요인

#### ① 뇌 이상

ADHD는 뇌의 시상에 문제가 있기 때문에 나타나는 장애이다. 시상은 인간에게 들어오는 감각 정보 중에서 중요한 것과 중요하지 않은 것을 구분해 주는 역할을 한다. 인간에게는 초당 약 1억 개의 감각 정보가 들어오는데, 이때 중요한 정보만 받아들일 수 있도록 도와주는 역할을 시상이 하고 있다. ADHD 아동은 시상이 제대로 역할을 못하기 때문에 중요한 정보와 중요하지 않은 정보를 구분하지 못하게 되고, 이로 인해 전혀 상관없는 정보에 주의를 기울이게 됨으로써 부주의한 행동을 보이게 된다.

대뇌는 대뇌 피질, 변연계, 뇌간의 삼층 구조로 되어 있는데, 이중에서 기저핵인 변연계의 이상은 ADHD를 유발한다. 기저핵은 정서적 조절 능력이나 충동성을 조절하는 기능을 하는데, ADHD 아동은 기저핵의 몇몇 부분에 구조적인 이상을 지니고 있다. 또한 뇌의 전전두엽은 ADHD와 연관되어 있다. 행동의 계획 및 조직, 자기조절의 통제를 담당하는 전전두엽의 기능이 상실되면 충동 조절의 결핍이 오게되고 이로 인해 자신의 행동을 통제하지 못하는 ADHD의 전형적인 모습을 보이게 된다.

일부 연구에 따르면 ADHD 아동은 정상 아동에 비해 뇌 크기가 3~5% 정도 작다. 대뇌 피질도 정상 아동에 비해 상대적으로 두께가 얇고 3년 정도 성숙이 지연된다. 그러나 연령이 증가하면서 피질의 두께가 점차 두꺼워지고 그로 인해 ADHD 증상이 줄어들기도 한다.

### ② 신경전달물질

ADHD는 도파민 부족과 관련이 되어 있다. 도파민은 불필요한 자극들을 걸러내고 필요하다고 생각하는 자극에 반응하여 몰입할 수 있도록 돕는 신경전달물질로서 특정 과제에 몰입할 때 왕성하게 분비된다. 특히, 전두엽에서 중요하다고 판단되는 과제에 몰입할 때 도파민이 크게 활성화된다. 따라서 도파민의 분비가 적으면 과잉행동, 주의력결핍, 집중력 저하, 자기조절 저하 등 ADHD에 해당하는 증상들을 겪을 가능성이 높아진다.

**BOX 5-4**

#### 약의 효과?

**ADHD 치료를 위해 약을 복용하면 그 증상이 완화될까?**

ADHD 아동에게 투여되는 약은 도파민을 활성화시키는 데 도움을 준다. 따라서 약을 복용하면 ADHD의 전형적인 증상인 주의력결핍, 과잉행동, 충동성과 같은 1차적 증상이 일시적으로 사라진다. 그러나 1차적 증상으로 인해 나타나는 사회 기술의 결여, 학습 문제 등의 2차적 증상들은 약으로 치료되지 않는다. 즉, 약의 복용은 일시적인 효과를 줄 수는 있지만 ADHD 장애를 완전하게 낫게 하지는 못한다. 마치 안경을 쓰면 앞이 잘 보이지만 안경을 벗으면 시력이 나쁜 원래 눈으로 돌아오는 것처럼, ADHD 약을 중단하면 원래 상태로 되돌아간다. 따라서 약이 ADHD를 낫게 하는 만병통치처럼 여겨서는 안된다.

그렇다고 하여 ADHD 아동에게 약을 먹게 하는 것을 반대하면 안된다. 1990년대 초반에 시행된 MTA 연구에서 약물 치료를 한 그룹이 약물 치료를 하지 않은 그룹에 비해 치료 효과가 좋은 것으로 나타났으며, 이 연구를 계기로 약물 치료의 우수성이 입증되었다. 따라서 적시에 약을 잘 투약하는 것은 매우 중요하며 무엇보다 ADHD의 2차 증상을 치료할 수 있는 심리 치료를 함께 병행하는 것이 중요하다.

### (3) 환경적 요인

ADHD의 환경적 요인으로 영양 결핍을 들 수 있다. 현대 사회에서의 영양 결핍은 편식으로 인해 생기게 되는데, 특히 외식을 많이 하게 되면 입맛이 조미료가 들어간 음식에 맞춰지게 된다. 입맛은 우리 몸이 필요로 하는 영양소의 요구라고 볼 수 있는데, 인공 조미료가 우리의 입맛을 바꿔 놓으면 몸의 메커니즘이 바뀌면서 입맛과 영양분의 불일치가 일어난다. 따라서 우리에게 실제로 필요한 영양소를 섭취하지 못하게 되고 불균형한 영양소를 섭취하게 되면서 뇌의 정상적인 발육이 일어나지 않게 된다.

또한 가족과의 불화는 아이에게 심각한 스트레스를 유발시키는 요인이다. 특히, 아이가 받는 가장 큰 스트레스는 부모가 싸우는 모습을 볼 때이다. 부부관계가 자녀에게 어떤 영향을 미치는지를 조사한 결과 부모가 자녀에게 좋은 모습을 보여주기보다는 자녀 앞에서 싸우지 않는 것이 더 중요하게 나타났다. 또한, 임신 중 어머니가 심각한 우울증을 가지고 있었을 때 그 자녀는 ADHD에 걸릴 확률이 증가된다. 우울증은 우리 몸에 스트레스를 주게 되며, 스트레스가 우리에게 주는 영향력은 매우 강하여 아드레날린, 노르에피네프린과 같은 부정적인 신경전달물질이 나오게 된다. 이러한 물질은 복어알, 뱀의 독과 같은 자연계의 독성보다 강한 것으로 생존의 위협을 가하게 된다. 이러한 물질을 잘 해소시키면 괜찮지만 그렇지 않은 경우에는 태아에게 큰 손상을 미쳐 ADHD를 유발시킨다.

부정적인 양육행동 역시 ADHD를 일으키는 환경적 요인이 된다. 부모의 강압, 간섭, 민감하지 않은 양육, 학대 등은 ADHD를 유발시키는 부모의 양육행동이다. 아동의 기질과 부모의 양육행동의 조화의 적합성이 잘 이루어져야 자녀의 긍정적 발달을 이끌 수 있는데, ADHD 아동의 과잉적인 행동은 부모로 하여금 더 강압적인 양육을 유발하게 되고 이러한 조화의 부적합성은 ADHD

증상을 더 강화시키기도 한다.

### (4) 기타

납과 ADHD은 서로 관련성이 있다. ADHD인 아동은 일반 아동에 비해 몸속에 납 성분이 좀 더 있는 것으로 밝혀졌으며, 특히 납 노출은 임신 기간 동안 니코틴 노출과 같은 다른 위험 요인과 복합되었을 때 ADHD의 위험을 증가시킨다(Mash & Wolfe, 2016). 또한 임신 중이나 뇌가 발달되는 시기에 유기 염소제, 살충제 등 환경 독소에 과량 노출되거나, 설탕, 인공 색소 등 식품 첨가물의 과다 섭취 역시 ADHD의 원인이 된다.

## 4) 중재

### (1) 약물 치료

흥분제stimulants는 ADHD를 치료하는 약물 중 가장 많이 사용되는 것으로, 그 종류에는 메틸페니데이트, 암페타민 등이 있다. 이는 ADHD의 주요 증상들을 완화시키는 데 도움이 되지만 식욕부진, 행동의 가라앉음, 신장과 체중의 느린 성장 등 여러 부작용을 유발하기도 한다. 이에 우리나라 많은 부모들은 약 복용에 따른 부작용의 염려로 인해 약물 치료에 대한 심한 거부감을 보인다. 실제로 미국에서는 약 50%의 ADHD 아동이 약물 치료를 하고 있는 것에 반해, 한국에서는 약 16%의 ADHD 아동만이 약물 치료를 받고 있는 것으로 나타났다.

ADHD 치료를 위해서는 약물 치료와 함께 행동치료, 놀이 치료, 학습 인지 치료, 언어 치료 등 다양한 행동치료 및 심리적 치료 방법이 시행되어야 하고,

실제로 다양한 치료와 통합적 치료가 함께 병행되었을 때가 약물 치료만 단독으로 하였을 때보다 치료의 성공률이 더 높게 나타났다.

### (2) 심리 사회적 중재

#### ① 인지행동 치료

인지행동 치료의 대표적인 방법은 자기 지시 훈련으로, 아동으로 하여금 자신에게 말을 하면서 행동을 조절하고 통제하는 방법을 가르치는 것이다. 스스로 언어적 통제를 하게 되면 문제 해결을 체계적으로 바꾸게 될 뿐만 아니라, 문제 상황에 대해 주의깊게 반응하고 자기 격려를 사용하여 행동을 스스로 조절할 수 있게 된다. 자기 지시 훈련은 ADHD 아동에게 인지적 충동성을 억제할 수 있도록 도와주며, 이는 '무엇을 생각하는가'보다는 '어떻게 생각하는가'를 중요하게 여길 수 있게 해준다.

또한 문제 해결 기술 훈련은 주로 대인관계에서 발생하는 여러 문제에 직면했을 때 효율적으로 대처할 수 있는 방법을 가르치는 것이다. 이 방법은 문제 해결에 대한 인지적 과정을 실제 행동에 적용시키는 것으로, 문제 상황을 다룰 때 적용할 수 있는 다양한 잠재적인 대안을 구상하고, 그중 가장 효율적인 방법을 선택하게 한다.

또한 아동에게 특정 상황에서 스스로 적절하게 대처하는 전략을 사용하도록 가르치거나 스스로 학습 스케줄 지키기, 준비물 챙기기 등 자신의 행동을 조절하는 방법을 배울 수 있도록 도와야 한다.

#### ② 이완 훈련

ADHD 아동은 과도한 불안이나 흥분 상태 때문에 행동상의 문제를 보이는 경우가 많다. 이완 상태에서는 과제를 더 잘 수행하고 적절한 기능을 보이기 때문에 자율 신경계의 흥분 상태나 정서적 긴장, 불안 상태에서 심호흡이나 근육 이완 등의 방법을 사용하면 과제의 수행을 도울 수 있다.

#### ③ 부모 훈련

부모 훈련은 부모들이 자녀를 다루는 부정적 양육 방식을 긍정적 양육 방식으로 변화시키는 데 초점을 두고 있다. 부모들은 ADHD 아동에 대한 교육을 받은 후 자녀에게 일관적으로 대하기, 용서하기, 미리 계획하기 등 긍정적 양육을 할 수 있도록 지도를 받는다. 또한 자녀에게 보상 사용하기, 강점에 대해 칭찬하기, 격려할 행동과 그렇지 않은 행동을 구체화시키는 기술을 배운다. 예를 들어, 자녀가 성공을 할 수 있도록 상황을 만들기 위해서 자녀가 과제를 끝내기 어려운 경우에는 작은 단계로 과제를 나누어 성공하게 하고 각 단계를 완성했을 때 칭찬을 하게 한다.

## 2 적대적 반항장애

적대적 반항장애oppositional defiant disorder는 DSM-5에서 파괴적, 충동 조절 및 품행장애의 범주에 속한다. 이 범주 안에는 적대적 반항장애, 간헐적 폭발장애, 품행장애, 반사회적 성격장애, 병적 방화, 병적 도벽이 있다. 본 장에서는 걸음마기에 발병하는 적대적 반항장애를 중심으로 살펴보고자 한다. 적대적 반항장애는 자기조절 문제와 관련이 있는 장애로, 여기에서는 적대적 반항장애의 증상과 발달, 원인, 중재에 대해 알아보고자 한다.

### 1) 증상

걸음마기는 자기주장이 강해지고 고집이 세지면서 어른들의 말을 잘 듣지 않는 시기이다. 이 시기에는 활동성이 증가하고 호기심이 생기면서 새로운 환경을 탐색하게 되는데, 이때 물건을 망가뜨리거나 위험한 상황에 처하기도 한다. 또한, 자기주장이 생기면서 '싫어', '아니야', '내가 할 거야'라는 말로 자신의 주장적 행동을 나타내게 된다. 이는 걸음마기에 나타나는 정상적 발달로, 걸음마기 아동의 긍정적 발달을 위해서는 부모의 비판적이지 않은 태도, 인내하며 기

**BOX 5-5**

**적대적 반항장애 사례**

B군은 마트에서 자신이 사고 싶은 장난감을 살 수 없다는 어머니의 말을 듣자 "야, 아이씨, 아!"라고 욕을 하며 장난감을 집어던진다. 화가 난 B군은 집에 돌아오는 차 안에서도 어머니의 머리와 귀를 잡아 뜯고 때리며 분노를 폭발한다.

어린이집에서는 특별히 친구들과의 갈등은 없지만 어머니에게는 욕을 참지 못하고 충동적으로 행동을 한다. 집에서도 화가 나면 차려놓은 밥상을 뒤집어엎는 경우가 다수이고 어머니에게 물건을 던지거나 때리는 등 자신의 행동을 참지 못하고 공격적인 행동을 하는 경우가 자주 발생한다.

놀다가도 옆에 있는 동생에게 장난감을 집어 던지거나 작은 일에 화를 내며 때리는 경우가 자주 있어 어머니가 매번 힘들다.

다려 주는 태도 및 적절한 지도를 해야 할 필요가 있다. 그러나 걸음마기의 이러한 발달 특성으로 인해 부모들은 "안 돼", "하지 마"라는 말로 아동의 행동을 제한하게 되는데, 이때 부모의 양육행동이 너무 강압적이거나 아동의 행동을 심하게 통제하게 되면 적대적 반항장애로 이어질 수 있다.

적대적 반항장애는 분노/과민한 기분, 논쟁적/반항적 행동 또는 보복적 특성이 빈번하고 지속적으로 나타나는 것이다(진단 기준 A). 특히, 자신의 나이에 맞지 않게 반복되는 고집, 적대감, 반항 행동의 패턴을 보여야 적대적 반항장애로 진단된다. 일반적인 걸음마기 아동들은 고집부리기 또는 성질 부리기와 같은 행동을 보이게 되는데, 적대적 반항장애는 이러한 행동이 좀 더 심각하고 연령에 부적절하게 나타나며 부모-자녀관계에 부정적인 영향을 미치게 된다.

적대적 반항장애의 증상은 주로 집에서 가족을 대상으로 문제를 보이는 경우가 가장 흔하다. 그러나 좀 더 심한 경우에는 이러한 증상이 다양한 상황에서 나타나기도 한다. DSM-5에 제시된 바와 같이 증상이 1개 장면에서 나타나면 '경도mild', 2개 장면에서 나타나면 '중등도moderate', 3개 이상의 장면에서 나타나면 '고도severe'라고 현재의 심각도를 명시해야 한다. 증상이 여러 상황에 만연된 정도가 장애의 심각도 지표가 된다는 점을 고려할 때, 개인이 다양한 상황이나 대인관계에서 반항 행동을 보이는지를 평가하는 것이 중요하다. 반항 행동은 형제자매 간에서 흔히 보일 수 있기 때문에 형제자매가 아닌 다른 사람들과의 상호작용에서도 관찰되는지 확인해야 한다. 또한 이 장애의 증상은 전형적으로 성인과의 상호작용이나 개인적으로 잘 아는 또래들과의 관계에서 나타나는 경향이 있으므로, 임상 장면에서는 명백하게 드러나지 않을 수도 있다.

적대적 반항장애를 지니고 있지 않은 아동들도 이러한 증상을 어느 정도 보일 수 있기 때문에 그러한 행동이 적대적 반항장애 증상에 부합하는지 결정하기 위해 몇 가지 중요하게 고려해야 할 사항들이 있다.

첫째, 지난 6개월 동안 적어도 증상들이 4개 이상 나타나야 한다.

둘째, 증상들은 연령, 성별, 문화적 조건이 같은 다른 사람들에게서 전형적으로 관찰되는 것보다 더 지속적이고 빈번해야 한다. 예를 들어, 학령 전 아동들은 자주 분노발작을 보이는데, 이들을 적대적 반항장애로 진단하기 위해서는 분노발작이 지난 6개월 동안 거의 매일 관찰되며, 적어도 3개 이상의 다른 진단 기준에 부합되고, 장애와 관련된 현저한 손상(예: 분노발작 동안 재산 파괴가 있고, 그로 인해 유치원을 그만두라는 요구를 받는 경우)을 초래해야 한다.

【 적대적 반항장애의 DSM-5 진단 기준 】

A. 분노/과민한 기분, 논쟁적/반항적 행동 또는 보복적인 양상이 적어도 6개월 이상 지속되고, 다음 중 적어도 4가지 이상의 증상이 존재한다. 이러한 증상은 형제나 자매가 아닌 적어도 한 명 이상의 다른 사람과의 상호작용에서 나타나야 한다.

**분노/과민한 기분**

1. 자주 욱하고 화를 냄
2. 자주 과민하고 쉽게 짜증을 냄
3. 자주 화를 내고 크게 분개함

**논쟁적/반항적 행동**

4. 권위자와의 잦은 논쟁, 아동이나 청소년의 경우는 성인과 논쟁함
5. 자주 적극적으로 권위자의 요구나 규칙을 무시하거나 거절함
6. 자주 고의적으로 타인을 귀찮게 함
7. 자주 자신의 실수나 잘못된 행동을 남의 탓으로 돌림

**보복적 특징**

8. 지난 6개월 안에 적어도 두 차례 악의에 차 있거나 앙심을 품음

주의점: 진단에 부합하는 행동의 지속성 및 빈도는 정상 범위 내에 있는 행동과 구별되어야 한다. 다른 언급이 없다면, 5세 미만의 아동인 경우에는 최소한 6개월 동안 거의 매일 상기 행동이 나타나야 한다. 5세 이상의 아동인 경우에는 6개월 동안 일주일에 최소한 1회 이상 상기 행동이 나타나야 한다(진단 기준 A8). 이런 빈도에 대한 기준은 증상을 기술하기 위한 최소 기준을 제공한 것일 뿐이며, 반항적 행동이 동일한 발달 수준에 있고 성별이나 문화적 배경이 같은 다른 사람들에게서 전형적으로 관찰되는 것보다 더 빈번하고 강도가 높은지와 같은 다른 요인들도 고려해야 한다.

B. 행동 장애가 개인 자신에게, 또는 자신에게 직접적으로 관련 있는 사회적 맥락(예: 가족, 또래집단, 작업 동료) 내에 있는 상대방에게 고통을 주며, 그 결과 사회적, 학업적, 직업적, 또는 다른 중요한 기능 영역에서 부정적인 영향을 준다.

C. 행동은 정신병적 장애, 물질사용장애, 우울장애 또는 양극성장애의 경과 중에만 국한에서 나타나지 않는다. 또한 파괴적 기분조절부전장애의 진단 기준을 충족하지 않아야 한다.

**현재의 심각도 명시할 것:**

경도: 증상이 한 가지 상황(예: 집, 학교, 직장, 또래집단)에서만 나타나는 경우이다.

중등도: 증상이 적어도 2가지 상황에서 나타나는 경우이다.

고도: 증상이 3가지 이상의 상황에서 나타나는 경우이다.

참고: APA(2013)

## 2) 발달

### (1) 유병률

적대적 반항장애의 유병률 범위는 1~11%이며, 평균 유병률은 3.3%로 추정된다. 적대적 반항장애의 유병률은 연령이나 성별에 따라 다양하게 나타난다. 청소년기 이후의 적대적 반항장애는 남녀가 비슷하게 나타나지만, 청소년기 이전에는 남아에게서 더 빈번하게 나타나는 경향이 있다.

사회·경제적 수준에 있어서 적대적 반항장애는 사회·경제적으로 불리한 집단에서 더 많이 나타나며(Lahey, Miller, Gordon, & Riley, 1999), 인종 및 문화에 따라서는 모든 민족에 걸쳐 비교적 일관되게 나타난다.

적대적 반항장애의 첫 증상은 보통 학령 전기에 나타나며, 초기 청소년기 이후 발병하는 경우는 매우 드물게 나타난다. 적대적 반항장애는 품행장애보다 발달적으로 먼저 발병하며 특히 아동기에 나타난 품행장애는 적대적 반항장애가 반드시 선행된다. 그러나 적대적 반항장애가 있는 아동·청소년이 모두 품행장애로 발전하는 것은 아니며, 불안장애나 우울장애로도 발전할 수 있다. 논쟁적이거나 반항적인 증상은 품행장애의 위험 요인이 되고, 분노와 과민한 기분 증상은 우울장애와 같은 정서장애의 위험 요인이 된다.

장애의 징후는 발달단계에 걸쳐 일관적으로 나타나는데, 적대적 반항장애가 있는 아동 및 청소년은 성인이 되었을 때 반사회적 행동, 물질 남용, 충동 조절 문제 등 많은 적응상의 문제를 보일 위험이 높다. 적대적 반항장애와 관련이 있는 많은 문제 행동은 학령 전기와 청소년기에 그 빈도가 증가한다. 따라서 발달단계에 있는 아동이나 청소년들을 적대적 반항장애로 진단할 때는 그 나이 또래에서 보이는 정상적인 수준의 행동 빈도와 강도를 고려하는 것이 중요하다.

### (2) 공병

#### ① 품행장애

적대적 반항장애와 품행장애는 강력한 관련성이 있다. 적대적 반항장애의 증상인 부정적 정서(분노/성마른 기분), 반항성(반항적/고집불통 행동), 해로운 행동(보복성)은 이후 청소년기의 품행장애를 예측한다. 품행장애는 다른 사람의 기본 권리를 침해하고 연령에 적절한 사회적 규범 및 규칙을 위반하는 지속적이고 반복적인 행동 양상이다. 품행장애와 적대적 반항장애는 모두 성인이나 권위자(예: 교사)와의 갈등을 초래하는 품행 문제들과 관련되어 있다. 그러나 적대적 반항장애의 행동은 품행장애의 행동에 비해 덜 심각하고, 전형적으로 사람이나 동물에 대한 공격, 재산 파괴, 절도 또는 사기 행동을 포함하지 않는다.

적대적 반항장애는 품행장애를 보이기 이전에 발생하는데, 이러한 경향성은 주로 어린 아동기에 적대적 반항장애가 시작되었을 때 가장 흔하게 나타난다. 품행장애 사례 중 대다수 적대적 반항장애가 선행되지만, 적대적 반항장애를 가지고 있는 경우 2/3는 품행장애로 이어지지 않는 경우가 있다. 적대적 반항장애가 품행장애로 이어지는 경우는 대체적으로 적대적 반항장애에서 심각한 공격성을 보이는 경우이다. 또한 부모의 반사회적 행동, 방임, 아버지의 분리와 같은 가족 변인들도 품행장애로 이어지는 데 큰 영향을 미친다.

**② ADHD**

적대적 반항장애와 ADHD 간의 공병은 50%에 이른다. ADHD를 지닌 아동은 적대적 반항장애가 될 위험성을 증가시킨다. ADHD 증상을 지닌 아동이 적대적 반항장애로 이어지는 것은 충동성, 까다로움 등의 기질적 위험 요인을 공유하고 있기 때문이다. 또한 유아기에 과잉행동-충동성의 ADHD 증상에 대한 적절한 진단 및 치료 없이 반복적으로 부모에게 제재를 당하여 스트레스가 쌓이면 성장 과정에서 적대적 반항장애로 이어지기가 쉽다. 즉, ADHD부터 치료하지 않으면 적대적 반항장애 개선이 어렵고 계속 방치하는 경우 품행장애 및 비행 등으로 이어질 수 있다.

③ **내면화 장애**

적대적 반항장애는 불안과 우울을 지닌 아동들에게서 많이 진단된다(Hinshaw & Anderson, 1996). 내면화 장애를 지닌 아동들은 부모에게 부정적 방식으로 반응하게 만든다. 성마름, 나쁜 기분을 지니고 있는 내면화 장애 아동의 부모는 강압, 제재 등의 부정적 양육을 지속적으로 하게 되고 이는 아동으로 하여금 반항, 불만을 갖게 하여 적대적 반항장애를 갖게 한다.

또는 불안함을 지닌 아동들의 경우 자신의 불안을 억압하기 위해 그들 주변 세상을 통제하려는 성향이 있다. 즉, 반항적 행동을 함으로써 세상을 방어하려는 아동의 방법이라고 볼 수 있다.

## 3) 원인

### (1) 유전적 요인

인간의 공격적 행동이 가족 내 및 세대 간에 이어진다는 사실은 유전적 영향이 있음을 알게 한다. 공격적인 성격 및 성향은 까다로운 기질, 충동성, 타인의 고통에 대한 반응 부족과 같은 유전적 요인에 의해 영향을 받는다.

유전적 요인 중에서도 까다로운 기질은 적대적 반항장애로 이어질 가능성이 더 큰 것으로 밝혀져, 기질은 적대적 반항장애를 유발하는 위험 요인 중 하나로 간주된다.

### (2) 환경적 요인

적대적 반항장애를 지닌 아동의 부모들은 정상 자녀를 지닌 부모들에 비해 더 비난적이고 위협적이며 화를 내는 등 부정적 양육을 하는 경향이 있다. 맥마

흔McMahon과 포핸드Forehand(2003)는 아동의 불복종을 유발하는 부모의 명령 유형을 밝혔다. 부모의 명령 유형은 크게 알파 명령과 베타 명령으로 구분된다. 알파 명령은 "지금 숙제를 하지 않으면 너가 좋아하는 TV를 볼 수 없단다."와 같이 명확하고 분명하며 구체적이기 때문에 대체적으로 아동의 복종 행동을 이끈다. 반면, 베타 명령은 애매하고 끊어져 있기 때문에 아동으로 하여금 복종하기 어렵고 불가능하게 만든다. 예를 들어, 자녀가 숙제를 하지 않는 상황에서 "누구를 닮아서 그러는 거니?", "너는 왜 매일 그 모양이니?"와 같이 분명한 지시를 내리지 못하고 명령이 모호하며 자녀가 어떤 일을 시도하기도 전에 새로운 명령을 내린다. 불복종하는 아동을 지닌 부모들을 관찰한 결과, 알파 명령보다 베타 명령을 더 많이 하는 경향이 있었다(Wenar & Kerig, 2011).

적대적 반항장애를 지닌 아동의 가정 환경은 엄격하거나 비일관적이고 방임적인 양육을 하는 경우가 대부분이며, 이러한 부모의 양육이 적대적 반항장애를 유발하는 데 주요 역할을 한다. 특히, 부모가 과도하게 통제적, 공격적, 부정적, 비난적, 위협적인 적대적 양육행동과 자녀가 명령과 지시에 따를 시간은 충분히 주지 않으면서 많은 명령과 지시를 하는 지시적 양육행동은 아동의 적대적 반항장애를 이끄는 부정적 양육행동이다.

한편, 적대적 반항장애는 불안정애착과 관련이 있다. 적대적 반항장애로 의뢰된 학령 전기 남아들은 정상적인 남아들에 비해서 불안정애착아가 더 많은 것으로 나타났다. 특히 불안정-회피 애착은 학령 전기의 적대적 반항장애와 관련이 있다. 그러나 애착을 적대적 반항장애를 유발하는 단일 요인으로 간주해서는 안 되며, 또 다른 위험 요인들과 상호작용하여 발생하는 것으로 여길 필요가 있다.

### 4) 중재

적대적 반항장애 치료를 위해서 부모의 행동 전략 수정을 사용하고 있다. 부모의 강압적이고 지시적인 양육행동이 자녀의 적대적 반항장애를 유발하기 때문에 부모가 긍정적 양육을 할 수 있도록 도와야 한다. 부모가 좀 더 애정적이고 비강압적인 태도로 자녀를 양육할 수 있도록 돕고, 이를 통해 부모-자녀 관계의 질을 향상시킬 수 있게 해야 한다.

베타 명령보다는 알파 명령을 사용할 수 있도록 구체적인 양육 기술을 알려주어야 하며, 자녀의 불복종, 반항적 행동으로 화가 났을 때에는 부모와 자녀 모두 감정완화시간을 통해 서로의 감정을 추스르고 자녀의 잘못된 행동에 대해 다시 이야기할 필요가 있다.

한편, 자녀의 잘못된 행동에 대한 부모의 반응은 오히려 그 행동을 강화시킬 수 있다. 따라서 부모는 자녀의 불복종 행동은 무시하고 복종 행동을 했을 때 인정, 칭찬과 같은 강화를 통해 자녀의 긍정적 행동을 증가시킬 수 있어야 한다. 즉, 부모들은 정적 강화를 사용하여 적대적 반항장애 아동의 행동을 수정할 수 있도록 도와야 한다.

적대적 반항장애 아동을 치료하기 위해서는 무엇보다 부모의 양육행동이 중요하다. 따라서 민주적 양육행동과 구체적인 양육 기술을 알려주는 부모 교육을 통해서 자녀의 행동을 통제하고 바꿀 수 있도록 해야 한다.

# 3 배설 장애

배설장애elimination disorders는 소변 또는 대변의 부적절한 배설을 포함한다. 이 장애는 부적절한 장소에서 반복적으로 소변을 보는 유뇨증과 부적절한 장소에 반복적으로 대변을 보는 유분증이 포함된다. 두 장애는 대개 개별적으로 발생하지만, 두 장애가 함께 발생하는 경우도 있다. 여기에서는 유뇨증과 유분증의 증상과 발달, 원인, 중재에 대해 알아보고자 한다.

## 1) 유뇨증

### (1) 증상

유뇨증enuresis은 낮 또는 밤에 침구나 옷에 반복적으로 소변을 보는 것이다(진단 기준 A). 불수의적으로 유뇨증이 나타나는 경우가 가장 흔하지만 가끔은 의도적으로 나타나기도 한다. 유뇨증으로 진단을 받기 위해서는 이러한 행동이 적어도 연속적으로 3개월 동안 주 2회 이상의 빈도로 일어나고, 이러한 증상으로 인해 사회적, 학업적 또는 다른 중요한 영역에서 임상적으로 현저한 고통이나 손상을 초래해야 한다(진단 기준 B). 개인의 연령은 아동의 생활 연령이 적어도 5세 이상이어야 한다(진단 기준 C). 다른 조건은 유뇨증이 일반적인 의학적 질병이나 약물 때문에 생긴 것이 아니어야 한다(진단 기준 D).

유뇨증은 야간형, 주간형, 혼합형의 3가지 유형이 있다. 야간형은 오직 야간

**BOX 5-6**

### 유뇨증 사례

7살 여자아이인 A는 소변을 가릴 때가 한참 지났는데도 툭하면 아무 말 없이 선 채로 소변을 본다. 어머니가 매번 소변은 화장실에 가서 하는 것이라고 설명해 주고 타일러 보지만 아무 소용이 없다. 매번 이런 식으로 대책 없이 볼일을 보는 A 때문에 어머니는 속상한 경우가 한두 번이 아니다. 특히, 함께 외출을 하는 경우에도 이런 일들이 빈번히 일어나서 당황할 때가 많다.

참고: 윤현진(2011)

초등학교 4학년인 H는 같은 반 친구와 함께 가는 1박 2일 캠프가 괴롭기만 한다. 초등학교 4학년이 되었지만 아직도 밤에 지도를 그리기 때문이다. 일주일에 6일 이상 밤에 오줌을 싸는 상황이기 때문에 거의 매일 그렇다고 볼 수 있다. 상황이 이렇다 보니 어머니는 매번 기저귀를 채우고 잠을 자게 한다. H는 이러한 상황 때문에 항상 의기소침해 있고 하룻밤 자고 오는 캠프는 엄두도 못내고 있다. 평소에도 주눅이 들어 있고 뭘 해도 자신감이 없는 H에게 종종 친구들이 못살게 구는 경우도 많다. 이런 상황에서 야뇨증까지 들통 난다면 상상만 해도 H에게는 무서운 일이다.

참고: 내일신문(2015)

수면 중에만 나타나는 것으로 단일 증상성 유뇨증이라고 불리는 가장 흔한 유형이며, 전형적으로 밤의 첫 1/3 동안 일어난다. 이 경우, 잠을 자는 동안 오줌누는 꿈을 꾸기도 하는데, 이를 통해 배설이 REM 수면 기간 동안 일어난다는 것을 알 수 있다(Eric & David, 2017). 주간형은 야간형이 나타나지 않으며, 깨어 있는 동안 오줌을 싸는 유형으로 수업이 있는 날의 이른 오후에 가장 흔하게 일어난다(APA, 2013). 주간형은 아동이 사회적 불안이나 학업 및 놀이에 열중하느라 화장실 가기를 싫어하여 소변보는 것을 미룰 때 나타난다. 혼합형은 야간형과 주간형이 모두 나타나는 유형으로, 깨어 있는 시간과 잠자는 시간 모두에서 오줌이 나오는 것을 말한다.

요뇨증의 경과는 2가지 유형으로 나타난다. 소변 가리기가 한 번도 성취되지 않은 1차성 유뇨증primary enuresis과 성공적으로 소변이 훈련되었다가 다시 오줌을 싸게 되는 2차성 유뇨증secondary enuresis이다. 1차성 유뇨증은 5세에 시작되며, 2차성 유뇨증은 5~8세 사이에 가장 흔하게 발병한다. 2차성 유뇨증을 보이는 아동은 동생이 생기거나 갑작스러운 이사 등 생활에서 큰 스트레스를 받은 경우에 나타난다.

**【 유뇨증의 DSM-5 진단 기준 】**

A. 침구 또는 옷에 불수의적이든 의도적이든 반복적으로 소변을 본다.

B. 이러한 행동은 임상적으로 확연하게 나타나며, 적어도 연속된 3개월 동안 주 2회 이상의 빈도로 일어나고, 사회적, 학업적(직업적) 또는 다른 중요한 기능 영역에서 임상적으로 현저한 고통이나 손상을 초래한다.

C. 생활 연령이 적어도 5세 이상이다(또는 이와 동일한 발달 수준에 있음).

D. 이러한 행동은 물질(예: 이뇨제, 항정신병 치료 약물)의 생리적 효과나 다른 의학적 상태(예: 당뇨, 척수 이분증, 발작 장애)로 인한 것이 아니다.

**다음 중 하나를 명시할 것:**

야간형 단독: 야간 수면 시에만 소변 배출

주간형 단독: 깨어 있는 시간 동안에 소변 배출

주야간형 복합: 앞의 2가지 아형의 혼합형

참고: APA(2013)

### (2) 발달

유뇨증의 유병률은 5세에서 33%, 7세에서 25%이며, 11세에서는 8%, 15~17세에서는 3%로 나타난다(Wenar & Kerig, 2011, 그림 5-2 참조). 유뇨증은 발달하면서 점차 자연스럽게 그 증상이 줄어들지만, 약 1%는 성인기까지 지속되는 경우도 있다. 유뇨증이 있는 아동들 중에 야간형만 있는 경우는 75% 정도이고, 주간형은 이보다 훨씬 적게 나타난다.

유뇨증의 성차는 연령과 유뇨증의 종류에 따라 다르게 나타난다. 예를 들어, 4~6세에는 유뇨증의 남녀 비율이 거의 비슷하지만 11세경에는 남아가 여아의 2배 정도 많은 것으로 나타나며, 야간형은 여아보다 남아에게서 더 흔하고, 주간형은 남아보다 여아에게서 더 흔하게 나타난다.

사회·경제적 수준에 따라서는 낮은 사회 계층에서 더 많이 발생한다. 고아원 등과 같은 거주 시설에서 생활하는 경우, 유뇨증의 비율은 매우 높으며 이는 배변 훈련의 방법이나 환경이 관련이 있을 것으로 예상된다. 또한 유뇨증은 다양한 국가에서 발생되는 것으로 보고되어 여러 민족에서 유병률은 매우 유사하게 나타난다.

유뇨증을 보이는 아동들의 경우 특별한 치료 없이도 그 증상을 자연스럽게 벗어나게 된다. 특히 여아가 남아에 비해 자연스럽게 유뇨증이 사라졌으며, 4세와 6세 사이의 여아 71%, 남아 44%가 스스로 오줌 싸는 것을 멈추었

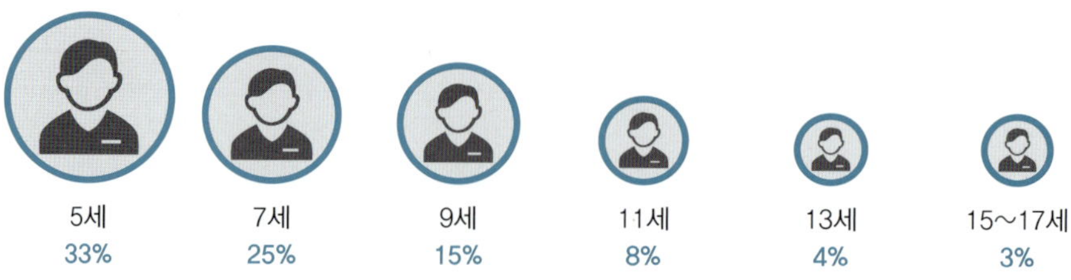


**그림 5-2**
**연령에 따른 유뇨증의 유병률**

표 5-1
자녀의 유뇨증에 대한 부모의 영향

| 부 | 모 | 자녀의 유뇨증 발달 위험 |
|---|---|---|
|  |  | 80% |
| 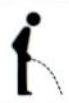 | – | 45% |
| – | 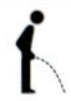 | 45% |
| – | – | 15% |

다(Harbeck-Weber & Peterson, 1996). 유뇨증은 자연스럽게도 사라지지만 효과적인 치료법들이 많이 있기 때문에 그 예후가 매우 좋다.

### (3) 원인

#### ① 유전적 요인

유뇨증은 가족, 쌍둥이, 유전자 분리 분석 등을 통해 유전성이 확인되었다(APA, 2013). 쌍생아 연구를 살펴보면, 일란성 쌍생아의 일치율은 68%, 이란성 쌍생아에서는 36%의 일치율을 보이는 것으로 나타났다(Bakwin, 1973).

또한 부모 모두가 아동기에 유뇨증이었을 경우, 그 자녀가 유뇨증을 갖게 되는 경우는 80%, 한 부모가 유뇨증이었을 경우 그 자녀가 유뇨증이 될 가능성은 45%, 부모 모두 유뇨증이 아니었을 경우 그 자녀가 유뇨증일 경우는 15%로 나타났다(Fischel & Liebert, 2000, 표 5-1 참조).

#### ② 환경적 요인

유뇨증은 부모의 무관심, 허용적 양육행동과 관련이 있다. 부모의 무관심으로 인해 배변 훈련이 적절한 시기에 이루어지지 않아 배변 훈련의 지연이 있을 때 발생한다. 보통 배변 훈련은 24~36개월 사이에 하는 것이 정상적인데, 이 시기가 지난 이후에도 배변 훈련이 제대로 이루어지지 않으면 유뇨증으로 발달할 가능성이 커진다. 또한 아동은 부모의 적절한 양육과 지원이 있어야 긍정적 성숙을 이룰 수 있다. 성장 발달하는 과정에서 부모의 지원이 없거나 허용적인 부모의 태도는 자녀의 잘못된 행동에 대해 단호한 양육행동을 보이지 못하기 때문에 아동의 유뇨증을 유발시킨다.

### (4) 중재

#### ① 오줌 경보

오줌 경보 장치는 소변 가리기 훈련에 실패했고, 아동이 스스로 자신의 문제를 고치겠다는 의사가 뚜렷하게 있을 때 효과적인 방법이다. 이 치료를 주도하는 사람은 아동 자신이기 때문에 적어도 아동이 8살 정도는 되어야 치료 효과가 높다.

오줌 경보 장치는 수분에 매우 민감한 경보 장치를 아동의 속옷에 부착시

**BOX 5-7**

### 유뇨증의 또 다른 원인, 어떤 것이 있을까요?

**개인 내적 변인**

- 유뇨증의 약 30% 아동들은 공격적, 좌절에 대한 적은 인내심, 훈육에 대한 부정적 반응, 새로운 상황에서의 저항
- 의존적, 낮은 성취 동기, 비주장적

**생리적 변인**

- 방광의 용량이 작음, 방광의 기운이 약함, 방광이 예민함
- 배뇨와 관련된 근육의 긴장 및 이완, 요로 감염

켜, 수분(오줌)이 나오면 경보 장치가 작동하여 경고음이 울리도록 만들어져 있다. 경고음이 울리면 아동은 우줌 누는 것을 멈추게 되고 잠에서 깬 아동은 욕실로 가서 소변을 마저 보게 된다. 부모는 경보음이 울리더라도 아동 스스로 일어나서 경보음을 끌 때까지 기다려야 한다. 즉, 이 훈련은 아동의 참여를 극대화해야 한다. 이러한 절차를 반복적으로 시행했을 때, 3개월 이내에 65~75%의 아동의 야간 유뇨증이 치료되었다.

**② 동기 치료**

동기 치료는 아동이 밤에 오줌을 싼 날과 싸지 않은 날을 구분하여, 실수를 하지 않은 날에는 아동이 좋아하는 강화물을 제공하는 것이다. 즉, 오줌을 싸지 않은 날은 칭찬이나 스티커 등을 제공하여 아동이 스스로 소변을 조절할 수 있는 동기를 부여한다.

## 2) 유분증

### (1) 증상

유분증encopresis의 필수 증상은 부적절한 장소(예: 옷 또는 복도)에 반복적으로 대변을 보는 것이다(진단 기준 A). 배변이 불수의적으로 나타나기도 하지만 때로는 의도적이기도 하다. 배변이 불수의적인 경우에는 변비, 변 응고 또는 범람 변실금을 동반하는 변의 잔류와 관계가 있다. 또는 특정 장소에서 변을 보는 것에 대한 불안, 적대적 행동의 일반적 양상 등의 심리적 원인으로 나타나기도 한다.

변비 및 변실금을 동반하는 경우에는 대변의 특징적인 형태를 이루고 있지

BOX 5-8

### 유분증 사례

7세인 B군은 대변을 변기에 보지 않고 반복적으로 팬티에 실수하곤 한다. 한 해가 지나면 학교에 가야 하는 나이인데 어머니는 '아이가 바지에 대변 실수를 해서 옷을 갈아입혔다.'라는 어린이집 선생님의 이야기를 자주 듣는다. 친구들 몰래 화장실에서 옷을 갈아입으며 수치심에 잔뜩 위축이 될 아이를 생각하면 엄마의 마음은 먹먹해지곤 한다.
어느 날은 친구들이 "똥싸개"라고 놀려서 속상하다고 이야기하고, 또 어느 날은 "○○이에게는 똥 냄새가 나니까 놀지 말자."라는 이야기를 들었다며 시무룩해 한다. 그런데도 "배가 아프니 화장실에 가서 대변을 보겠다."라는 말은 절대 하지 않는다.
어머니는 속상한 마음에 상담소에도 찾아가 보고 그 원인이 무엇인지 물어도 보았지만 확실한 답변을 받지 못해 답답한 마음이다.

참고: 토끼맘 vs. 거북맘(https://cafe.naver.com/getampethskin)

않고 대변의 누출이 드물게 나타나며, 대부분 낮에 일어나고 밤에는 거의 나타나지 않는다. 또한 소량의 대변만이 나오게 되고, 실금은 변비 후 사라진다. 변비 및 변실금이 없는 경우에서는 대변이 정상적 형태와 점도를 유지하고 있고, 간헐적으로 배변이 나온다. 대변을 특정한 장소에서 보기도 하며, 적대적 반항장애나 품행장애와 관련되어 있기도 하다. 변비가 있는 경우가 변비가 없는 경우에 비해 더 흔하게 나타난다.

유분증은 생활 연령이 최소 4세가 될 때까지는 진단이 내려지지 않는다. 그 종류는 대변 가리기가 이전에 한 번도 성취되지 않았던 1차성 유분증과 일정 기간 대변을 가린 후 발생하는 2차성 유분증의 2가지로 구분된다.

**【유분증의 DSM-5 진단 기준】**

A. 부적절한 장소(예: 옷 또는 바닥)에 불수의적이든 의도적이든 반복적으로 대변을 본다.

B. 이러한 상황이 적어도 3개월 동안에 월 1회 이상 나타난다.

C. 생활 연령이 적어도 4세 이상이다(또는 이와 동일한 발달 수준에 있음).

D. 이러한 행동은 물질(예: 완화제)의 생리적 효과나 변비를 일으키는 기전을 제외한 다른 의학적 상태로 인한 것이 아니다.

**다음 중 하나를 명시할 것:**
변비 및 범람 변실금을 동반하는 경우: 신체 검진이나 병력상 변비의 증거가 있다.
변비 및 범람 변실금을 동반하지 않는 경우: 신체 검진이나 병력상 변비의 증거가 없다.

참고: APA(2013)

### (2) 발달

유분증의 유병률은 5세 아동의 약 1%에서 발생한다(APA, 2013). 성차에 있어서는 남아가 여아보다 더 흔하게 나타나며, 연령이 증가하면서 급격하게 감소한다.

유분증이 있는 아동 5명 중 1명 이상은 심각한 심리적 문제를 보이는데, 이는 심리적 문제 때문에 유분증이 발생한다기보다는 유분증이 있기 때문에 심리적 문제를 나타낸다고 볼 수 있다. 유분증을 지니고 있는 아동은 또래의 따돌림, 양육자의 처벌, 분노, 거부로 인해 심리적 스트레스를 받게 되고, 이로 인해 수치심, 캠프, 학교 상황을 회피하게 된다.

### (3) 원인

유분증의 원인을 살펴보기 위해서는 배변 훈련에 대해 먼저 알아야 할 필요가 있다. 아동은 배변 훈련을 통해 장 운동의 통제 방법을 배우게 되고, 장 운동이 일어나는 시점을 알려주는 근육과 신경으로부터 전달되는 신호를 인식하는 법을 배운다. 그러나 이러한 과정에서 배설하는 것을 거부하게 되면 배변이 대장에 쌓이게 되고 딱딱하게 굳어져 대장 운동이 힘들어지게 된다. 이로 인해 대장 운동을 해야 한다는 신호가 점점 약해지고 배변을 보는 것이 고통스러워지면 변비의 위험성이 증가되며 배변을 보류하려는 행동은 유분증으로 이어진다.

### (4) 중재

**① 변비 치료 및 규칙적인 식습관**

유분증을 해결하기 위해서는 먼저 변비를 치료하는 것이 중요하다. 힘들이지 않고 배변을 잘 볼 수 있도록 규칙적인 식습관을 갖게 하고 충분한 물과 채소, 과일 등 섬유질이 풍부한 음식을 섭취하도록 한다.

또한 변비나 항문 파열, 갑상선 질환, 직장 협착 등 배변 활동을 어렵게 하는 질환이 있는지 선별 검사를 해야 한다. 변비 치료만 잘 이루어져도 75%는 좋아질 수 있다.

**② 대소변 가리기 훈련**

대소변 훈련은 일관성이 있으면서도 편안한 심리 상태, 즉 억압적이지 않은 분위기에서 진행되어야 한다. 대체적으로 아침 시간이나 식사 후에 변을 잘 보기 때문에 이 시간대를 이용하여 변기에 앉아 대변을 볼 수 있도록 도와야 한다. 배변은 아이 스스로 하는 것이기 때문에 부모는 아이 스스로 힘을 주고 근육을 훈련시켜 대변을 잘 볼 수 있도록 옆에서 응원하고 칭찬해 준다. 실수를 하더라도 꾸중을 하기보다는 사랑, 격려를 통해 올바른 배변 습관을 키울 수 있도록 해야 한다.

**③ 약물 치료 및 행동적 개입**

여러 노력에도 불구하고 아동의 유분증이 치료되지 않으면 아이가 더 큰 스트레스를 받고 반항심이 커질 수 있으므로 약물 치료나 심리 치료 등을 실시할 필요가 있다. 유분증을 치료하기 위해서는 결장이 정상 크기 및 기능을 할 수 있도록 결장을 비울 수 있는 약물 치료와 행동적 개입을 병행하는 것이 효과적이다. 배변을 돕는 약을 투여한 후, 아동이 배변이 나올 것 같은 신호에 반응하고 화장실을 사용하면 이러한 행동에 대해 칭찬하고 격려해야 한다. 설사약과 행동적 개입을 함께 진행했을 때, 2주 이내에 개선되었으며, 75% 이상 이러한 개선이 유지되었다(Houts, 2003).

CHAPTER

# 06

# 학령기의 정신건강

| 학습 목표 |

학령기는 6~12세까지의 시기로 대략적으로 초등학교 시기를 말한다. 아동은 초등학교에 입학하면서 본격적인 학습이 시작되는 등 삶의 큰 변화를 경험하는 시기이다. 부모의 보살핌에 의존하던 영유아기와 달리 부모의 의존도는 감소하는 대신 또래에 대한 중요성이 더 증가한다. 학교라는 새로운 환경에 접하면서 대인관계나 학업 문제 등과 관련한 다양한 스트레스를 경험할 수 있다. 따라서 본 chapter에서는 학령기에 많이 나타날 수 있는 불안장애, 품행장애 및 특정학습장애에 대해 살펴보고자 한다.

# 1 불안 장애

불안장애anxiety disorder는 아동 및 청소년기의 가장 일반적인 정신적 문제 중의 하나이다. 불안장애는 아동기 정신과 장애 가운데 가장 흔히 발생하며, 아동기의 불안은 학업 수행이나 사회적 기능과 같은 여러 다양한 요인에도 영향을 미칠 수 있다. 일시적인 공포나 불안은 정상적인 발달 과정에서 나타날 수 있는 증상이지만, 지나친 공포와 불안은 학교생활이나 대인관계 등에도 영향을 미칠 수 있다. 아동기의 불안장애는 DSM-5에서 불안장애를 아동기와 성인기를 나누지 않고 통합하였다. 그리고 강박장애, PTSD(외상 후 스트레스 장애)는 독립된 진단 분류로 변경되고, 분리불안장애와 선택적 함구증이 불안장애로 포함되어, 불안장애의 종류로는 분리불안장애, 선택적 함구증, 특정 공포증, 사회 불안장애, 공황 장애, 광장 공포증 및 범불안장애가 포함된다.

**표 6-1** DSM-Ⅳ와 DSM-5의 하위 유형 구분

| DSM-Ⅳ | DSM-5 |
|---|---|
| 범불안장애 | 분리불안장애 |
| 공황 장애 | 선택적 함구증 |
| 특정 공포증 | 특정 공포증 |
| 사회 공포증 | 사회 불안장애 |
| 강박장애 | 공황 장애 |
| 외상 후 스트레스 장애 | 광장 공포증 |
| | 범불안장애 |

### 1) 증상

불안은 일반적으로 걱정스러운 생각과 두려움으로 볼 수 있고 위험을 예견한 경우나 혹은 현실적인 위험이 제시되지 않을 때에도 빈번히 느껴지는 정서적 불편감을 의미한다. 불안장애를 가진 아동의 경우, 위험에 대해서 선택적으로 주의를 기울이고 불안을 유발하는 상황이나 사건에 대해서 더 부정적인 것으로 인지한다. 따라서 불안을 통제하려다 보니 이들의 각성도가 더 높아지는 경우가 많다. 또한, 불안장애는 두통이나 복통, 수면장애를 동반하는데, 아동이 반복적인 신체증상 호소가 많은 경우에는 불안 증상을 의심해 볼 필요가 있다. 이처럼 아동기 불안은 신체적, 인지적, 행동적 요소 등이 연결되어 있어서 불안한 아동은 두통, 위통, 피로와 같은 신체적 불편감과 함께 걱정스러운 생각으로부터 벗어나는 데 어려움을 경험하고, 이러한 정서적, 인지적 문제는 산만한 행동이나 위축된 행동 등의 행동문제로도 이어진다.

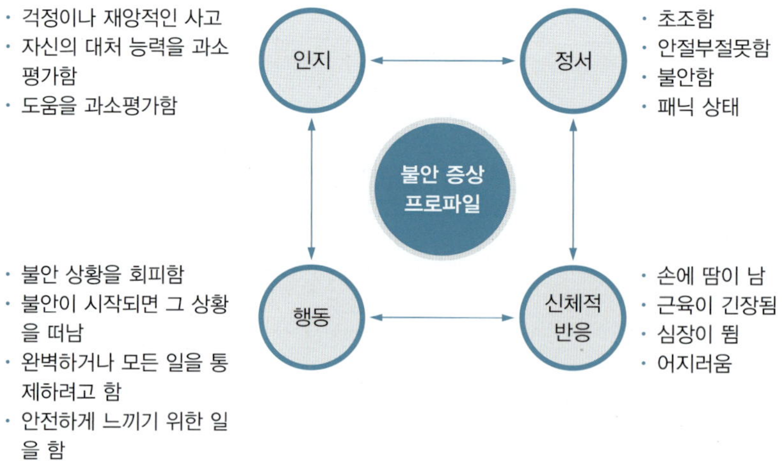


**그림 6-1**
**불안 증상의 프로파일**

## 2) 발달

불안장애는 또 다른 불안장애나 우울증을 흔히 동반하는데, 불안과 우울은 60~70%에서 같이 나타난다. 불안 및 우울과 같은 내현화 장애는 학령기 아동의 경우는 성별에 대한 차이가 없지만, 청소년기로 가면서 여자 청소년에게서 더 흔하게 나타난다. 10~13%의 아동·청소년이 우울 증상을 경험하고, 15%가 불안장애를 진단받기도 한다. 부정적 정서를 경험하는 점에서 불안과 우울은 공통점이 있으나, 우울은 낮은 긍정적 정서를 경험하고 불안은 생리적인 각성을 경험한다는 점에서 차이가 있다. 발달적으로 불안이 먼저 나타나고 그 후에 우울이 나타나는 경우가 많다.

## 3) 원인

불안장애는 다양한 위험 요인이 복잡한 상호작용의 경로를 거쳐 발달한다. 특히, 불안장애의 각 하위 유형에 따라서도 그 원인이 다를 수 있다. 그러나 보편적으로 언급되는 원인으로는 유전, 기질, 뇌 기능 등의 생물학적 요인과 심리 사회적 요인을 들 수 있다.

불안장애를 가진 부모의 자녀들은 불안장애를 가질 가능성이 높고, 불안에 대한 민감성, 불안에 의한 행동 제약, 부정적인 평가에 대한 두려움 등이 더 높다. 또한 기질적으로도 높은 부정적 정서나 행동억제의 성향 등은 불안에 영향을 미치며, 대뇌와 편도의 이상이나 내분비계의 이상, 신경전달물질 분비와 조절의 이상 등의 생물학적 요인도 불안의 원인으로 작용한다.

심리 사회적 요인으로는 불안장애를 일으키는 다양한 위험 환경에 노출될 때, 불안장애는 더욱 촉진될 수 있다. 또한 불안정한 애착은 불안장애를 일으키는 위험 요인으로 잘 알려져 있고(Dadds, 2002), 불안정한 가정 환경이나 부모의 부적응적인 모습은 아동 및 청소년에게 모방을 통한 학습을 제공할 수 있다. 특히, 부모의 양육 방식도 불안장애의 중요한 요인이 되는데, 과보호적이거나 침투적, 과잉통제적인 양육은 아동의 불안을 더욱 가중시킬 수 있다.

### 4) 중재

불안장애는 인지행동 치료, 심리 치료, 약물 치료, 근육 이완 훈련, 호흡 훈련 등을 함께 병행한다.

#### (1) 인지행동 치료

인지치료는 불안장애에 효과적인 치료 방법으로, 불안한 상황에 대한 개인의 왜곡되고 역기능적인 사고를 합리적인 사고로 전환할 수 있도록 돕는다. 행동치료는 환자의 내재된 공포와 불안으로 인한 부적응적 회피 행동을 체계적 둔감법systematic desensitization, 홍수법flooding 및 노출 치료exposure therapy 등을 통해 변화시키기도 한다.

#### (2) 심리 치료

심리 치료를 통해서 불안의 원인을 탐색하고 대처 방법을 익힐 수 있도록 훈련하는 것도 필요하다. 아동의 경우는 놀이 치료를 통한 치료를 병행할 필요가 있는데, 먼저 심리 검사와 놀이 평가를 통해 불안장애 아동을 평가한다. 놀이 평가에서는 아동과 부모가 떨어지지 못하거나 지나치게 긴장하고 걱정하여 놀이 치료실에서 안절부절하며 자발적으로 놀이를 편하게 주도하기 어렵다. 또한, 긴장과 경직 때문에 놀이에서 능력 발휘가 잘 안 되어 놀이 수준이 낮아 보이며, 여러 가지 고루 관심을 보이지 못하고 관심을 두는 놀잇감이나 놀이 영역이 한정되어 있다. 따라서 안정된 환경과 수용적인 치료사와의 관계에서 전반적인 불안 반응에 대한 강도를 줄이고, 일상생활에서 보편화할 수 있도록 돕는다. 또한, 불안이나 공포를 효과적으로 다루고, 학교 외 활동이나 또래집단 활동에 참여시킬 수 있도록 한다.

### (3) 약물 치료

불안장애가 생리적인 각성을 동반할 때는 약물 치료를 병행하는 것이 도움이 되는데, 부작용도 보고되고 있기에 증상이 심각할 때 심리 치료와 병행하는 것이 도움이 된다. 약물이 급속한 항불안 효과를 보이고, 일시적으로 만족감을 나타낸다 할지라도 현재 불안장애의 1차 치료는 아니기에 장기간 사용 시 의존 가능성 때문에 처방에 주의를 요할 필요가 있다.

### (4) 이완 훈련, 바이오피드백 및 뉴로피드백

이완 훈련은 불안에 대한 생리적 반응이나 근육 반응을 통제하는 데 도움이 된다. 또한, 바이오피드백 치료는 혈압, 맥박, 호흡, 체온, 근육 긴장도, 피부전도, 뇌파 등의 신체 생리적 반응을 통제하는 방법을 학습시키는 것으로서, 이를 통해 좀 더 스트레스 반응에 효과적으로 대처하게 한다. 최근 뇌파를 통한 뉴로피드백neurofeedback 치료에 대한 관심이 증가되고 있는데, 이는 바이오피드백의 한 형태로 뇌파 바이오피드백EEG biofeedback이라고도 불린다. 뇌파의 자가 조절 요법이라 할 수 있으며, 뇌파의 특별한 주파수 영역을 억제 혹은 강화시켜 대뇌의 기능을 정상화시키는 것으로서, 최근 임상 영역에서 여러 분야에 걸쳐 다양하게 응용되고 있다.

## 5) 불안장애의 하위 유형

### (1) 분리불안장애

#### ① 증상 및 발달

분리불안장애separation anxiety disorder는 부모나 사랑하는 사람과 분리될 것에 대한 예상되는 불편감에서부터 공포 반응까지의 불안 증상으로, 아동의 연령과 발달 수준에 비추어 부적절한 것을 의미한다. 아동에게 있어 어느 정도의 분리불안은 흔히 보이는 정상적인 반응이지만, 이들은 자신 혹은 애착대상에게 불행한 일이 생겨서 서로 보지 못하게 될까 봐 불안해 한다. 그래서 애착대상이 옆에 있어야 안심을 하고 잠시라도 없으면 애착대상의 존재를 확인하려 한다. 분리불안장애는 보통 5세 이전에 시작되어 사회적 영역에서 심각한 고통이나 현저한 장애를 일으킨다. 한번 발병한 분리불안장애는 꽤 오래 지속되는데, 성인기에 들어서도 집을 떠나는 것을 두려워하거나 애착대상에게 집착하는 행동을 하기도 한다. 분리불안장애의 DSM-5 기준은 다음과 같다.

**【 분리불안장애의 DSM-5 진단 기준 】**

A. 집 또는 애착대상과의 분리에 대한 불안이 발달 수준에 부적절하게 과도한 정도로 나타나며, 다음 중 최소한 3가지 이상이 나타나야 한다.

1. 집 또는 주된 애착대상과 분리되거나 분리가 예상될 때 반복적으로 심한 불안을 느낀다.
2. 중요한 애착대상을 상실하거나 그들에게 해로운 일이 일어날 것에 대해 지속적으로 과도하게 걱정한다.

3. 운 나쁜 사고(예: 길 잃기, 납치, 사고, 질병)가 발생해 중요한 애착대상과 분리될 것이라는 비현실적이고 지속적인 걱정을 한다.
4. 분리에 대한 불안 때문에 학교나 그 밖의 장소에 지속적으로 가기 싫어하거나 거부한다.
5. 혼자 있거나 중요한 애착대상 없이 지내는 것에 대해 지속적이고 과도한 두려움을 느끼거나 거부한다.
6. 중요한 애착대상이 가까이 있지 않은 상황이나 집을 떠나는 상황에서는 잠자기를 지속적으로 싫어하거나 거부한다.
7. 분리를 주제로 하는 악몽을 반복적으로 꾼다.
8. 중요한 애착대상과의 분리가 예상될 때 반복적인 신체증상(예: 두통, 복통, 오심, 구토)을 호소한다.

B. 두려움, 불안, 회피가 아동과 청소년의 경우 최소 4주 이상, 성인의 경우 전형적으로 6개월 이상 지속된다.

C. 장애가 사회적, 직업적 또는 다른 중요한 기능 영역에서 임상적으로 현저한 고통이나 손상을 초래한다.

D. 장애가 다른 정신장애로 더 잘 설명되지 않는다. 예를 들어, 집을 떠나는 것에 대한 거부가 자폐스펙트럼 장애에서 보이는 변화에 대한 지나친 저항, 정신증적 장애에서 보이는 분리에 대한 망상, 환각, 광장 공포증에서 보이는 믿을 만한 사람을 동반하지 않은 상태에서 외출을 거절하는 것, 범불안장애에서 보이는 중요한 사람이 병에 걸리거나 위험에 빠지는 것에 대한 염려, 질병 불안장애에서 보이는 병에 걸리는 것에 대한 염려 등으로 더 잘 설명되지 않는다.

참고: APA(2013)

### ② 원인

원인은 기질적 요인과 환경적 요인을 들 수 있다. 먼저, 기질적인 요인으로는 어릴 때부터 성격이 예민했거나 낯가림이 심한 경우나 강박적이거나 미숙하고 의존적인 경향이 강한 경우이다. 환경적 요인으로는 부모 성격 자체가 불안이 높아서 아동에 대하여 지나친 걱정을 하고, 이로 인해 아동을 과잉보호하게 되어 아동의 또래 경험이나 놀이 경험이 결핍되어 사회적인 능력이 부족하게 되는 것이다. 또한, 영아기에 주 양육자와의 안정적이고 친밀한 애착 관계를 형성하지 못하거나 부모가 자신의 감정을 잘 조절하지 못하여 양육태도에 일관성이 없을 때도 아동은 불안이 생길 수 있다. 이외에도 아동 자신이나 가족의 심한 질병이 있었거나 죽음의 경험이 있을 때, 부모의 별거나 이혼, 이사 등의 갑작스런 변화가 있을 때도 분리불안이 심해질 수 있다.

**③ 중재**

분리불안장애 아동의 치료는 놀이 치료나 인지행동 치료와 같은 심리 치료, 가족 치료, 부모 교육 및 상담 등의 다각적인 접근이 효과적이며, 증상이 심할 경우에는 약물 치료를 병행하기도 한다. 놀이 치료를 통해서 아동의 불안한 감정을 수용하고 치료자와의 신뢰 관계 형성함으로써 아동에게 안정된 애착 관계를 새롭게 형성할 수 있는 기본 전제를 마련하는 것에 초점을 맞춘다. 인지행동 치료는 아동에게 자신이 경험하는 불안이 어떻게 야기되었는지, 그리고 불안에 대처하는 방법 등을 가르친다. 부모 교육 및 상담은 필수적인데, 부모-자녀 상호작용을 촉진함으로써 근본적인 문제를 해결하는 데 도움을 줄 수 있다. 부모와의 애착 형성에 도움을 줄 수 있는 치료 놀이의 접근 방법도 많이 사용된다. 지속적으로 등교 거부를 거부할 경우에는 약물 치료를 병행하거나 입원이 필요한 경우도 있다.

### (2) 선택적 함구증

**① 증상 및 발달**

선택적 함구증selective mutism은 언어적인 문제가 없음에도 불구하고 특정 상황에서 말을 하지 않는 것이다. 이렇게 말을 하지 않는 증상이 1개월 이상 지속되고 교육적, 직업적 성취나 사회적 의사소통을 방해할 때 진단할 수 있다. 이들은 발표하기 질문에 대답을 피하거나 함께 이야기하는 상황에서 말을 하지 않는데, 언어 표현의 문제가 있는 것은 아니다. 선택적 함구증을 가진 아동은 보통 학교에서 의도적으로 말하기를 거부하는데, 이들 중에는 단순히 말만 하지 않을 뿐 고개로 끄덕이거나 가로젓기, 손가락으로 가리키거나 그림 그리기 등 제스처나 글씨 쓰기와 같은 비언어적 수단을 사용하여 다른 사람들과 의사소통을 하기도 하며, 말을 요구하지 않는 사회적 활동이나 역할, 놀이 활동 등에는 참여하기도 한다.

선택적 함구증은 일반적으로 5세 이전에 발병하지만, 어린 아동의 경우는 가정에서 벗어나서 다양한 사회적 상황에 접촉할 경험이 많지 않고, 부모나 교사의 보살핌과 지지가 많이 제공되기에 이러한 행동이 크게 눈에 띄지 않는다. 그러나 초등학교에 입학하면서부터는 읽기, 발표 및 또래들과의 언어적 상호작용의 상황이 증가하면서 여러 가지 부적응적 문제를 초래하게 된다. 일반적으로 흔하지는 않아서 0.3~1% 정도의 유병률을 보이며, 남아보다는 여아에게서 많이 발생한다.

선택적 함구증의 지속 기간은 다양한데, 어릴 때 이 장애를 경험했을지라도 나중에 극복하기도 하는 등 장기적 경과에 대해서는 잘 알려져 있지 않다. 그러나 성인기까지 독립심, 사회적 의사소통 능력 등의 어려움이 지속되는 경우에는 사회 불안장애로 이환되는 경우가 있다. 또한, 선택적 함구증은 일시적 적응 문제와는 구분되어야 하는데, 새 학기 시작 후 1개월 이내에는 적응상의 문제로 나타날 수 있기에 이때는 진단에서 제외된다. 지적 장애나 자폐스펙트럼 장애, 말더듬이나 언어장애 및 사회 불안장애나 분리불안장애, 특정 공포증 등이 흔히 동반되기도 한다. 선택적 함구증의 DSM-5 기준은 다음과 같다.

**【 선택적 함구증의 DSM-5 진단 기준 】**

A. 다른 상황에서는 말을 할 수 있으면서도 말하는 것이 기대되는 특정한 사회적 상황(예: 학교)에서 지속적으로 말을 하지 못한다.

B. 장애가 학업적, 직업적 성취나 사회적 의사소통을 저해한다.

C. 장애의 기간이 적어도 1개월 지속된다(학교 입학 후 처음 1개월 동안 말을 하지 않는 것은 제외한다).

D. 말하지 못하는 이유가 사회생활에서 요구되는 언어에 대한 지식이 없거나 그 언어에 대한 불편한 관계가 아니다.

E. 장애가 의사소통장애(예: 아동기 발병형 유창성 장애, 즉 말 더듬기)에 의해 설명되지 않으며, 자폐스펙트럼 장애, 조현병, 또는 다른 정신증적 장애의 기간 중에 발생하는 것이 아니다.

참고: APA(2013)

### ② 원인

원인은 기질적인 요인으로, 수줍음과 불안이 있거나 발달지연, 언어 표현이나 이해상의 문제, 언어적 문제와 관련한 외상 경험 등을 들 수 있다. 또한, 가족적 요인으로 부모가 우울하고 감정적으로 미성숙하며, 정신병리가 있거나 부모와 아동과의 지나친 공생관계도 영향을 미칠 수 있다. 이외에도 가정 내에서 무관심 및 대화가 거의 없거나 지나치게 엄격한 양육 등으로 인해 자신의 생각을 표현하는 데 어려움을 가질 수 있다.

#### ③ 중재

선택적 함구증은 행동치료, 놀이 치료, 약물 치료 등을 복합적으로 시행해야 한다. 행동치료는 아동이 말하는 특정한 장소나 상황에서부터 말하는 행동에 대한 칭찬과 보상을 제공하면서 함구 행동을 보이는 장소나 상황에까지 점진적으로 확대해 나가는 것이다. 또한, 아동이 말을 하는 상황에 새로운 사람을 등장시키는 방법을 사용하면서, 점차 많은 장면에서 사람들과 이야기할 수 있도록 한다. 즉, 아동이 말을 하는 상황은 보통 가정일 경우가 많은데, 아동의 집으로 친구들을 초대하는 방법도 활용할 수 있다. 언어적 의사소통이 전혀 이루어지지 않는 것이 타인과의 상호작용에 더 부적절할 수 있으므로, 메모 등을 활용하여 의사소통을 할 수 있도록 개입하는 것도 필요하다. 약물 치료는 말하는 자체의 두려움을 감소시키는 데는 효과가 있다.

### (3) 특정 공포증

#### ① 증상 및 발달

특정 공포증specific phobia은 위험하지 않은 특정한 대상(예: 뱀, 개, 거미)이나 상황(예: 높은 곳, 폭풍)에 대한 극단적인 공포를 지니는 것으로, 공포의 대상이나 상황에 대한 회피 반응이 특징이다. 아동의 경우 불안이나 두려움은 울고, 떼쓰는 행동이나 얼음 반응이나 지나치게 사람에게 매달리는 행동으로 나타나기도 한다. 보통 신체적, 인지적 및 행동적 증상을 동반하게 되는데, 신체적 증상으로 호흡 곤란, 빨라지는 심장 박동, 정신 혼미 등이 인지적 증상으로 불안한 생각들이, 행동적 증상으로 회피 반응이 나타난다.

공포증은 다음의 하위 유형으로 구분할 수 있다.

- 동물형animal type: 뱀, 개, 거미, 바퀴벌레 등 동물이나 곤충에 대한 공포

표 6-2
**연령에 따른 공포 대상**

| 연령 | 공포 대상 |
|---|---|
| 영아기 및 걸음마기(0~3세) | 큰 소리, 낯선 사람, 화장실에 대한 공포, 신체적인 손상 등 |
| 유아기(3~6세) | 상상 속의 괴물이나 귀신, 어두움, 동물, 특히 개 등 |
| 학령기 | 천둥이나 번개, 시험과 성적, 신체적인 외모, 죽음 등 |
| 청소년기 | 인간관계, 발표, 자연재해, 초자연적 현상 등 |

- 자연환경형natural environment type: 천둥, 번개, 높은 장소, 물이 있는 강이나 바다 등과 같은 자연에 대한 공포
- 혈액-주사-상해형blood-injection-injury type: 피를 보거나 주사를 맞거나 상처를 입는 등의 신체적 상해나 고통 등에 대한 공포
- 상황형situational type: 비행기, 엘리베이터, 폐쇄된 공간 등과 같은 상황을 두려워하고 피하는 경우

일반인의 특정 공포증의 유병율은 10~11.3% 정도이고, 남성에 비해 여성이 2배 정도 많고 주로 10대 청소년에게 많다. 특정 공포증은 주로 10대 중반에 발생하는 경우가 많지만, 하위 유형에 따라 다소 차이가 있다. 예를 들면, 동물형은 어린 아동기에 나타나고 혈액-주사-상해형은 학령기에, 상황형은 20대 중반에 발생하는 경향이 있다(전석균, 2016).

연령에 따른 두려움, 불안 및 걱정에 대한 변화는 표 6-2와 같다.

특정 공포증에 관한 DSM-5 진단 기준은 다음과 같다.

**【 특정 공포증의 DSM-5 진단 기준 】**

A. 특정 대상이나 상황에 대해서 극심한 공포나 불안이 유발된다(예: 비행기 타기, 고공, 동물, 주사 맞기, 피를 봄).

주의: 아이들의 경우 공포나 불안은 울기, 발작, 얼어붙거나 매달리는 것으로 표현될 수 있다.

B. 공포 대상이나 상황에 노출되면 예외 없이 즉각적인 공포나 불안이 유발된다.

C. 공포 대상이나 상황을 회피하거나 극도의 공포와 불안 상태로 견디어 낸다.

D. 공포 대상이나 상황에 대해 통상적이거나 실제 위험의 정도를 훨씬 넘는 불안, 공포를 보인다.

E. 공포, 불안, 회피 반응은 최소한 6개월 이상이어야 한다.

F. 공포, 불안, 회피는 사회적, 직업적, 또는 다른 중요한 기능 영역에서 임상적으로 현저한 고통이나 손상을 초래한다.

G. 공황 발작, 광장 공포증, 강박장애, 외상 후 스트레스 장애, 분리불안장애, 사회성 불안장애에서 보이는 불안, 공포가 아니어야 한다.

참고: APA(2013)

### ② 원인

특정 공포증의 원인으로는 가족력과 같은 유전의 가능성이 있다고 하지만, 분명하지는 않다. 개인의 성격적 요인으로 보는 경우도 있고, 부모의 과잉보호나 실제 공포를 경험한 환경적 요인으로 볼 수 있다. 보통은 개인적 요인과 학습이론으로 많이 설명하고 있는데, 공포증의 소인을 이미 가지고 태어났으나 지속적인 스트레스에 노출되면 발병할 수 있다.

### ③ 중재

특정 공포증의 치료는 행동치료, 인지치료 및 약물 치료 등을 병행하게 된다.

행동치료는 긴장을 이완시킨 상태에서 약한 공포 자극에서부터 시작하여 점차 강한 공포 자극을 노출시키는 체계적 둔감법, 노출 치료 등을 사용한다. 보통 신체 반응을 조절하는 연습을 통해서 불안 반응을 억제할 수 있도록 근육 이완 훈련과 함께 불안 상황에 단계적으로 노출시키는 행동치료를 병행한다.

인지치료는 참여적 모방 학습법을 사용하는데, 다른 사람이 공포 자극을 불안 없이 대처하는 것을 관찰함으로써 공포증을 치료하는 방법이다. 약물 치료는 행동치료의 보조 수단으로 활용하는데, 일시적인 불안 완화에 대해 적절히 사용하고 있다. 이외에도 위험 상황의 서열을 정해 보거나 휴식, 취미 활동 등 심리적 이완을 통해 스트레스를 조절하고 관리하는 것이 필요하다. 어려서부터 두려운 물건이나 상황을 피하지 않고 다양한 경험을 할 수 있도록 하는 것과 부모나 주변 어른들이 아동의 행동을 제한하기 위한 '겁주기'식의 양육을 지양할 필요가 있다.

### (4) 사회 불안장애

#### ① 증상 및 발달

사회 불안장애social anxiety disorder는 DSM-IV에서는 사회 공포증이었으나, DSM-5에서는 사회 불안장애로 변경되었다. 이 장애는 다른 사람들과 상호작용하는 사회적 상황을 두려워하여 회피하거나 타인 앞에서 어떤 일을 해야 할 때 심한 불안과 공포를 느낀다. 낯선 사람이 자신을 유심히 보는 것 같이 느끼거나 다른 사람들과 마주칠 것 같은 사회적 상황까지도 비현실적인 두려움을 느낀다. 또한 관심의 초점이 되거나 다른 사람들 앞에서 부정적인 평가를 받을지 모른다는 불안과 함께 자신이 당황하게 되는 것에 대한 두려움을 느낀다. 이처럼 다른 사람들이 자신을 이상하게 보거나 자신을 좋아하지 않을 것에 대한 염려가 심하여 일상생활이나 학업, 대인관계에서도 어려움을 겪게 된다.

보통 수줍음을 타는 아동은 5세에 발병하지만, 사회 공포 불안장애 1~2%는 아동, 3~4%는 청소년에게서 발생하며 청소년의 평생 유병율은 9%로 추정한다. 보통 청소년 중기와 후기가 전형적인 발병 연령으로, 평균 발병 연령이 13세로 알려져 있다. 성인기가 되면 증상이 약화되거나 완화되기도 하지만 보통 일생 동안 지속된다.

사회 불안장애의 DSM-5 진단 기준은 다음과 같다.

**【 사회 불안장애의 DSM-5 진단 기준 】**

A. 타인에게 면밀하게 관찰될 수 있는 하나 이상의 사회적 상황에 노출되는 것을 극도로 두려워하거나 불안해 한다. 그러한 상황의 예로는 사회적 관계(예: 대화를 하거나 낯선 사람을 만나는 것), 관찰되는 것(예: 음식을 먹거나 마시는 자리), 다른 사람들 앞에서 수행을 하는 것(예: 연설)을 들 수 있다.
주의: 아동에서는 또래와의 상황에서 불안을 느끼지, 성인과의 접촉 상황은 아니다.

B. 다른 사람들에게 부정적으로 평가되는 방향(수치스럽거나 당황한 것으로 보임, 다른 사람을 거부하거나 공격하는 것으로 보임)으로 행동하거나 불안 증상을 보일까 봐 두려워한다.

C. 이러한 사회적 상황에서의 노출은 거의 예외 없이 불안을 유발한다.
주의: 아동에게서의 공포 불안은 울음, 분노발작, 몸이 굳음, 달라붙음, 말을 하지 못하는 것으로 나타날 수 있다.

D. 사회적 상황을 회피하거나 극도의 공포와 불안 상태로 견디어 낸다.

E. 사회적 상황에 대해 통상적이거나 실제 위험의 정도를 훨씬 넘는 공포, 불안을 보인다.

F. 공포, 불안, 회피 기간이 최소한 6개월 이상이어야 한다.

G. 사회 상황에 대한 불안, 공포, 회피로 인해 정상적인 일상생활, 직업, 학업, 또는 사회적 활동에 심각한 장애와 고통을 유발한다.

H. 공포, 불안, 회피는 약물 남용이나 처방된 약물, 다른 의학적 상태에 의한 것이 아니어야 한다.

I. 공포, 불안, 회피가 다른 정신장애로 더 잘 설명되어서는 안 된다.

J. 만약 다른 의학적 상태가 존재하는 경우 공포, 불안, 회피가 이 질환들과 연관이 없거나 과도하다.

**다음의 경우 명시할 것**

수행 단독형: 사람들 앞에서의 수행(발표, 연주, 공연) 상황에서만 공포를 보이는 경우

참고: APA(2013)

### ② 원인

사회 불안장애의 원인으로는 유전적 요인이 관여한다고 알려져 있고, 생물학적으로는 뇌신경전달물질 중에서 아드레날린이나 도파민 계열의 불균형으로도 보고된다. 낯선 상황이나 새로운 시도에 거부 반응을 보이고 과도한 자율신경계의 각성 증상을 보이는 행동억제의 기질적 특성과도 연관되어 있다. 인지적 측면에서 어린 시절 놀림, 모욕, 비판 등의 상황에서 부적절한 역기능적 신념이나 인지 왜곡이 일어난 경우가 있을 수 있다. 이외에도 환경적 요인으로 부모의 거부적이거나 과잉보호적인 양육이나 부적절한 양육 환경에 노출되어서 사회는 무섭고 위험한 곳이라는 생각이 요인이 되기도 한다.

### ③ 중재

사회 불안장애의 치료법으로는 인지행동 치료와 약물 치료가 있다. 인지행동

치료는 부정적 사고와 신념을 재구성하고 왜곡된 인지를 교정해 주는 인지치료와 행동치료의 일종인 노출 치료가 가장 효과적이다. 노출은 치료 상황에서 어려운 상황을 실제 상황과 유사하게 만들어 노출시키는 상황 노출과 실제 생활에서 노출을 경험하도록 하고 치료 상황에서 발표하게 하는 실제 노출 방법이 있다. 또한, 집단 치료가 효과적이라는 보고도 있다. 약물 치료는 선택적 세로토닌 재흡수 억제제가 가장 널리 사용되며 항불안제도 일부 사용된다.

### (5) 공황 장애

#### ① 증상 및 발달

공황 장애panic disorder는 반복적이고 갑작스럽게 엄습하는 강렬한 불안과 공포를 주된 증상으로, 예기치 못한 공황 발작이 반복적으로 일어나는 증상이다. 공황 발작panic attack은 극도의 공포심이 느껴지면서 심장이 터지도록 빨리 뛰거나 가슴이 답답하고 숨이 차며, 땀이 나는 등 신체증상이 동반되어 죽음에 이를 것 같은 극도의 불안 증상이다. 공황 발작은 흥분, 신체적 활동, 성행위, 감정적 상처 등에 뒤따라서 생길 수 있으나 이유 없이 자발적으로 생기는 경우가 대부분이다. 공황 발작 증상은 급작스럽게 나타나 10분 이내에 최고조에 도달하며, 대개 10~20분 동안 지속된 후 사라진다.

발작이 없는 시기에도 그와 같은 증상이 다시 나타날지 모른다는 예기 불안 antacipatory anxiety을 느끼기도 하며, 발작이 일어난 장소나 상황을 가급적 피하려는 습성으로 인해 여러 가지 회피 행동을 보이기도 한다. 또한, 외출을 삼가고 혼자 있기를 두려워하는 등 광장 공포증이 함께 나타나기도 하며, 심장병이 아닌가 하는 등 건강 염려증이 동반되기도 한다.

공황 장애는 아동에게는 매우 드물고, 대부분 청소년기에 발생하는 경우가

**표 6-3**
**공황 장애의 임상 양상**

| 증상 | 내용 |
|---|---|
| 공황 발작 | • 강한 공포, 곧 죽지 않을까 하는 불안, 호흡 곤란, 심계 항진, 흉부 통증, 질식감, 현기증, 비현실감, 떨림, 돌발적인 열감 등<br>• 비교적 순식간에(약 10분간에 걸쳐) 악화되는 형태로 시작하여, 대개 10~20분 지속되다가 빠르게 또는 서서히 소실 |
| 예기 불안/회피 행동 | • 예기 불안: 발작이 없는 중간 시기에 공황 발작이 또 생기지 않을까 하는 불안<br>• 회피 행동: 발작이 일어났던 장소, 상황과 유사한 장소나 상황을 피하려는 행동 |

있는데, 이는 사춘기의 신체적 변화가 영향이 있다.

공황 장애의 DSM-5 진단 기준은 다음과 같다.

**【공황 장애의 DSM-5 진단 기준】**

A. 반복적으로 예상하지 못한 공황 발작이 있다. 공황 발작은 극심한 공포와 고통이 갑작스럽게 발생하여 수 분 이내에 최고조에 이르러야 하며, 그 시간 동안 다음 중 4가지 이상의 증상이 나타난다.
주의점: 갑작스러운 증상의 발생은 차분한 상태나 불안한 상태에서 모두 나타날 수 있다.

1. 가슴이 두근거리거나 심장 박동이 강렬하거나 또는 급작스럽게 빨라짐
2. 땀 흘림
3. 몸이 떨리거나 후들거림
4. 숨이 가쁘거나 답답한 느낌
5. 질식할 것 같은 느낌
6. 흉통 또는 가슴 불편감
7. 메스꺼움 또는 복부 불편감
8. 현기증, 비틀거림, 몽롱함, 기절 상태의 느낌
9. 몸에 한기나 열기를 느낌
10. 감각 이상(감각이 둔해지거나 저린 느낌)
11. 비현실감(현실이 아닌 것 같은 느낌) 또는 이인감(자기 자신으로부터 분리된 느낌)

12. 자기통제를 상실하거나 미칠 것 같은 두려움
13. 죽을 것 같은 두려움

주의점: 문화 특이적 증상(예: 이명, 목의 따끔거림, 두통, 통제할 수 없는 소리 지름이나 울음)도 보일 수 있다. 이러한 증상들은 위에서 진단에 필요한 4가지 증상에는 포함되지 않는다.

B. 공황 장애로 진단되기 위해서는 최소 1회 이상의 발작 이후 1개월 이상 다음 중 1가지 이상의 조건을 만족해야 한다.

1. 추가적인 공황 발작이나 그로 인한 결과(예: 통제 상실, 심장 발작, 미치는 것)에 대한 지속적인 염려나 걱정
2. 공황 발작과 관련된 행동에서의 유의미한 부적응적 변화(예: 공황 발작을 피하기 위해 운동을 삼가거나 낯선 상황을 피하는 등의 행동)

C. 장애는 물질(예: 남용 약물, 치료 약물)의 생리적 효과나 다른 의학적 상태(예: 갑상선 기능 항진증, 심폐 질환)로 인한 것이 아니다.

D. 장애가 다른 정신질환으로 더 잘 설명되지 않는다(예: 사회 불안장애에서처럼 공포스러운 사회적 상황에서만 발작이 일어나서는 안 된다. 특정 공포증에서처럼 공포 대상이 상황에서만 나타나서는 안 된다. 강박장애에서처럼 강박 사고에 의해 나타나서는 안 된다. 외상 후 스트레스 장애에서처럼 외상성 사건에 대한 기억에만 관련되어서는 안 된다. 분리불안장애에서처럼 애착대상과의 분리에 의한 것이어서는 안 된다.

참고: APA(2013)

**BOX 6-1**

## 공황 장애 진단

※ 아래의 증상 중 4가지 이상이 급격하게 발생하여 10분 이내에 최고조에 도달하게 되는 경우

- 가슴이 떨리거나, 심장 박동수의 증가
- 발한(땀이 많이 남)
- 손, 발 혹은 몸이 떨리거나 흔들림
- 숨이 가빠지거나 혹은 질식
- 질식할 것 같은 느낌
- 가슴이 아프거나 압박감
- 메스껍거나 뱃속이 불편함
- 어지럽거나, 불편하며 어지러우면서 약간의 현기증이 나거나 혹은 현기증이 날 때
- 죽을 것 같은 느낌
- 지각 이상(마비되거나 혹은 따끔따끔한 느낌)
- 몸에서 열이 오르거나 오한이 남
- 비현실감 혹은 이인증(자기 자신에서 분리된 것 같은 느낌)
- 미쳐 버릴 것 같은 두려움에 대한 제어 상실

**② 원인**

공황 장애의 원인으로는 유전적 요인, 생물학적 요인, 성격 및 환경적 요인 등으로 볼 수 있다. 유전적 요인으로 가족력이 있는 경우는 그렇지 않은 사람보다 발병 확률이 높다고 알려져 있다. 생물학적 요인으로 뇌 기능과 구조의 문제, 신경전달물질 시스템의 이상, 측두엽, 특히 해마에 병리적 소견을 보고 있다. 성격적 요인으로는 예민하거나 불안함을 많이 느끼는 사람, 걱정이 많거나 고집이 강하고 신경질적인 사람일수록 공황 장애가 생길 가능성이 많다. 환경적 특성으로는 어린 시절의 부정적인 가정 환경(예: 학대, 갈등 등)으로 인해 항상 긴장하고 있으며, 불안한 마음으로 생활하게 되면 스트레스에 더욱 취약해질 가능성이 높다.

### ③ 중재

약물 치료와 인지행동 치료가 대표적인 방법이며, 가족 치료와 집단 치료도 도움이 된다. 먼저 공황 장애에 사용되는 약물은 항우울제와 항불안제가 있는데, 항우울제는 치료 효과가 비교적 오래 유지되고 공황 발작을 예방하는 효과가 있다. 항불안제는 항우울제에 비해 치료 효과가 바로 나타나 불안을 빠르게 감소시켜 주지만, 치료 효과가 수 시간 정도만 지속되고 습관성이 있다.

인지행동 치료로는 공황 발작을 한 번 경험한 사람들은 다시 그런 고통스러운 상황이 발생할까에 대한 불안이 높다. 그러다 보니 위험하지 않은 상황도 피하게 되고 두려움도 더 커지게 된다. 따라서 이러한 잘못된 신념이나 생각을 교정하는 치료를 하는 것이다. 인지행동 치료와 함께 약물 치료를 병행하는 것이 각각의 단독 치료에 비해 효과적인 것으로 알려져 있다. 이외에도 이완 요법, 호흡 요법, 신체 상황에서의 노출 등도 활용된다.

평상시에 카페인이 들어 있는 식품(예: 초콜릿, 차, 커피, 콜라 등)의 섭취를 줄이고, 불안감 등을 유발할 수 있는 약물을 사용하고 있는지 확인할 필요가 있다. 또한, 건강한 식사와 운동으로 건강한 몸을 유지하는 것이 중요하다.

## (6) 광장 공포증

### ① 증상 및 발달

광장 공포증agoraphobia은 광장이나 운동장, 공공장소, 극장 및 밀폐된 공간(터널, 엘리베이터) 또는 도중에 내리기 어려운 운송 수단(지하철, 기차) 등과 같이 급히 빠져나갈 수 없는 특정한 장소에 대한 공포를 지니는 것이다. 심한 경우 외출도 안하려 하지만, 혼자 있는 것도 두려워한다. 광장 공포증 환자의 약 2/3 정도가 공황 장애를 가지고 있다. 공황 상황에 노출될 때 불안으로 인한 여러 가지 자율 신경계통의 신체적인 변화와 감각을 느끼게 되어 불안은 더욱 악화되는 경우가 많다. 공황 장애를 가진 광장 공포증의 경우는 공황 장애가 치료로 호전이 되면 광장 공포증 역시 같이 좋아지는 경우가 많다. 보통 청소년기 후기나 성인기 초기에 빈번하게 발생하고, 남성보다 여성에게 더 많이 발생한다.

광장 공포증의 DSM-5 진단 기준은 다음과 같다.

**【 광장 공포증의 DSM-5 진단 기준 】**

A. 다음 5가지 상황 중에서 2개 이상에 대한 현저한 공포나 불안을 느낀다.
1. 대중교통 수단 이용(자동차, 버스, 기차, 배, 비행기)
2. 개방된 공간에 있는 것(주차장, 시장, 다리)
3. 폐쇄된 공간에 있는 것(쇼핑몰, 공연장, 극장)
4. 줄을 서거나 군중 속에 있는 것
5. 집 밖에 혼자 있는 것

B. 개인이 이러한 상황을 두려워하거나 피하는 이유는 탈출하기 어렵거나 공황 같은 증상이나 다른 당혹스러운 증상이 나타날 때 도움을 받을 수 없다는 생각 때문이다. (증상에는 노인이 낙상을 두려워하거나, 대소변 실금을 두려워하는 것 등이 포함)

C. 광장 공포증 상황이 대부분 항상 공포와 불안을 일으킨다.

D. 광장 공포증 상황이 오면 적극적으로 피하거나, 동행할 사람이 꼭 필요하거나 참을 수 없을 정도의 공포와 불안을 느낀다.

E. 광장 공포증 상황과 그것의 사회·문화적 맥락에서 볼 때 실제 위험에 비해 비정상적으로 공포와 불안이 극심하다.

F. 공포, 불안, 회피는 6개월 이상 지속된다.

G. 공포, 불안, 회피는 사회적, 직업적 또는 다른 중요 기능에서 임상적으로 현저한 고통이나 손상을 초래한다.

H. 만약 다른 의학적 상태(예: 염증성 장질환, 파킨슨병)가 동반된다면, 공포, 불안, 회피 반응이 명백히 과도해야 한다.

I. 공포, 불안, 회피는 다른 정신질환으로 잘 설명되지 않는다. 예를 들어, 증상이 특정 공포증의 상황 유형에 국한되어서는 안 된다. (사회 불안장애처럼) 사회적 상황에서만 나타나서는 안 된다. (강박장애에서처럼) 강박 사고에만 연관되거나 (신체 이형 장애에서처럼) 신체 외형의 손상이나 훼손에만 연관되거나 (외상 후 스트레스 장애에서처럼) 외상 사건을 기억하게 하는 사건에만 국한되거나 (분리불안장애에서처럼) 분리에 대한 공포에만 국한되어서는 안 된다.

※ 주의점: 공황 장애 여부와 관계없이 광장 공포증을 진단한다. 공황 장애와 광장 공포증의 진단 기준에 모두 해당하면 둘 다 진단할 수 있다.

참고: APA(2013)

### ② 원인

광장 공포증은 정신분석적 이론과 행동 이론 및 인지행동 이론으로 그 원인을 설명한다. 정신분석에서는 아동기 때 부모의 상실이나 분리의 경험이 불안으로 상기된다는 것으로, 사람이 많은 장소에서 혼자 있는 상황은 부모로부터 버림받은 상황에 대한 분리불안이 재현된다고 본다. 행동주의 이론에서는 불안이 부모로부터 학습되거나 고전적 조건화의 과정을 통해서 나타난다고 보고, 인지행동적 입장에서는 공포나 불안을 유발하는 사건에 대한 잘못된 해석이나 공포 상황에서 경험한 신체 감각에 대한 두려움과 공포의 결과에 대한 부적응적인 사고로 인해 발생한다고 본다.

광장 공포증에 대한 생물학적 원인은 분명하지 않으나, 기질적으로 행동억제, 신경증적 성향은 광장 공포증과 밀접한 관련이 있다. 또한, 환경적 요인으로 광장 공포증을 가진 경우, 집안 분위기나 양육 방식에서 따뜻함이 덜하거나 과보호적인 경우가 많다. 광장 공포증이 기질적 취약성과 심리적 요인이 상호작용한 결과라고 보는 견해도 있다. 즉, 개인이 기질적 취약성인 부정 정서성을 지니고 있는 상황에서, 환경적 요인인 부모의 과보호적인 양육행동이나 자녀의 불안과 회피 행동에 대한 부모의 강화나 불안한 부모 행동에 대한 아동의 모델링 등에 의해서 강화될 수 있다.

#### ③ 중재

광장 공포증은 인지행동 치료가 가장 효과적이며, 약물 치료를 병행한다. 인지행동 치료는 신체 감각에 대해서 민감성을 둔화시키고 회피 행동을 완화시키는 행동치료적 방법과 공포를 강화하는 잘못된 인지 과정을 수정하는 인지치료적 방법이 있다. 두려운 신체 감각에 대해서 노출뿐만 아니라, 두려워하고 있는 공포 유발 상황에 대한 실제적 노출 치료나 두려워하는 상황에 대한 위계를 작성한 후에 점진적으로 노출시키는 방법도 사용한다. 이외에도 불안에 대처할 수 있는 긴장 이완법과 복식 호흡법을 함께 사용한다.

### (7) 범불안장애

#### ① 증상 및 발달

범불안장애generalized anxiety disorder는 일반화된 불안장애라고도 하는데, 만성적으로 지나친 걱정과 긴장, 그리고 두통이나 근육 긴장, 메스꺼움 등의 신체증상을 경험한다. 과거, 현재, 미래의 다양한 행동과 사건에 대해 심하게 걱정하고 불안해하는 것이다. 불안의 주제는 더 많은 사람과 상황으로 확대되며, 평상시에도 긴장하고 있어서 편하게 쉴 수가 없고 끊임없이 움직이거나 손톱을

물어뜯거나 우는 등의 방식으로 불안을 표현한다.

보통 범불안장애 아동이 경험하는 일반적인 증상은 ① 미래의 일에 대한 과도하거나 비현실적인 걱정, ② 과거 자신이 한 행동에 대한 지나친 비현실적 염려, ③ 운동, 학업, 사회적 기능에 대한 과도한 비현실적 염려, ④ 의학적 원인이 없는 잦은 두통, 복통 같은 신체적 불편감 및 ⑤ 걱정에 의한 과도한 확인이다. 보통 초등학교 고학년에서 흔히 발생하며, 20세 이후에도 종종 발병한다. 순수한 범불안장애보다는 공황 장애, 사회 불안장애 및 주요우울장애 등과 공존하는 경우가 많고, 범불안장애를 가진 아동의 70%가 분리불안장애를 동시에 나타내는 경우가 많다.

범불안장애의 DSM-5 진단 기준은 다음과 같다.

**【 범불안장애의 DSM-5 진단 기준 】**

A. 여러 사건이나 활동(일 또는 학습)에 대해 과도한 불안과 걱정을 하며, 그 기간이 최소 6개월 동안 그렇지 않은 날보다 그런 날이 더 많다.

B. 자기 스스로 걱정을 통제하는 것이 어렵다고 느낀다.

C. 지난 6개월 동안 다음의 6가지 증상 중 3개 이상을 보인 날이 그렇지 않은 날보다 더 많다. (주의: 아동의 경우 1가지 증상만 충족해도 된다)

1. 안절부절못함
2. 쉽게 피로해짐
3. 주의 집중이 어려움
4. 과민한 기분 상태(짜증남)
5. 근육 긴장
6. 수면장애

D. 불안이나 걱정 또는 신체증상이 사회적, 직업적 기능 또는 다른 중요한 기능 영역에서 임상적으로 유의미한 고통이나 손상을 초래한다.

E. 이러한 장애는 물질(예: 남용 약물, 치료 약물)이나 다른 의학적 상태(예: 갑상선 기능 저하증)의 생리적 효과에 기인한 것이 아니다.

F. 이상의 증상이 다른 정신장애보다 더 잘 설명되지 않는다.
(예: 공황 장애에서 공황 발작을 일으키는 것, 사회 불안장애에서 부정적인 평가, 강박 장애에서 오염이나 다른 강박적 사고, 분리불안장애에서 애착대상으로부터의 분리, 외상 후 스트레스 장애에서 외상적 사건의 기억 단서, 신경성 식욕부진증에서 체중 증가, 신체증상 장애에서 신체적 불편, 신체 변형 장애에서 지각된 신체적 결함, 질병 불안장애에서 심각한 질병, 정신 분열증 혹은 망상장애에서 망상적 믿음의 내용에 대한 불안 또는 걱정)

참고: APA(2013)

### ② 원인

범불안장애의 생물학적 요인으로 뇌의 구조와 기능적인 측면에서 보면 편도체의 기능적 연결이 손상된 것으로 보고하고 있다. 정신분석학적 측면에서는 무의식적 갈등이나 성격 구조 간의 불균형으로, 행동주의적 관점에서는 주변의 환경 자극에 대한 불안 반응이 잘못 학습된 것으로 보고 있다. 인지적 관점에서는 불안한 사람들의 경우 사건을 다른 사람보다 더 위협적으로 지각하는 인지적 편향성이 있다고 본다. 즉, 이들은 주변 환경에 존재하는 잠재적 위험에 예민하고 이러한 위험이 현실화될 위험이 높다고 평가한다. 또한, 위험한 사건이 실제로 발생했을 때 나타날 수 있는 부정적인 결과를 치명적인 것으로 판단한다. 즉, 범불안장애의 핵심적 특징인 걱정을 인지적 회피 기제로 보고 있다.

### ③ 중재

범불안장애에 있어 인지행동 치료가 가장 효과적이다. 걱정과 관련된 인지적 요인들을 이해시키고 걱정이라는 내면적인 사고과정을 지각할 수 있도록 돕는 것이다. 예를 들면, '걱정 사고 기록지'를 기록하게 하여 그 걱정이 얼마나 현실적이고 자신에게 어떤 영향을 끼치는지 생각한다. 또한, 동시에 걱정하는 행위에 대한 긍정적 신념을 재검토하고 수정하게 하고, 걱정이 떠올랐을 때 이를 조절하고 대처하는 방법도 학습한다. 이 밖에도 이완법을 통해서 불안을 조절할 수 있도록 돕는다. 약물 치료는 항불안제나 항우울제 계열의 약물 치료를 사용한다. 벤조디아제핀 계열 약물은 과민성을 저하시키고 진정 효과를 지녀서 급성 불안 증상 완화에는 도움이 되지만 만성적인 불안 증세에는 덜 효과적이다.

## 2 품행장애

품행장애(CD)conduct disorder는 DSM-Ⅳ-TR에서는 '주의력결핍 과잉행동장애'에 속해 있었으나, DSM-5에서 '파괴적, 충동 조절 및 품행장애'가 새로 추가되면서 이 범주에 포함되었다. 이 범주에는 '적대적 반항장애', '간헐성 폭발장애', '품행장애', '반사회성 성격장애', '병적 방화', '병적 도벽' 및 '달리 명시된/명시되지 않은 파괴적, 충동 조절 및 품행장애'가 포함된다. 품행장애는 1950년대에 '청소년 비행'으로 소아기에 나타나는 행동 장애로 간주되었고, 1990년대에 와서 품행장애라는 용어를 사용하였다.

### 1) 증상

품행장애의 핵심 증상은 다른 사람의 기본적 권리를 침해하고 나이에 적합한 사회적 규범 및 규칙을 위반하는 지속적이 반복적인 행동 양상이다. 이러한 행동은 크게 4가지 영역, 즉 공격성, 물건의 파괴, 도벽, 규칙 위반 등으로 다양하다. 품행장애의 행동은 가정이나 학교, 지역사회와 같은 다양한 장면에서 관찰되기에, 품행장애에 해당하는지 파악하기 위해서는 엄격한 진단이 필요하다.

품행장애의 구체적인 증상으로는 인지·행동적 증상과 정서·사회적 증상을 들 수 있다. 먼저, 인지·행동적 증상으로는 사람이나 동물 등 자신보다 약한 존재에 대한 공격성을 보이고 잔인하게 대한다. 또한, 다른 사람의 물건이나 기물을 파괴하고 방화를 저지르거나 물건을 훔치는 행동을 한다. 또한, 가정, 학교 등에서 심각한 규칙 위반을 보이며, 13세 이전에 밤늦게까지 집에 들어오지 않거나 무단결석 및 가출을 하기도 한다. 정서·사회적 증상으로는 이들은 정서적으로 과민하고 좌절에 대한 인내가 낮으며, 공감 능력이 부족하고 타인의 감정에 대해서도 둔감함을 보인다. 자존감이 낮고, 사회적으로 적절한 관계를 맺지 못하며 대인관계에서의 갈등 상황에서 문제 해결력이 부족하다.

이러한 품행장애의 4가지 범주에 대한 DSM-5 진단 기준을 살펴보면 다음과 같다.

**【 품행장애의 DSM-5 진단 기준 】**

A. 다른 사람의 기본적 권리를 침해하고 연령에 적절한 사회적 규범 및 규칙을 위반하는 지속적인 반복적인 행동 패턴이 지난 12개월 동안에 다음의 15개 기준 중 3개 이상으로 나타나야 한다. 그중 1개 이상의 기준은 지난 6개월 이내에 나타나야 한다.

### 사람과 동물에 대한 공격

1. 자주 다른 사람을 못살게 굴거나, 협박하거나 겁먹게 한다.
2. 자주 싸움을 건다.
3. 다른 사람에게 심한 신체손상을 줄 수 있는 무기를 사용한다.
4. 사람에게 신체적으로 잔인하게 대한다.
5. 동물에게 잔인하게 대한다.
6. 피해자가 보는 앞에서 도둑질을 한다(예: 노상 강탈, 지갑 소매치기, 강도, 무장 강도).
7. 다른 사람에게 성적 활동을 강요한다.

### 재산 파괴

8. 심각한 파괴를 일으킬 작정으로 고의로 불을 지른다.
9. 다른 사람의 재산을 고의로 파괴한다(방화로 인한 것은 제외).

### 사기 또는 절도

10. 다른 사람의 집, 건물 또는 자동차를 부수고 침입한다.
11. 어떤 물건을 얻거나 환심을 사기 위해 또는 의무를 피하기 위해 거짓말을 자주 한다(즉, 다른 사람을 속임).
12. 피해자와 대면하지 않은 상황에서 귀중품을 훔친다(예: 부수거나 침입하지 않고 상점에서 물건 훔치기, 문서 위조하기)

### 중대한 규칙 위반

13. 부모의 금지에도 불구하고 자주 외박하며, 이는 13세 이전부터 시작되었다.
14. 부모나 대리 양육자와 집에 같이 살면서 최소한 2번 이상 가출, 외박하였다.
15. 무단결석을 자주 하며, 이는 13세 이전부터 시작되었다.

B. 행동 장애가 사회적, 학업적 또는 직업적 기능 영역에서 임상적으로 현저한 손상을 초래한다.

C. 18세 이상인 경우, 반사회적 성격장애의 기준에 부합되지 않는다.

※ 다음 중 하나를 명시할 것

- 아동기 발병형: 10세 이전에 품행장애의 특징적인 증상 중 적어도 1개 이상을 보이는 경우
- 청소년기 발병형: 10세 이전에는 품행장애의 특징적인 증상을 전혀 충족하지 않는 경우
- 명시되지 않는 발병: 품행장애의 진단 기준을 충족하지만, 첫 증상을 10세 이전에 보였는지 또는 10세 이후에 보였는지에 대한 정보가 없어서 확실하게 결정하기 어려운 경우

※ 현재의 심각도를 명시할 것

- 경도: 진단을 충족하는 품행 문제가 있더라도 품행 문제의 수가 적고, 다른 사람에게 가벼운 해를 끼치는 경우(예: 거짓말, 무단결석, 허락 없이 밤늦게 집에 들어가지 않는 것)
- 중등도: 품행 문제의 수와 다른 사람에게 끼치는 영향의 정도가 경도와 고도의 중간에 해당되는 경우(예: 피해자와 대면하지 않는 상황에서 도둑질하기, 기물 파괴하기)
- 고도: 진단을 충족하는 품행 문제가 많거나 또는 다른 사람에게 심각한 해를 끼치는 경우(예: 성적 강요, 신체적 잔인함, 무기 사용, 피해자가 보는 앞에서 도둑질, 파괴와 침입)

참고: APA(2013)

BOX 6-2

## 영화로 이해하는 품행장애

### 1. 푸줏간 소년(1999)

프란시는 유일한 친구인 조와 마을을 누비며 온갖 사고를 치고 다니는 말썽꾸러기로, 알코올중독자인 아버지와 수차례 자살 시도를 한 어머니 밑에서 자란다. 아버지에게는 학대를 당하고 어머니는 그저 무기력하기만 해서 프란시를 보호해 주지 못한다. 그런데 어느 날 엄마의 자살 시도가 성공을 하고, 필립이라는 아이를 계속해서 괴롭히다가 필립의 엄마인 뉴전트 부인에게 호되게 당하게 된다. 그리고 일어나는 일들에 대해 프란시가 어떻게 반응하는지를 영화는 잔인할 정도로 담담하면서도 참혹하게 묘사하고 있다.

**2. 나비 효과(2004)**

끔찍한 어린 시절의 상처를 지닌 주인공 에반, 그에게 남은 것은 기억의 파편들과 상처 입은 친구들이다. 에반은 과거의 기억을 되살리기 위해 정신과 치료를 받으며 어릴 적부터 매일매일 꼼꼼하게 일기를 쓴다. 대학생이 된 어느 날, 예전의 일기를 꺼내 읽다가 일기장을 통해서 시공간 이동의 통로를 발견하게 된다. 그것을 통해 과거로 되돌아가 미치도록 지워 버리고 싶은 기억, 어린 시절의 상처 때문에 스스로 목숨을 끊은 첫사랑 켈리와의 돌이키고 싶은 과거, 그리고 사랑하는 친구들에게 닥친 끔찍한 불행들을 고쳐 나간다.

## 2) 발달

품행장애는 아동기와 청소년기에 상당히 흔하게 나타나는데, 보통 아동 중기에서 청소년기 사이에 그 증상이 현저하게 드러난다. 품행장애는 아주 어린 유아나 초등학교에 입학하기 전 아동에게 진단을 내리는 일은 매우 드물다. 유아에게 진단을 내리지 않는 이유는 발달이 충분하지 못하고, 아동이 보이는 문제가 아직 성숙하지 않아서라고 보기 때문이다. 이처럼 초기에는 덜 심각한 행동에서 시작하여, 나이가 들수록 행동의 수위가 높아지는 경향이 있다. 품행장애의 유병율은 보통 2~10% 범주로 추정하며, 아동기에서 청소년기로 갈수록 증가하며 여성보다는 남성에게서 더 높다.

품행장애의 발병 연령은 예후에 영향을 미치는데, 품행장애가 이른 나이에 시작되고, 문제 행동의 종류가 많고 빈도가 잦을수록 경과는 좋지 않다. 아동기 발병형(10세 이전)은 공격성, 주의력 문제, 충동성 및 부진한 학업 성적 등 다양한 문제 행동을 동반하며 청소년기 발병형에 비해 예후가 좋지 않다. 또한, 아동기에 품행장애가 발병하는 경우에는 적대적 반항장애와 흔히 같이 나타난다. 반면, 청소년기 발병형은 아동기 발병형에 비해 상대적으로 공격적인 행동이 적고, 정상적인 또래관계를 맺기도 한다.

품행장애가 있는 사람이 성인이 되었을 때, 공격성, 재산 파괴, 사기 및 규칙 위반 등의 증상을 계속 보이는 경우 반사회적 성격장애를 함께 진단할 수 있다. 품행장애와 주의력결핍 과잉행동장애 간의 중복되는 부분이 많고, 품행장애 아동 중 15~45%는 불안과 우울증을 함께 가지고 있다(고명수 외, 2019). 심한 품행장애는 우울장애, 불안장애, 알코올중독 등과 같은 다양한 정신질환과 공병 될 가능성이 높다(Loeber & Farrington, 2000). 품행장애는 적대적 반항장애, 주의력결핍 과잉행동장애, 반사회적 성격장애와는 구분이 필요하다.

- 적대적 반항장애: 품행장애에서 관찰되는 특징 가운데 불순종이나 권위에 대한 대항은 포함하지만, 다른 사람의 기본적 권리나 나이에 맞는 사회적 규범 및 규율을 위반하는 것과 같은, 좀 더 심각하고 지속적인 행동 양상을 포함하지는 않는다. 품행장애와 반항장애의 기준을 모두 충족시키는 경우에는 품행장애의 진단이 우선적으로 내려져야 하고 반항장애는 별도로 진단되지 않는다.
- 주의력결핍 과잉행동장애: 파괴적인 과잉행동 및 충동적 행동이 흔히 나타나지만, 이런 행동이 나이에 맞는 사회적 규범을 위반하는 것은 아니다.
- 반사회적 성격장애: 18세 이상의 개인에 있어서 품행장애의 진단 기준에 맞지 않을 경우에만 내려진다.

## 3) 원인

품행 문제의 원인은 유전 및 신경생물학적 요인, 부모–자녀관계적 요인, 부모의 이혼/재혼 및 주거 변화와 같은 환경적 요인으로 인한 스트레스 등으로 매우 다양하며, 아동의 연령에 적합한 발달 수준을 고려하여 문제를 이해하는 것은 중요하다. 아동에게 품행 문제가 발견될 경우, 부모는 일차적으로 아동이 문제 행동을 보이는 원인을 정확히 파악하는 것이 중요하며, 그 과정에서 전문가의 도움을 받는 것은 큰 도움이 될 수 있다.

### (1) 유전 및 신경생물학적 요인

품행장애 아동의 부모를 포함한 가족 구성원에서 반사회적 성격장애나 알코올 중독 및 품행장애의 과거력이 있는 경우를 보면, 부모에게서 유전되는 경우를 들 수 있다. 반사회적 행동이 유전되는 것은 아니지만, 까다로운 기질 또는 충동성과 같은 생물학에 기초를 둔 다수의 특징들은 행동의 반사회적인 패턴들을 발달시키는 경향으로 유전 가능성에 영향을 미칠 수 있다.

또한, 품행장애의 비율을 보면 여자에 비해 남자의 품행장애 비율이 높은 편인데, 이는 남성과 여성의 호르몬이나 기질, 세로토닌 이상이나 성 호르몬 이상 등을 고려해 볼 수 있다. 품행장애가 있는 사람이 그렇지 않은 사람에 비해 휴지기에 심박률이 느리고 전반적으로 자율 신경계의 각성 수준이 낮게 나타났다. 자율 신경계의 낮은 각성 수준은 자극의 추구와 행동 통제에 대한 반응성을 감소시킨다(박응임 외, 2017). 품행장애는 뇌의 복측 전전두엽과 안와전전두엽의 기능이 손상된 경우가 관찰되어, 이들은 사회적 규칙을 위반했을 때에 뒤따르는 처벌을 생각하지 못하고 현재의 욕구를 만족시키기 위해 충동적으로 행동한다.

### (2) 가족 요인

먼저, 강압적인 부모-아동의 상호작용을 들 수 있다. 세미로프Sameroff의 교류적 모델은 자녀는 부모로부터 특정한 양식의 반응을 이끌어 내고, 부모 또한 자녀가 특정한 방향으로 행동하도록 유도함으로써 부모와 자녀가 상호적으로 서로의 행동에 영향을 미친다. 또한, 패터슨Patterson의 사회적 강압 이론social coercion theory에서는 자녀는 부모의 훈육 유형에 대한 반응으로 적대적이고 불순응적이며 반사회적인 행동 양식을 나타내게 되고, 이는 다시 부모로부터 더 높은 수준의 강압적 반응을 야기하는 악순환의 고리로 연결된다고 본다(Patterson, 2002; Patterson et al., 1992).

가정에서의 부모의 양육도 품행장애를 결정하는 중요한 요인이 되는데, 부모가 아동을 지속적으로 학대, 방임하기나 유기했던 경험이나 품행에 대해 교정하지 않거나 너무 억압적으로 양육을 한다면 품행장애를 갖게 될 가능성이 매우 높다. 또한, 부모가 우울증이나 반사회적 성격장애 및 알코올의 문제가 있거나 범죄 경력 및 특정 정신병리가 있는 경우라면 아동에게 직간접적으로 영향을 미칠 수 있다. 가족 내 환경이 부모의 이혼이나 빈곤, 폭력, 학대가 있고, 부모들의 아동기 공격성이나 범죄 행동 및 약물 등도 위험 요인이 될 수 있다.

### (3) 사회·문화적 요인

지역사회의 지지망이 결여되어 이웃의 폭력에도 쉽게 노출되는 경우는 더욱 취약할 수 있다. 또한, 낮은 사회·경제적 지위, 가족 붕괴, 거주지 불안정성, 좋지 못한 학교에 입학하는 것 등을 비롯하여 대중 매체의 영향력도 이러한 성향을 강화시킬 수 있다.

### 4) 중재

#### (1) 약물 치료

품행장애에만 효과를 보이는 약물은 아직 없으나, 공격성이 뚜렷한 경우에는 약물 치료가 필요하다. 특히, 주의력결핍 과잉행동장애나 학습장애 및 기분장애와 같은 동반 질환이 있을 경우에도 적절한 약물 치료가 병행되어야 한다.

#### (2) 심리 치료

아동 및 청소년의 내면에 억압한 갈등이나 공격성은 심리 치료를 통해서 이를 탐색하고 해소하기 위한 과정이 필요하다. 구체적으로는 행동치료, 인지치료 및 집단 치료가 도움이 된다. 먼저, 행동치료를 통해서 공격적 행동이나 문제 행동을 직접 교정하고 훈련하며, 모델링, 강화, 연습, 역할 놀이 등을 통해서 바람직한 행동을 익히도록 도와주는 것이다. 인지적 치료를 통해서 상황에 접근하는 방법이나 행동보다는 사고과정에 초점을 두고, 분노 조절, 충동 조절 등을 할 수 있도록 돕는다. 또한, 사회성 훈련은 이들의 문제 해결 능력을 키울 수 있으며, 다양한 상황에 대처할 수 있는 방법을 배울 수 있다. 이외에도 집단 치료는 유사한 문제를 가진 아동 및 청소년들이 다른 사람의 생각과 느낌을 경험하고 이해하며, 서로 격려하고 지원함으로써 집단의 응집력과 소속감을 경험할 수 있게 한다.

#### (3) 부모 교육 및 가족 치료

부모에 대한 적절한 교육이나 가족 구성원에 대한 치료적 개입은 매우 중요하다. 품행장애를 가진 아동 및 청소년은 일관성 없는 양육태도나 가족 갈등 및 부적절한 양육 환경이 요인이 될 수 있으므로, 부모 교육 및 상담을 통해 건강한 부모 역할이나 의사소통 기술을 돕는 것이 필요하다. 특히, 부모나 가족의 정신적 문제가 있을 경우에는 가족 상담 및 치료가 병행될 필요가 있다.

### (4) 지역사회의 지지

아동과 가족에 대한 지역사회의 지지는 매우 중요하다. 아동이나 청소년이 폭력이나 위험한 환경에 노출되지 않도록 건강하고 안전한 환경을 조성할 필요가 있기 때문이다. 부모나 가족이 적절한 기능을 하지 못하는 경우라 하더라도 지역사회의 감독과 지지가 있을 때는 이들의 위험을 조기에 발견하고 해결할 수 있는 기반이 될 수 있다.

**BOX 6-3**

#### 행동 장애 아동을 위한 기관에서의 전략

1. 부모와 지속적으로 의사소통하기
2. 성인과 친밀하고 긍정적인 관계 맺기
3. 아동의 감정을 반영해 주기
4. 아동에게 우호적인 환경(일관성 있는 규칙, 쉬운 용어로 설명 등) 만들어 주기
5. 문제 상황에 대처하는 방법에 대한 역할 놀이하기
6. 스트레스 요소 줄이기
7. 활동 전이에 어려움을 보이는 아동에게는 한 번 더 예고하고 알려 주기
8. 학습에 대한 아동의 개별적인 요구 지원하기
9. 필요한 규칙을 정하고 사소한 문제로 충돌하지 않기
10. 긍정적인 행동을 인정해 주기
11. 기본적인 사회적 기술 가르치기: 비언어적 의사소통, 경청하기 등
12. 자기조절을 증진시키기 위한 놀이 활동하기

참고: Bilmes & Welker(2010), 김혜금 외(2017)

# 3 특정 학습장애

특정학습장애specific learning disorder는 DSM-Ⅳ-TR에서 학습장애로 불리던 진단이 DSM-5에서 특정학습장애로 명칭이 변경되며 '신경발달장애' 범주에 포함된다. 특정학습장애는 읽기와 쓰기, 기초적인 수 연산에 문제가 있는 것으로, 이러한 학습 기술은 다른 고차원적 사고와 학습을 할 수 있는 기반이 된다. 일반적으로 특정학습장애는 두뇌 및 신경의 문제와 관련이 있어, 뇌의 정보처리 속도가 느려져 다른 발달적 지연이나 문제 행동의 원인이 될 수도 있다.

## 1) 증상

특정학습장애는 정상적인 지능을 갖추고 있고 정서적인 문제가 없음에도 불구하고 지능 수준에 비하여 뚜렷한 학습부진을 보이는 경우이다. 읽기, 쓰기, 계산 능력과 관련된 학습에 어려움을 느낀다. 특정학습장애를 진단하는 데 드러나야 할 증상이 3가지 있다.

첫째, 핵심 학습 기술의 미성취로, 핵심 학습 기술은 앞서 말한 기초적인 읽기, 쓰기, 수 연산과 추론 등을 말한다. 아동의 대부분이 이러한 과업을 어려워하기는 하지만, 특정학습장애를 가진 아동은 특히 어려워하고 이와 관련한 성취에 실패한다. 부모나 교사가 적절한 학습을 제공함에도 불구하고 학생들이 어려움을 겪는다. 이러한 학습의 어려움은 다른 교과목을 공부하는 것에도 방해를 받는다.

둘째, 또래보다 현저하게 낮은 성취로, 또래보다 수준이 낮다는 것은 그만큼 학습에서 제대로 된 역할을 하기 어렵다는 것이고, 이는 학교에서의 적응도 어렵게 만든다. 학습장애를 가진 아동이 성장하여 성인이 되면 직업이나 일상생활에서의 어려움을 겪기도 한다.

셋째, 학습의 어려움이 지적 발달, 전반적 발달지연, 청각 및 시각 장애 또는 신경학적 장애나 운동 장애에 의한 것이 아니어야 한다. 그리고 경제적이나 환경적으로 불리한 조건이나 만성적 결석 및 교육 부족과 같은 외부 요인에 의한 것이 아니어야 한다.

결론적으로 특정학습장애를 가진 아동은 학습의 어려움이 없었다면 정상 수준의 지적 기능을 보여줄 것으로 예측한다. 즉, 특정한 원인이 없음에도 불구하고 학습장애가 나타난다는 것을 의미한다.

BOX 6-4

### 학습부진

정상적인 학교 학습을 할 수 있는 잠재능력이 있으면서도 선수적 학습 요소의 결손으로 인하여 설정된 교육 목표에 비추어 볼 때 수락할 수 있는 최저 학업 성취 수준에 도달하지 못한 학습자를 의미한다. 하위 20~30% 이하의 성취를 보이는 학생으로, 학업 영역 전반에서 낮은 성취를 보인다.

학습부진은 환경적, 경제적 결손이 원인인 경우 많아서, 교과 내용을 쉽게 재구성하여 보충 교육을 제공하면 학습이 점차 향상되는 경향이 있다. 그러나 학습부진 아동이 적절한 중재를 받지 못하면, 학습 결손 누적으로 인해 학습장애로 발전할 가능성도 높다.

**표 6-4 특정학습장애의 발달별 증상**

| 분류 | 내용 |
|---|---|
| 학령 전 유아 | • 대부분의 또래들보다 말이 늦음<br>• 발음 문제가 있고, 어휘 발달이 늦음<br>• 문자를 인식하지 못하거나 쓰지 못할 수 있음<br>• 글자, 숫자, 요일의 이름을 기억하는 데 어려워함<br>• 말소리로 하는 놀이에 대한 흥미가 부족함<br>• 지시와 일과를 따르기 어려워함 |
| 초등학교 저학년 | • 글자와 소리의 관계를 느리게 배움<br>• 기본 단어를 혼동함<br>• 읽기와 철자 쓰기에서 동일한 실수를 지속적으로 함<br>• 숫자의 순서를 바꾸고, 수학 부호(+, −, ×, ÷, =)를 혼동함<br>• 사실을 기억하는 데 어려움이 있음<br>• 새로운 기술을 느리게 배움<br>• 충동적이고, 계획을 세우기를 어려워함<br>• 연필을 안정적으로 잡지 못함 |
| 초등학교 고학년 | • 글자의 순서를 바꿈<br>• 긴 단어나 다음 절 단어, 단어의 일부분을 빼 먹거나 잘못 발음함<br>• 접두사, 접미사, 어근과 기타 철자법을 배우는 데 느림<br>• 소리 내어 큰 소리로 읽는 것을 피함<br>• 단어 문제 풀기에 어려움이 있음<br>• 글자 쓰기를 어려워하고, 쓰기 과제를 회피함<br>• 사실을 기억하는 것이 느리고 어려움<br>• 과제를 정해진 시간 내에 마치는 것에도 어려움이 있음 |
| 중학교 | • 부족한 독해력을 보임<br>• 단어의 첫 부분은 정확히 인지하나 나머지 부분은 터무니없는 추측을 함<br>• 소리 내어 읽는 것을 두려워하거나 거부할 수 있음 |
| 고등학교 이후 | • 독해나 쓰기, 단순 연산이나 수학적 문제 해결 방법을 습득하는 데 뚜렷한 문제를 보임<br>• 철자 오류가 지속되고, 단어나 본문을 느리게 읽거나 많은 노력을 들임<br>• 내용을 이해하거나 핵심을 파악하거나 의미를 추론하는 데 어려움이 있음 |

특정학습장애의 증상 발현은 연령에 따라 달라지므로, 학습 문제는 평생에 걸쳐 지속되거나 변화할 수 있다.

특정학습장애를 진단하기 위한 DSM-5 기준은 다음과 같다.

**【 특정학습장애의 DSM-5 진단 기준 】**

A. 학습하고 학업 기술을 사용하는 데 어려움을 해결하기 위한 중재를 제공받았음에도 불구하고 읽기, 쓰기, 언어, 수학 영역에서의 다음의 여러 가지 증상들 중 적어도 한 가지 증상이 적어도 6개월 이상 지속된다.

1. 부정확하게 또는 느리게, 노력하며 단어 읽기(하나의 단어를 부정확하게 또는 느리고 머뭇거리며 읽기, 단어를 자주 추측하기, 단어를 소리 내어 읽는 어려움)
2. 읽는 내용의 의미를 이해하는 어려움(문장은 정확하게 읽으나 순서, 관계, 추론, 또는 읽는 내용의 깊은 의미를 이해하는 어려움)
3. 철자의 어려움(추가, 생략, 또는 모음과 자음 대체)
4. 쓰기 표현의 어려움(문장 내 여러 가지 문법과 구두법 오류, 낮은 문단 구성 수준, 명확하지 않은 아이디어에 대한 쓰기 표현)
5. 수 감각, 수 지식, 계산의 어려움(낮은 수준의 수, 수 크기, 관계에 대한 이해력, 또래친구처럼 수학 지식을 기억하는 대신에 손가락을 이용해서 한자릿수 덧셈하기, 산술 계산하는 과정에서 헤매거나 순서 뒤바꾸기)
6. 수학적 추론의 어려움(문제를 푸는 데 수학적 개념, 지식, 과정들을 적용하는 심각한 어려움)

B. 특정학습장애의 학업적 어려움에 대한 확고한 임상적 지표는 개별적으로 수행한 표준화된 성취도 평가와 종합적인 임상 검사를 통해서 실제 연령에서 기대되는 학업 기술 수준 또는 평균 학업 성취보다 수량적으로 현저하게 낮을 때이다. 이러한 낮은 학업 기술은 아동의 경우 학교 내 학습 활동을 저해하는 원인이 되며, 이는 학교 기록들과 교사의 평가 점수를 통해 나타나게 된다. 17세 이상인 경우, 학습 어려움에 대한 문서 기록들은 표준화된 평가들을 대체할 수 있다.

C. 학업적 어려움은 학령기 동안에 시작된다. 그러나 개인의 제한된 학습 능력을 넘어선 학업 기술이 요구되기 전까지 명백하게 나타나지 않을 수도 있다(예: 시간이 정해진 시험, 제출 기한이 빠듯한, 복잡한 쓰기 능력이 요구되는 과제, 부담이 너무 큰 과제)

D. 학업적 어려움은 정신 지체, 교정되지 않은 시력과 청력의 문제, 다른 정신 또는 신경학적 장애, 심리·사회적 영역, 언어 문제, 또는 부적절한 교육으로 인해 기인될 수 없다.

※ 현재의 심각도를 명시할 것
- 경도: 1가지 또는 2가지 학업 영역의 학습 기술에 있어 약간의 어려움이 있으나 적절한 편의나 지지 서비스가 제공된다면(특히 학업 기간 동안), 개인이 이를 보상할 수 있고 적절한 기능할 수 있을 정도로 경미한 수준이다.
- 중등도: 1가지 또는 2가지 학업 영역의 학습 기술에 있어 뚜렷한 어려움이 있으며, 그로 인해 학업 기간 동안 일정한 간격을 두고 제공되는 집중적이고 특수화된 교육 없이는 능숙해지기 어렵다. 활동을 정확하고 효율적으로 완수하기 위해서는 적어도 학교나 직장, 집에서 보내는 시간의 일부 동안이라도 편의와 지지 서비스가 제공되어야 한다.
- 고도: 여러 학업 영역에 영향을 끼치는 학습 기술의 심각한 어려움이 있으며, 그로 인해 대부분의 학업 기간 동안 집중적이고 개별적이며 특수화된 교육이 지속되지 않는다면 이러한 기술을 습득하기 어렵다. 가정, 학교, 직장에서 일련의 적절한 편의와 서비스를 제공 받았음에도 불구하고 모든 활동을 효율적으로 수행하지 못할 수도 있다.

참고: APA(2013)

BOX 6-5

## 읽기 손상 동반: 난독증

난독증(dyslexia)은 글을 정확하고 유창하게 읽지 못하고, 철자를 정확하게 쓰기 힘들어 하는 것을 특징으로 하는 학습장애의 한 유형으로, 읽기 장애라고도 한다. 난독증의 증상은 대표적으로 말이 느리고 말을 더듬으며 발음이 정확하지 않고 어눌하며, 단어도 잘 떠올리지 못하고 읽는 속도가 더디어 이해력이 떨어진다. 원인으로는 신경생물학적 원인, 유전적 요인, 언어 및 읽기와 관련된 좌뇌 영역의 구조적/기능적 이상과의 연관성이 보고되고 있다.

**난독증을 앓았던 대표적인 연예인: 톰 크루즈**
7살 때 난독증이라는 진단을 받은 톰 크루즈는 글을 쓰거나 읽는 것은 물론이고, 글을 읽을 때 발음조차 정확하지 못했다고 한다. 고등학교를 졸업할 때까지 난독증으로 스스로를 비하하고 심한 좌절감 속에 살았다고 한다. 톰 크루즈는 배우 생활을 시작해서도 난독증으로 인해 많은 고통을 겪어야 했는데, 처음에는 타인이 읽어 주어야지만 대본을 외울 수 있었지만, 나중에는 스스로 난독증을 극복하기 위해 집중력을 발휘하여 읽고 그 내용을 이해하기 위해 머리 속에서 배운 내용을 시각화 하는 방법을 스스로 터득했다고 한다.

이 밖에도 난독증을 앓았던 유명인으로는 레오나르도 다빈치, 에디슨, 아인슈타인, 피카소 등이 있다. 국내에도 자신이 난독증이라고 고백한 연예인이 있는데, 조달한이다. 그는 난독증을 벗어나기 위해서 캘리그라피를 시작했다고 한다.

## 2) 발달

학령기 아동의 경우 5~15%이며 성인의 경우 약 4%로 추정된다. 읽기 곤란형은 전체 학습장애의 80%로 가장 많으며 남자 아동에게서 3~4배 더 흔하며 다른 학습장애와 함께 나타나는 경우도 많다. 쓰기 곤란형은 거의 다른 학습장애를 동반하며, 산술 곤란형은 단독으로 발생하는 비율이 전체 학습장애의 20% 정도이다.

특정학습장애를 지닌 아동은 학업 성적 부진, 낮은 자존감, 사회 기술의 부족, 사회적 위축 또는 공격적 행동을 나타내게 되며, 도중에 학업을 중단하는 비율이 높다. 또한 학습장애를 지속적으로 지니고 있는 성인은 직업과 사회 적응에서 심각한 어려움을 겪을 수 있다. 또한, 학습장애와 주의력결핍 과잉행동장애를 동반하는 경우가 흔하여, 주의 집중의 문제와 학습의 문제가 무엇이 주요인이 되는 문제인지를 파악할 필요가 있다. 이외에도 품행장애, 적대적 반항장애, ADHD, 우울증을 지닌 아동이나 청소년의 10~25%가 학습장애를 동반한다는 보고가 있다.

BOX 6-6

## 특정학습장애와 관련한 요인에 대한 평가

**1. 학업 수행 수준의 평가**

학습장애를 진단하기 위해서는 학년과 연령 수준과의 학습 능력의 차이를 확인해야 하는데, 기초 학습 기능 검사, 각 과목의 성적, 교사의 평가 등을 통해서 아동의 연령, 학년에 기대되는 수준에 비해서 학업 수행 능력이 어느 정도 떨어져 있는지를 평가해야 함

**2. 인지 기능의 평가**

아동의 인지 기능 평가에 가장 널리 사용되고 있는 검사는 웩슬러 아동용 지능 검사를 통해서 평가할 수 있음

**3. 주의력 평가**

학습장애와 주의력결핍 과잉행동장애를 동반하는 경우가 흔한데, 이들이 주의 집중의 문제를 함께 보이는 경우에 학습 문제가 주가 되고 주의 산만한 행동은 부차적인 문제인지, 아니면 주의력결핍 장애가 더 핵심적인 문제여서 아동이 보이는 학습 문제가 주로 주의 집중의 어려움에 기인된 것인지, 혹은 두 장애가 개별적으로 존재하는 것인지를 구분할 필요가 있음

**4. 정서 및 행동문제의 평가**

학습장애 아동들은 학습의 어려움으로 인해 정서 및 행동문제와 관련한 어려움을 보일 수 있음. 그러나 이러한 심리적 문제들이 학습 문제를 더욱 심화시킬 수 있으므로 이에 대한 평가나 진단이 중요함

**5. 환경적 요인의 평가**

신경생리학적 요인에 기인해 학습장애를 보이는 경우에도 환경은 장애의 정도나 유형에 영향을 미치는 요소가 되기에, 가정과 학교의 교육환경, 학업 성취에 대한 부모의 기대수준 및 태도와 같은 평가가 이루어져야 함

참고: 질병관리본부 국가건강정보포털(https://health.cdc.go.kr)

### 3) 원인

#### (1) 생물학적 요인

특정학습장애는 유전적인 원인 및 뇌 손상과 관련이 있다. 출생 전후의 외상이나 생화학적 또는 영양학적 요인에 의한 뇌 손상이 인지 처리 과정의 결함을 만들어 학습장애가 된다는 것이다. 또한, 특정학습장애는 감각적 인지적 결함과 깊은 관련이 있어, 대부분의 학습장애 아동은 읽기에 문제가 있는데, 이들은 소리에 대한 청각적 변별력이 떨어지는 경우가 흔하다.

읽기의 경우 여러 글자의 모양과 발음과의 규칙성을 빨리 파악하는 것이 중요하며, 산술 계산에서 가감승제의 규칙성을 이해하여 새로운 문제에 적용하는 것이 중요하다. 그러나 학습장애 아동은 이러한 규칙 학습 능력에 손상이 있을 수 있다. 또한, 기억력의 부족으로 여러 정보를 통합하고 처리하는 작업기억working memory의 용량이 부족해서 주어진 정보를 처리하지 못하고 장기 기억에 정보를 체계적이고 효과적으로 저장하는 것에 어려움을 느낀다.

#### (2) 환경적 요인

가정을 비롯한 교육 환경은 아동의 학습 과정이나 아동의 뇌 기능에 영향을 미칠 수 있다. 불화가 심하고 아동을 신체적 또는 심리적으로 학대하는 가정 환경에서 아동은 불안에 휩싸여 지적 잠재력을 발휘하지 못하고 학습 저하를 보이게 된다. 또한, 학습 저하는 부모의 꾸중과 처벌을 유도하여 아동의 불안감을 커지게 함으로써 학습 기능이 더 떨어지는 악순환을 하게 된다.

학습장애는 부모, 특히 어머니의 교육 수준과 밀접한 관계가 있다고 보고하는데, 교육 수준이 낮은 어머니가 자녀에게 적절한 교육을 제공하지 못하는 경우 학습장애가 생긴다는 것이다. 이에 더해 부모나 교사의 잘못된 교육 방법도 원인이 된다. 아동의 나이, 지능 수준, 흥미를 고려하지 않은 부적절한 교육을 무리하게 적용하면 학습장애가 발생할 수 있다. 예를 들면, 지능이 보통 이하인 어린 아동에게 무리한 조기 교육을 시키거나, 지적으로 매우 우수한 아동에게 반복 연습만 하는 학습적 교육을 시키는 경우이다.

## 4) 중재

특정학습장애와 관련한 중재를 위해서는 정확한 진단을 통해서 학습장애에 관련된 여러 요인들(신경생리학적 요인, 인지적 요인, 현재의 학업 수행 수준, 정서적 문제, 학업적 요인 등)에 대한 체계적인 평가가 선행되어야 한다. 특히 학습장애에 대한 최선의 치료 방법을 모색하기 위해서는 아동이 보이는 여러 영역에서의 결함 외에 현재의 문제를 극복하는 데 사용할 수 있는 자산이 무엇인지를 파악하는 것도 중요하다.

### (1) 과제 훈련

과제 훈련은 주어진 과제를 수행하는 데 필요한 특정한 기능을 직접적으로 훈련하는 것으로, 읽기, 쓰기, 셈하기와 관련한 학습 과제를 보다 작고 단순화한 단위로 세분화하며, 아동이 수행할 수 있는 기능부터 훈련하는 것이다.

### (2) 학습 전략 훈련

학습장애 아동을 위한 학습 전략 훈련 등 다양한 프로그램은 학습장애 자체를 치료하기 위한 것이라기보다는 학습장애로 인한 학업에서의 어려움을 줄이고 증상을 개선하기 위한 것으로 볼 수 있다. 이들은 지능 자체의 문제보다는 지적 능력을 과제 목표에 따라 선택적이고 효율적인 방식으로 사용하는 것에 문제가 있기에 이들의 장애 유형과 수준에 맞는 학습 전략을 고안하고 가르치는 것이 도움이 될 수 있다.

### (3) 약물 치료

학습장애 아동은 과잉행동을 나타내는 경향이 있는데, 이를 억제시키기 위해 중추 신경 자극제를 사용하기도 한다. 이러한 약물은 과잉행동을 통제하여 주의력을 향상하는 데 효과가 있으나 학습장애를 치료하지는 못한다.

### (4) 심리 치료

학습장애를 보이는 아동은 학업적 문제로 인한 스트레스가 정서·사회적 문제로 이어질 수도 있기에, 이를 해소하기 위한 심리 치료나 집단 상담을 병행하는 것도 도움이 된다.

CHAPTER

# 07

# 청소년기의 정신건강

| 학습 목표 |

본 chapter에서는 청소년기 정신건강에 해당하는 우울장애와 조현병, 섭식 장애에 대해 각각의 증상과 발달, 원인, 그리고 중재에 대해 살펴보고자 한다.

# 1 우울 장애

DSM-5에서 우울장애depressive disorder는 파괴적 기분조절부전장애, 주요우울장애(주요우울 삽화 포함), 지속성 우울장애(기분 저하증), 월경전불쾌감장애, 물질/치료 약물로 유발된 우울장애, 다른 의학적 상태로 의한 우울장애, 달리 명시된 우울장애, 명시되지 않은 우울장애를 포함한다. 본 장에서는 주요우울장애(주요우울 삽화 포함), 파괴적 기분조절부전장애, 지속성 우울장애(기분 저하증)에 대한 각각의 증상과 발달, 원인, 중재에 대해 알아보고자 한다.

## 1) 주요우울장애

### (1) 증상

주요우울장애major depressive disorder는 체중 변화와 자살 사고를 제외하고는 주요 증상들이 거의 매일 나타나야 하며, 우울한 기분이 하루 중 대부분, 거의 매일 존재해야 한다(APA, 2013). 주요우울장애는 피로나 수면에의 어려움, 체중 감소 및 증가와 같은 신체적 증상을 호소하기 때문에 이러한 증상이 우울과 관련이 있는지 살펴봐야 한다. 주요우울장애의 필수 증상은 적어도 2주 동안의 우울 기분 또는 거의 모든 활동에 있어서 흥미나 즐거움의 상실이 있어야 한다(진단 기준 A). 그러나 아동 및 청소년의 경우에는 우울한 기분보다는 과민한 기분으로 나타날 수 있다. 또한 식욕, 체중, 수면, 정신운동 활동의 변화,

**BOX 7-1**

### 주요 우울장애의 사례

중학교 2학년인 A는 초등학교 때까지 공부도 잘하고 학교생활도 잘하는 아이로, 부모님 걱정을 끼치지 않고 잘 성장하였다. 그러나 중학교에 들어오면서부터 말수가 줄어들고 아침만 되면 머리가 아프다고 하면서 지각하는 일이 빈번해지기 시작했다. 이때부터 짜증이 많아지고 집중을 못하며 멍하니 책상 앞에 앉아 있곤 했다. 삶 자체에 대한 의욕도 없고, 무기력하게 하루를 보내기가 일쑤였다. 좋아하던 피아노도 치지 않고 시간만 나면 게임을 하거나 스마트폰에만 열중하는 모습을 보였다. 엄마가 묻는 말에 쉽게 짜증을 내거나 화를 내었고, 감정조절이 어려워지면서 친구나 부모님 등의 주변 사람들과의 관계가 틀어지기 시작했다.
걱정이 된 부모님은 A를 데리고 병원에 데리고 갔다. A는 의사에게 "모든 게 힘들어요. 미쳐 버릴 것 같아요. 난 우리 반에서 제일 미련하고 못생기고 쓸모없는 인간인 것 같아요. 뭘 해도 재미없고 게임할 때만 힘든 기분을 느끼지 않아요."라고 말하였다.

감소된 에너지, 무가치감 또는 죄책감, 생각하고 집중하고 결정하기 어려움, 반복되는 죽음에 대한 생각 또는 자살 사고 또는 자살 계획 및 시도 중에서 최소한 4개의 부가적인 증상이 나타나야 한다(APA, 2013). 주요우울장애를 진단하기 위해서는 증상이 새롭게 나타나거나 또는 이전의 상태와 비교하여 명백하게 악화된 상태가 나타나야 한다. 또는 이러한 증상들로 인해 사회적, 직업적 또는 다른 중요한 기능 영역에서 임상적으로 현저한 고통이나 손상을 초래해야 한다.

주요우울장애에서 나타나는 기분은 우울하고 슬프고 실망스러우며 희망이 없거나 의기소침하다고 기술되고 있다(진단 기준 A1). 처음에는 우울한 기분을 부인하지만 지속적인 면담을 하다 보면 내담자의 느낌이 없거나 만사 귀찮아하는 표정을 통해 우울한 기분이 드러나는 경우도 있다. 또한 어떤 내담자들은 쉽게 화를 내거나 분노를 터뜨리거나 공격적으로 반응하거나 사소한 문제에 지나치게 좌절감을 느낀다고 보고하는 경우도 있다.

취미에 대한 흥미가 감소되거나 이전에 즐겁게 했던 활동에 대해 어떠한 즐거움을 느낄 수 없게 된다(진단 기준 A2). 예를 들어, 이전에는 자전거를 즐겁게 탔던 아이가 변명거리를 찾으며 운동하지 않으려 하고, TV를 즐겨 보던 사람이 더 이상 TV에 흥미를 느끼지 못하는 등 이전에 즐겼던 취미에 대해 무관심해진다.

식욕의 경우에는 감소되거나 증가되는 경향이 있다(진단 기준 A3). 억지로 먹거나 달콤한 음식과 같은 특정한 음식을 갈망하여 체중이 증가하거나 음식 섭취를 제한하여 체중이 감소하기도 한다.

수면 교란은 불면이나 과다 수면으로 나타난다(진단 기준 A4). 불면 증상은 크게 3가지로 나타나는데, 처음부터 잠들기 어려운 초기 불면증, 밤에 깨고 나면 다시 잠들기 어려운 중기 불면증, 너무 일찍 깨고 다시 잠들 수 없는 말기 불면증이 있다. 한편, 낮 시간에 잠자는 시간이 증가하거나 밤에 잠자는 시간이 길어지는 형태로 과다 수면이 나타나기도 한다.

정신운동 변화는 계속 앉아 있지 못하거나 다른 물건을 지속적으로 잡아당기는 등의 초조와 말, 사고, 몸의 느린 움직임이 있거나 말의 내용이 다양하지 못하는 등의 지연으로 나타난다(진단 기준 A5). 이러한 정신운동의 초조나 지연은 다른 사람이 알아챌 수 있을 만큼 심하게 나타나야 한다.

에너지가 저하되거나 피곤하며 나른해지는 모습을 보인다(진단 기준 A6). 작은 일에도 많은 노력이 요구되는 경우가 흔하게 나타나고 일을 수행하는 능률이 떨어진다. 예를 들어, 신발을 신거나 옷을 입는 일상적인 일들이 힘들게 느껴지고 평소보다 2배의 시간이 걸린다. 어떤 경우에는 아무런 일을 하지 않는데도 계속 피곤함을 느낀다.

무가치감과 죄책감은 과거에 실패했던 사소한 일에 대한 집착이나 자신의 가치에 대한 비현실적인 부정적 평가로 인해 나타난다(진단 기준 A7). 사소한 사건들에 대해 마치 자신이 부족하여 일어난 것이라 잘못 해석하고 예상하지 못한 사건에 대해 과도한 책임감을 느낀다. 예를 들어, 지진이 난 것이 자신의 책임이라고 생각하거나, 키우던 강아지가 죽었을 때 자신 때문에 일어난 일이라고 여긴다. 이러한 무가치감과 죄책감이 마치 망상적 수준으로 나타난다.

사고하고, 집중하고, 사소한 결정을 내리는 능력에 있어서 손상되어 있다고 보고한다(진단 기준 A8). 지적으로 높은 활동을 수행하던 사람이 쉽게 산만해지거나 기억력이 떨어져 적절한 기능을 수행하지 못하게 된다. 아동의 경우에는 집중력이 떨어져 학교 성적이 갑자기 하락하게 되고, 노인의 경우는 기억력이 떨어지는 형태로 나타나 흔히 주요우울장애가 치매로 오해되기도 한다.

죽음에 대한 생각, 자살 사고 또는 자살 시도가 흔하게 나타난다(진단 기준 A9). 예를 들어, 자신이 죽고 싶은 생각을 지속적으로 하는 것, 자살 방법에 대한 구체적 계획을 하는 것 등을 들 수 있다. 또는 유언 작성을 하면서 자신의 주변을 정리하고, 자살에 필요한 물건을 사거나 자살을 시도할 시기와 장소를 선택하기도 한다.

**【 주요우울장애의 DSM-5 진단 기준 】**

A. 다음의 증상 가운데 5가지(또는 그 이상)의 증상이 2주 연속으로 지속되며 이전의 기능 상태와 비교할 때 변화를 보이는 경우, 증상 가운데 적어도 하나는 (1) 우울 기분이거나 (2) 흥미나 즐거움의 상실이어야 한다.
주의점: 명백한 다른 의학적 상태로 인한 증상은 포함되지 않아야 한다.

1. 하루 중 대부분 그리고 거의 매일 지속되는 우울 기분에 대해 주관적으로 보고(예: 슬픔, 공허함 또는 절망감)하거나 객관적으로 관찰됨(예: 눈물 흘림)(주의점: 아동·청소년의 경우는 과민한 기분으로 나타나기도 함)

2. 거의 매일, 하루 중 대부분, 거의 또는 모든 일상 활동에 대해 흥미나 즐거움이 뚜렷하게 저하됨
3. 체중 조절을 하고 있지 않은 상태에서 의미 있는 체중의 감소(예: 1개월 동안 5% 이상의 체중 변화)나 체중의 증가, 거의 매일 나타나는 식욕의 감소나 증가가 있음(주의점: 아동에서는 체중 증가가 기대치에 미달되는 경우)
4. 거의 매일 나타나는 불면이나 과다 수면
5. 거의 매일 나타나는 정신운동 초조나 지연(객관적으로 관찰 가능함, 단지 주관적인 좌불안석 또는 처지는 느낌뿐만이 아님)
6. 거의 매일 나타나는 피로나 활력의 상실
7. 거의 매일 무가치감 또는 과도하거나 부적절한 죄책감(망상적일 수도 있는)을 느낌(단순히 병이 있다는 데 대한 자책이나 죄책감이 아님)
8. 거의 매일 나타나는 사고력이나 집중력의 감소 또는 우유부단함(주관적인 호소나 객관적인 관찰 가능함)
9. 반복적인 죽음에 대한 생각(단지 죽음에 대한 두려움이 아닌), 구체적인 계획 없이 반복되는 자살 사고, 또는 자살 시도나 자살 수행에 대한 구체적인 계획

B. 증상이 사회적, 직업적 또는 다른 중요한 기능 영역에서 임상적으로 현저한 고통이나 손상을 초래한다.

C. 삽화가 물질의 생리적 효과나 다른 의학적 상태로 인한 것이 아니다.
주의점: 진단 기준 A부터 C까지는 주요우울 삽화를 구성하고 있다.
주의점: 중요한 상실(예: 사별, 재정적 파탄, 자연재해로 인한 상실, 심각한 질병이나 장애)에 대한 반응으로 진단 기준 A에 기술된 극도의 슬픔, 상실에 대한 반추, 불면, 식욕 저하, 그리고 체중의 감소가 나타날 수 있고 이는 우울 삽화와 유사하다. 비록 그러한 증상이 이해될 만하고 상실에 대해 적절하다고 판단된다 할지라도 정상적인 상실 반응 동안에 주요우울 삽화가 존재한다면 이는 주의 깊게 다루어져야 한다. 이러한 결정을 하기 위해서는 개인의 과거력과 상실의 고통을 표현하는 각 문화적 특징을 근거로 한 임상적인 판단이 필요하다.

D. 주요우울 삽화가 조현정동장애, 조현병, 조현양상장애, 망상장애, 달리 명시된 또는 명시되지 않은 조현병 스펙트럼 및 기타 정신병적 장애로 더 잘 설명되지 않는다.

E. 조증 삽화 혹은 경조증 삽화가 존재한 적이 없다.
주의점: 조증 유사 혹은 경조증 유사 삽화가 물질로 인한 것이거나 다른 의학적 상태의 직접적인 생리적 효과로 인한 경우라면 이 제외 기준을 적용하지 않는다.

참고: APA(2013)

### (2) 발달

#### ① 유병률

주요우울장애는 4~18세에서 약 2%로 나타나며(Costello, Erkanli, & Angold, 2006), 취학 전 아동과 학령기 아동에서는 약 1~3%로 드물게 나타나다가 청소년기가 되면 2~3배 증가한다. 즉, 주요우울장애는 어느 연령대에서도 발병 가능하지만 특히 생물학적 성숙과 중요한 발달적 변화가 일어나는 사춘기에 발병할 가능성이 매우 높다. 이렇듯 주요우울장애는 연령에 따라 큰 차이를 보이는데 18~29세 집단이 60세 이상 집단보다 유병률이 3배 이상 높게 나타난다. 성별에 있어서도 초기 청소년부터 여성이 남성보다 1.5~3배 정도 높다(APA, 2013).

평생 유병률은 5%로 조사되었으며, 남성은 3%, 여성은 6.9%로 여성이 남성에 비해 2배 이상 높게 나타났다. 특히, 주요우울장애를 경험한 성인 여성 10명 중 1명은 산후 우울증으로 밝혀졌다.

일반적으로 우울증은 전체 인구의 20%에서 살면서 한 번쯤은 심각한 우울을 경험한다고 한다. 무엇보다도 자살 사고의 80%는 정신질환을 가지고 있는데, 그중 80~90%가 우울증으로 추정된다. 또한 주요우울장애를 앓은 사람이 지속적으로 치료받지 않으면 6개월 이내에 25%, 2년 이내에 50~70%가 재발하게 된다. 만약 중증 우울증으로 진행된 경우 1/3은 치료에 전혀 반응이 없고, 1/3은 치료되더라도 재발이 빈번하며, 나머지 1/3 정도에서만 정상에 가까운 치료 반응을 보인다. 따라서 주요우울장애가 처음 발생했을 때부터 적극적인 치료를 통해 중증 우울증으로 진행되지 않도록 하는 것이 중요하다.

BOX 7-2

## 우울증과 자살

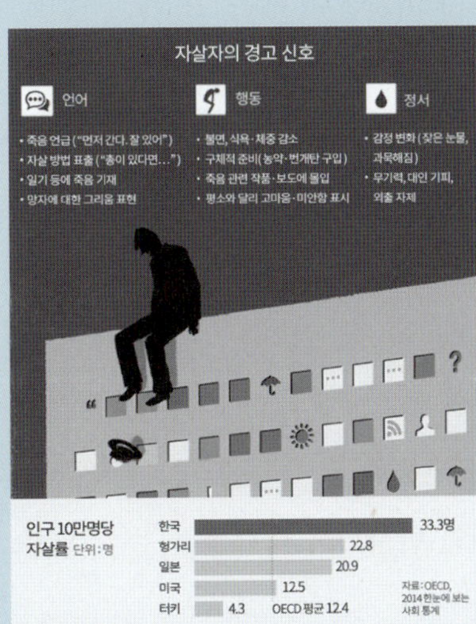


한국은 OECD 국가 중 자살률이 가장 높은 반면, 우울증 치료는 최저 수준인 것으로 조사되었다. 한국인의 우울증 병세는 심각하지만 이를 소홀하게 여기는 경향이 있다. 우리나라 우울증 환자들은 우울한 기분을 말이나 표정으로 표현하는 정도가 미국 환자들에 비해 덜 한 반면, 불면증, 식욕 저하, 불안, 체중 감소, 건강 염려증 등의 증상을 더 많이 호소하였다.

문제는 우울증이 자살과 같이 최악의 상황에 이르는 경우가 많다는 것이다. 우울증 환자 중 자살을 심각하게 고려하고 있는 중이거나 최근 시도를 한 적이 있다고 답한 비율이 우리나라 환자에게서는 6.9%, 미국 환자에게서 3.8%로 나타나 우리나라 환자들이 미국 환자들에 비해 2배 이상으로 나타났다.

보건복지부는 자살 사망자의 93.4%가 언어, 행동, 정서적 변화 등 다양한 방법으로 경고 신호를 보냈지만, 유가족의 81%가 이런 자살 징후를 인지하지 못한 것으로 분석했다. 자살 사망자가 10명이라면 신호를 보내지 않은 사람은 1명이 채 안 되지만, 가족, 친지 중 이를 눈치 채는 사람은 2명밖에 없다는 것이다. 자살 시도자 중 50% 이상은 '자살 징후'를 보인다. 따라서 누군가 이러한 징후를 보인다면 혼자 위험 상황에 남겨 두지 말고 그의 가족이나 전문가에게 도움을 청해야 한다.

임상적으로 우울증이 있는 아동·청소년의 약 60%는 자살에 대해 생각해 본 적이 있고,

30%는 실제로 자살을 시도하고, 대체로 자살 생각이 있은 후 1년 이내에 시도한다. 또한 한 번 자살을 시도한 후 실패한 경우에는 이후 다시 자살을 시도하여 성공하게 된다. 자살을 하는 청소년 중에서 주요 우울장애를 가지고 있을 확률은 통제 집단에 비해 27배 높다.

참고: 박영석(2016)

**② 공병**

주요우울장애와 다른 한 가지 장애를 함께 경험하는 경우는 90% 정도이며, 50%는 2가지 이상의 장애를 지닌다. 주요우울장애의 공병 중 가장 자주 동시 발생되는 장애는 불안장애이며, 우울한 아동의 60~75%가 불안을 공병으로 갖고 있다. 불안은 우울 증상보다 먼저 발병하며, 일찍 발병한 불안이 이후 발생되는 우울증에 대한 위험 요인으로 작용한다(Avenevoli, Stolar, Dierker, Merikangas, 2001).

주요우울장애의 또 다른 공병으로는 품행장애나 적대적 반항장애가 있다. 특히 우울한 남아들에게서 품행장애가 발견되고, 방화, 절도, 싸움과 같은 공격적인 반사회적 행동을 하는 것으로 나타난다.

## 2) 파괴적 기분조절부전장애

### (1) 증상

파괴적 기분조절부전장애disruptive mood dysregulation disorder는 만성적으로 고도의 과민성이 지속적으로 나타나야 한다. 고도의 과민한 기분은 크게 2가지 징후로 나타난다.

첫 번째 징후는 빈번한 분노발작인데, 이는 전형적으로 좌절에 대한 반응으로 나타나며 언어적 또는 공격성의 행동적 형태로 발생된다(APA, 2013). 이 증상들은 반드시 평균적으로 1주에 3회 이상 빈번하게 나타나야 하고(진단 기준 C), 가정 및 학교와 같이 2가지 이상의 환경에서 최소한 1년 이상 발생해야 하며(진단 기준 E와 F), 발달적으로 부적절해야 한다(진단 기준 B).

두 번째 징후는 분노발작 사이에 만성적이고 지속적으로 과민하고 화가 난 기분이 존재한다. 과민하거나 화가 난 기분은 이 장애를 가진 아동이 거의 매일, 하루의 대부분 시간 동안 나타나며 객관적으로 관찰할 수 있어야 한다(진단 기준 D).

파괴적 기분조절부전장애는 DSM-5에 새롭게 포함된 우울장애이기 때문에 이에 대한 정보가 아직 부족하다. 이 장애가 만들어진 배경을 살펴보면, 주요우울장애의 징후로서가 아니라 기분의 뚜렷한 특징으로 심각한 성마름(참지 못하고 조급한 성격)을 보이는 아동들을 따로 구분하여 파괴적 기분조절부전장애라고 하였다(Stringaris, 2011). 이러한 파괴적 기분조절부전장애의 특성은 적대적 반항장애의 징후와 비슷하기 때문에 두 장애를 잘 구분하여 진단을 내릴 필요가 있다. 적대적 반항장애에서 전형적으로 보이는 증상들이 파괴적 기분조절부전장애에서도 나타날 수 있으나, 파괴적 기분조절부전장애에서 보이는 기분 증상은 적대적 반항장애에서는 상대적으로 드물게 나타난다. 적대적 반항장애의 기준을 만족시키는 증상을 보이는 아동을 파괴적 기분조절부전장애로 진단 내릴 때에는 심각하고 빈번하게 감정의 폭발이 일어나야 하고 그 사이에도 기분의 파탄이 지속되어야 한다. 두 장애 간의 비슷한 특징으로 인해 파괴적 기분조절부전장애의 진단 준거가 성마름, 분노, 반항성을 보이는 적대적 반항장애와 구분하는 데 있어서 얼마나 신뢰성이 있는가에 대해 생각해 볼 필요가 있다. 실제로 임상 장면에서 이에 대한 진단을 내릴 때 그 신뢰도가 상당히 낮게 나타났고 행동 장애와 파괴적 기분조절부전장애를 신뢰성 있게 구별하는 것이 어려웠다(Youngstrom, Algorta, Mash, & Barkley, 2014).

**【 파괴적 기분조절부전장애의 DSM-5 진단 기준 】**

A. 고도의 재발성 분노발작이 언어적(예: 폭언) 또는 행동적(예: 사람이나 사물에 대한 물리적 공격성)으로 나타나며, 상황이나 도발 자극에 비해 그 강도나 지속 시간이 극도로 비정상적이다.

B. 분노발작이 발달 수준에 부합하지 않는다.

C. 분노발작이 평균적으로 1주에 3회 이상 발생한다.

D. 분노발작 사이의 기분이 지속적으로 과민하거나 거의 매일, 하루 중 대부분의 시간 동안 화가 나 있으며, 이것이 객관적으로 관찰될 수 있다(예: 부모, 선생님, 또래집단)

E. 진단 기준 A~D가 12개월 이상 지속되며, 진단 기준 A~D에 해당하는 모든 증상이 없는 기간이 연속 3개월 이상 되지 않는다.

F. 진단 기준 A와 D가 세 환경(예: 가정, 학교, 또래집단)중 최소 2군데 이상에서 나타나며 최소 1군데에서는 고도의 증상을 보인다.

G. 이 진단은 6세 이전 또는 18세 이후에 처음으로 진단될 수 없다.

H. 과거력 또는 객관적인 관찰에 의하면, 진단 기준 A~E의 발생이 10세 이전이다.

I. 진단 기준 A를 만족하는 기간을 제외하고 양극성장애의 조증 또는 경조증 삽화의 모든 진단 기준을 만족하는 뚜렷한 기간이 1일 이상 있지 않아야 한다.

주의점: 매우 긍정적인 사건 또는 이에 대한 기대로 인해 전후 맥락에 맞게, 발달적으로 적절한 기분의 고조는 조증 또는 경조증의 증상으로 고려되지 않아야 한다.

J. 이러한 행동이 주요우울 삽화 중에만 나타나서는 안 되며, 다른 정신질환(예: 자폐스펙트럼 장애, 외상 후 스트레스 장애, 분리불안장애, 지속성 우울장애[기분 저하증])으로 더 잘 설명되지 않는다.

주의점: 이 진단은 적대적 반항장애, 간헐적 폭발장애 또는 양극성장애와 동반 이환할 수 없으나, 주요우울장애, 주의력결핍 과잉행동장애, 품행장애, 물질사용장애와는 동반 이환할 수 있다. 파괴적 기분조절부전장애와 적대적 반항장애의 진단 기준을 모두 만족시키는 증상을 가진 경우 파괴적 기분조절부전장애만 진단을 내려야 한다. 만일 조증 또는 경조증 삽화를 경험했다면 파괴적 기분조절부전장애의 진단을 내려서는 안 된다.

K. 증상이 물질의 생리적 효과나 다른 의학적 또는 신경학적 상태로 인한 것이 아니다.

참고: APA(2013)

### (2) 발달

파괴적 기분조절부전장애는 소아 정신과 환자들 사이에서 흔하게 나타나는 장애이다. DSM-5에서 처음 만들어진 장애이기 때문에 아직 유병률, 경과, 치료에 대한 반응에 대한 관련 자료가 많지 않다. 그러나 이 장애의 특징인 만성적인 고도 지속적 과민성 비율에 근거할 때, 아동에서 6개월~1년간의 유병률은 약 2~5%로 떨어질 것이라 예상된다. 또한 여성과 사춘기에 비해 남성과 학령기 아동에서 더 높게 나타날 것으로 추측된다.

또한 파괴적 기분조절부전장애는 다른 장애와 높은 공병률을 보인다(APA, 2013). 가장 많이 나타나는 공병은 적대적 반항장애이며 그 외에도 기분장애, 불안장애, 자폐스펙트럼 장애와 동시 발병률을 나타낸다. 그러나 파괴적 기분조절부전장애로 진단받은 아동은 양극성장애를 만족시키는 증상을 보일 수 없으며, 그러한 경우에는 양극성장애로만 진단해야 한다(APA, 2013). 또한 적대적 반항장애와 파괴적 기분조절부전장애의 진단 기준을 모두 만족시키는 증상을 보인다면, 파괴적 기분조절부전장애로만 진단해야 한다.

### 3) 지속성 우울장애(기분 저하증)

#### (1) 증상

지속성 우울장애(기분 저하증)persistent depressive disorder(dysthymia)의 필수 증상은 적어도 2년 동안 아동·청소년의 경우 적어도 1년 동안 우울한 기분이 없는 날보다 있는 날이 더 많고, 하루 대부분 지속되는 우울 기분이 나타나야 한다(진단 기준 A). 지속성 우울장애는 DSM-5에서 새롭게 정해진 장애인데, 이전 DSM-Ⅳ의 기분부전장애와 만성 주요우울장애를 혼합한 것이다. 이 두 장애를 통합한 이유는 기분부전장애와 만성 주요우울장애를 지닌 아동의 특성 차이가 거의 없기 때문이다.

지속성 우울장애는 오랜 시간 동안 만성적으로 나타나는 장애이기 때문에 우울한 증상이 장애로 인한 것인지 그 사람의 전반적인 성격 유형에 의한 것인지 구분하지 못하는 경우가 있다. 예를 들어, 어떤 사람은 기쁜 일에도 행복을 느끼지 못하는 성향을 지니고 있을 수 있다. 마치 지속성 우울장애가 이러한 성향으로 인한 것으로 여기질 수 있으며, 임상의가 직접적으로 묻지 않으면 보고되지 않는 경우가 흔하다.

BOX 7-3

## 지속성 우울장애(기분 저하증)의 사례

유명 가수 아이돌 그룹 맴버인 A씨의 갑작스러운 죽음으로 사회의 큰 파장을 낳았다. A씨는 오랜 시간 지속적으로 우울증을 앓아 오다가 결국 자살을 선택하였다. 다음 A씨의 유서를 통해 오랜 시간 동안 우울증으로 힘든 시간을 보냈음을 알 수 있다.

난 속에서부터 고장났다. 천천히 나를 갉아먹던 우울은 결국 날 집어삼켰고 난 그걸 이길 수 없었다. 나는 날 미워했다. 끊기는 기억을 붙들고 아무리 정신 차리라고 소리쳐 봐도 답은 없었다. 막히는 숨을 틔어 줄 수 없다면 차라리 멈추는 게 나아.
날 책임질 수 있는 건 누구인지 물었다. 너뿐이야. 난 오롯이 혼자였다.
끝낸다는 말은 쉽다. 끝내기는 어렵다. 그 어려움에 여지껏 살았다.
도망치고 싶은 거라 했다. 맞아. 난 도망치고 싶었어. 나에게서. 너에게서.

(중략)

눈치채 주길 바랐지만 아무도 몰랐다. 날 만난 적 없으니 내가 있는지도 모르는 게 당연해.
왜 사느냐 물었다. 그냥, 그냥, 다들 그냥 산단다.
왜 죽으냐 물으면 지쳤다 하겠다.
시달리고 고민했다.
지겨운 통증들을 환희로 바꾸는 법은 배운 적도 없었다.
통증은 통증일 뿐이다.

(중략)

세상과 부딪히는 것 내 몫이 아니었나 봐.
세상에 알려지는 것 내 삶이 아니었나 봐.
다 그래서 힘든 거더라.
부딪혀서, 알려져서 힘들더라.

(중략)

지금껏 버티고 있었던 게 용하지.
무슨 말을 더 해. 그냥 수고했다고 해줘.

– A씨의 유서 중 일부 –

**【 지속성 우울장애(기분 저하증)의 DSM-5 진단 기준 】**

이 장애는 DSM-Ⅳ에서 정의된 만성 주요우울장애와 기분부전장애를 통합한 것이다.

A. 적어도 2년 동안, 하루의 대부분 우울 기분이 있고, 우울 기분이 없는 날보다 있는 날이 더 많으며, 이는 주관적으로 보고하거나 객관적으로 관찰된다.
주의점: 아동·청소년에서는 기분이 과민한 상태로 나타나기도 하며, 기간은 적어도 1년이 되어야 한다.

B. 우울 기간 동안 다음 2가지(또는 그 이상)의 증상이 나타난다.
1. 식욕부진 또는 과식
2. 불면 또는 과다 수면
3. 기력의 저하 또는 피로감
4. 자존감 저하
5. 집중력 감소 또는 우유부단
6. 절망감

C. 장애가 있는 2년 동안(아동·청소년에서는 1년) 연속적으로 2개월 이상, 진단 기준 A와 B의 증상이 존재하지 않았던 경우가 없었다.

D. 주요우울장애의 진단 기준을 만족하는 증상이 2년간 지속적으로 나타날 수 있다.

E. 조증 삽화, 경조증 삽화가 없어야 하고, 순환성 장애의 진단 기준을 충족하지 않아야 한다.

F. 장애가 지속적인 조현정동장애, 조현병, 망상장애, 달리 명시된, 또는 명시되지 않은 조현병 스펙트럼 및 기타 정신병적 장애와 겹쳐져서 나타나는 것이 아니다.

G. 증상이 물질(예: 남용 약물, 치료 약물)의 생리적 효과나 다른 의학적 상태(예: 갑상선 기능 저하증)로 인한 것이 아니다.

H. 증상이 사회적, 직업적 또는 다른 중요한 기능 영역에서 임상적으로 현저한 고통이나 손상을 초래한다.

주의점: 주요우울 삽화의 진단 기준은 지속성 우울장애(기분 저하증)에는 없는 4가지 증상이 포함되어 있기 때문에, 극소수가 2년 이상 지속되는 우울 증상들을 가지게 되며, 지속성 우울장애의 진단 기준을 만족하지 못한다. 만약 질환의 현 삽화 기간 동안 어느 시점에서든 주요우울장애의 진단 기준을 모두 만족한다면 주요우울장애로 진단해야 한다. 그러나 만약 그렇지 않다면 달리 명시된 우울장애 또는 명시되지 않는 우울장애를 진단할 수 있는 근거가 된다.

참고: APA(2013)

### (2) 발달

지속성 우울장애는 주요우울장애보다 적게 나타나는데, 아동의 약 1%, 청소년의 약 5%가 이 장애를 지니고 있다. 지속성 우울장애와 가장 많이 나타나는 공병은 주요우울장애이며, 지속성 우울장애가 진행되는 동안의 70%는 주요우울장애 증상이 나타난다. 또한 지속성 우울장애가 있는 아동의 약 절반은 불안장애, 품행장애, ADHD를 동반하며, 지속성 우울장애가 조기 발견된 경우에는 성격장애 및 물질사용장애가 동반될 가능성이 높다.

지속성 우울장애는 주요우울장애보다 약 3년 정도 일찍 나타나며 대개 11~12세에 흔하게 발견된다(Kovacs, Devlin, Pollock, Richards, & Mukerji, 1997). 지속성 우울장애가 조기 발병되는 경우 장애의 지속 기간이 길어진다. 우울증이 학업, 인지, 가족, 사회적 문제 등 다른 많은 문제들과 관련 있기 때문에 지속성 우울장애가 길어지면 전반적인 발달이 저해된다.

### 4) 우울장애의 원인

#### (1) 유전적 요인

우울장애는 유전적 요인에 의해 유발된다. 우울증을 지닌 가족 및 친척이 있는 아동 및 청소년은 우울증을 지닐 위험성이 크다. 특히, 우울증을 지닌 부모의 자녀는 우울증을 지니지 않은 부모의 자녀에 비해 우울증이 있을 위험이 3배가량 높다(Foster, Webster, Weissman, Pilowsky, Wickremaratne, Rush, & Kornstein, 2008). 또한 부모가 우울증인 아동은 그렇지 않은 아동에 비해 우울증 발병 연령이 3년 정도 더 이르며 사춘기 이전에 우울증이 발병할 가능성이 더 높다(Warner, Weissman, Mufson, & Wickramaratne, 1999). 또한 유전적으로 우울증에 걸릴 수 있는 기질 자체를 부모로부터 물려받게 되는 경우, 우울증에 취약하게 태어날 수 있다.

우울증의 유전적 영향은 쌍생아 연구를 통해서도 확인할 수 있는데, 이란성 쌍생아에 비해 일란성 쌍생아의 우울증 발병이 더 일치하는 것을 알 수 있다.

#### (2) 신경생물학적 요인

우울증이 있는 아동은 일반 아동에 비해 좌반구의 활성화 수준이 낮게 나타난다. 좌반구는 긍정적 정서를 처리하는 데 많은 관여를 하는데, 좌반구의 낮은 활성화는 우반구의 활성화를 더 높게 만들고 이를 통해 부정적 정서가 발생한다. 또한 우울증이 있는 청소년과 성인은 편도체, 해마, 시상의 크기가 일반인에 비해 더 작은 것으로 나타난다.

한편, 우울증 환자들은 신경전달물질인 세로토닌 수준이 낮다. 세로토닌은 사람의 기분, 두려움 등 전반적인 감각은 물론이고 수면, 식욕, 행동 등 신체 활동에 영향을 미치는 뇌의 신경전달물질로서 행복감을 가져다 준다. 따라서 세로토닌 수준이 낮은 사람은 그렇지 않은 사람에 비해 스트레스를 유발하는 환경에서 우울 증상이나 자살 경향을 보인다.

### (3) 환경적 요인

우울증은 부모의 부정적 양육행동으로부터 발생된다. 예를 들어, 부모가 지나친 통제, 적은 의사소통, 지나친 간섭, 낮은 지지를 하는 경우 그 자녀들은 우울을 경험할 확률이 높다. 부모의 낮은 온정적 양육과 갈등이 많은 가족 환경은 청소년의 우울 증상과 강력한 상관 관계가 있다.

또한 스트레스 생활 사건들은 아동의 우울증을 유발하는데, 예를 들어 지속적인 부부 갈등, 아동 학대, 갑작스러운 이사와 전학, 사랑하는 사람의 상실 등은 우울증을 일으키는 사건들이다. 우울증이 없는 청소년에 비해 우울증을 경험한 청소년은 심각한 스트레스 사건을 경험한 것으로 나타났다(Birmaher, Ryan, Williamson, Brent, & Kaufman, 1996). 특히, 부모를 갑작스럽게 잃은 것과 같은 끔직한 상실을 경험한 6~17세 아동은 모두 슬픔, 비탄, 우울함을 경험하였다.

## 5) 중재

### (1) 약물 치료

항우울제는 우울증이 있는 아동 및 청소년에게 가장 많이 사용된다. 항우울제는 아동 및 청소년의 우울증을 감소시키고 발달과업을 잘 이룰 수 있도록 돕는다. 항우울제의 종류는 삼환계 항우울제(TCA), 선택적 세로토닌 재흡수 억제제(SSRI), 단가아민 산화 효소 억제제(MAOI), 세로토닌-노르에피네프린 재흡수 억제제(SNRI) 등이 있다. 그중 SSRI는 우울증을 치료하는 데 가장 효과적이고, 90% 이상의 우울증 아동에게 처방되는 약물이다. SSRI 중에서도 아동 및 청소년 우울증을 치료하도록 FDA 승인을 받은 SSRI의 종류는 프로작이다. 프로작을 복용한 경우 40~60%의 아동이 우울 증상 감소를 보여 그 효과를 입증하였다. 그러나 약물 복용은 아동·청소년의 뇌에 부정적 영향을 미칠 것이라는 전문가들의 우려로 인해 최근 20% 이상 감소하였다.

### (2) 심리 사회적 중재

#### ① 인지치료

인지치료는 우울증 아동과 청소년들이 지니고 있는 잘못된 귀인, 당위적 사고, 부정적 사고과정을 확인하고, 바꾸고, 수정하도록 가르치는 것이다. 인지치료를 통해 우울증을 지닌 아동은 "나는 별로다"라는 무가치함, "내가 할 수 있는 것은 아무것도 없어"라는 무력함, "앞으로도 항상 이럴 거야"라는 무망함과 같은 부정적 사고를 제거하고 긍정적 사고로 대체할 수 있도록 배운다. 우울한 아동은 상황에 대해 잘못된 인지 구조를 가지고 있기 때문에 우울한 감정을 갖게 되는데, 이러한 당위적이고 경직된 사고를 상대적이고 현실적으로 표현할 수 있도록 돕는 인지치료를 통해 개선된다.

#### ② 행동치료

행동치료에서는 적절한 강화를 받지 못하거나 보상을 획득하는 기술이 부적절하기 때문에 우울증이 발생한다고 주장한다. 적절한 보상은 아동의 즐거운 활동을 증가시키고 더 많은 강화를 획득하는 데 필요한 기술을 아동에게 제공한다. 또한 시간표 짜기, 활동 구조화하기 등 사회적 문제 해결 능력과 갈등 해결 기술의 제공은 우울증 아동이 좀 더 적극적으로 행동하는 데 도움이 된다.

# 2 조현병

조현병은 조현병 스펙트럼 및 기타 정신병적 장애에 속하는 하나의 범주로, 조현병 스펙트럼 및 기타 정신병적 장애에는 조현병, 기타 정신병적 장애, 조현형(성격) 장애 등이 있다. 이들은 망상, 환각, 와해된 사고(언어), 극도로 와해된 또는 비정상적 운동 행동(긴장증 포함), 음성 증상의 다섯 범주 중 하나 이상의 증상이 있는 경우로 규정된다.

## 1) 증상

조현병schizophrenia은 망상, 환각, 전반적으로 와해된 언어 및 행동과 같은 특징적 증상의 출현, 단조로운 정서, 혼란의 지속적인 징후 등의 부정적 증상이 적어도 6개월 이상 지속되어야 한다. 또한 조현병이 발병된 이후에는 기능의 한 가지 이상의 영역에서 유의미한 감퇴가 있어야 하며, 아동의 경우에는 학업적, 대인관계 성취에서 기대 수준에 미치치 못해야 한다.

조현병은 크게 양성 증상과 음성 증상으로 구분된다. 정신병적 또는 활동 증상이라고 할 수 있는 양성 증상은 망상이나 환각처럼 정상적인 기능에서 과잉 또는 붕괴를 보인다. 음상 증상은 수면의 패턴에서 어려움을 겪는 것과 같은 정상적 기능의 손실이 나타난다. 좀 더 구체적으로 살펴보면, 양성 증상은 겉으로 드러나는 증상으로 망상 및 환각과 같은 정신병적 증상을 보인다. 망상

**BOX 7-4**

## 조현병 사례

**환각**

8세 소년이 "나는 남쪽과 동쪽에서부터 오는 소리를 들은 적이 있었어요. 누군가 나에게 지붕에서 뛰어내리라고 했고, 나에게 엄마를 짓밟아 버리라고 말한 사람도 있어요."라고 말했다.

12세 소년은 빨갛고, 불에 타고, 상처가 있고, 얼굴을 여러 번 베이고 다른 위치를 또 베이는 유령(남자)을 보았다. 그는 5세 이후로 이것을 계속 보아 왔다.

**망상**

어느 9세 소년은 자기가 개였다고(자신의 부모는 독일 셰퍼드였다) 확신하고 있으며, 그래서 털을 기르고 있다. 주사를 맞기 전에는 동물 병원을 떠나지 않겠다고 거부한 적도 있다.

11세 소년이 선과 악의 목소리가 서로 다툴 때 생긴 '쓰레기'에 대해 말했다. '쓰레기'는 염소로 처리한 수영장에서 수영할 때 그의 발에서 생겨났다고 말한다.

**사고 장애**

"나는 멕시코인의 꿈을 꾸곤 했다. 나는 방에서 TV를 보고 있었다. 나는 이 세상에서 사라져서 장롱 안에 있었다. 진공청소기 같은 소리의 꿈이다. 이것이 멕시코인의 꿈이다. 내가 그 꿈에 가까이 갔을 때 내 몸은 거꾸로 되어 있었다. 나는 거꾸로 되는 것을 좋아하지 않는다. 때때로 나는 멕시코인의 꿈과 진공의 꿈을 꾼다. 꿈에서 소리를 지르기란 정말 어렵다."

참고: A. T. Russell(1994) 인용; Mash & Wolfe(2016) 재인용

은 현실과 전혀 다르거나 이치에 맞지 않는 말을 하지만 본인은 확고한 신념이라고 믿는 것이다. 예를 들어, 옆집에 사는 사람이 자신을 도청하고 있거나 죽일 것이라고 믿는 피해망상을 보이게 된다. 또한 자신의 얼굴이 이상하게 생겼기 때문에 얼굴을 붕대로 감고 다니는 신체망상이 있으며, 한 번만 책을 들쳐보아도 모든 내용을 다 알 수 있다고 생각하는 과대망상 등이 있다. 환각은 실

제 아무런 외부 자극이 없는데 혼자 보고 듣고 느끼는 지각에서의 혼란을 경험하는 것이다. "엄마를 없애버려야 한다."라고 목소리를 듣는 것과 같은 청각적 환각(환청)과 전기 콘센트를 뽑는 중에 악마를 보는 것과 같은 시각적 환각(환시)이 있다. 조현병에서 자주 나타나는 증상은 청각적 환각으로, 11세 이전에 조현병이 발병한 경우에는 80% 정도 청각적 환각을 경험한다.

음성 증상은 겉으로 드러나지 않는 증상으로 기쁨과 감정의 결핍, 행동의 둔화, 욕구의 부족 등을 포함한다. 음성 증상은 양성 증상에 비해 덜 극적이지만 매우 지속적이고 치료하기가 어렵다.

**【 조현병의 DSM-5 진단 기준 】**

A. 다음 증상 중 둘(혹은 그 이상)이 1개월의 기간(성공적으로 치료가 되면 그 이하) 동안의 상당 부분의 시간에 존재하고, 이들 중 최소한 하나는 (1) 내지 (2) 혹은 (3)이어야 한다.

1. 망상
2. 환각
3. 와해된 언어(예: 빈번한 탈선 혹은 지리멸렬)
4. 극도로 와해된 또는 긴장성 행동
5. 음성 증상(예: 감퇴된 감정 표현 혹은 무의욕증)

B. 장애의 발병 이래 상당 부분의 시간 동안 일, 대인관계 혹은 자기 관리 같은 주요 영역의 1가지 이상에서 기능 수준이 발병 전 성취된 수준 이하로 현저하게 저하된다(혹은 아동기 또는 청소년기에 발병하는 경우, 기대 수준의 대인관계적·학문적·직업적 기능을 성취하지 못함)

C. 장애의 지속적 징후가 최소 6개월 동안 계속된다. 이러한 6개월의 기간은 진단 기준 A에 해당하는 증상(예: 활성기 증상)이 있는 최소 1개월(성공적으로 치료되면 그 이하)을 포함해야 하고, 전구 증상이나 잔류 증상의 기간을 포함할 수 있다. 이러한 전구기나 잔

류기 동안 장애의 징후는 단지 음성 증상으로 나타나거나, 진단 기준 A에 열거된 증상의 2가지 이상이 약화된 형태(예: 이상한 믿음, 흔치 않은 지각 경험)로 나타날 수 있다.

D. 조현정동장애와 정신병적 양상을 동반한 우울 또는 양극성장애는 배제된다. 왜냐하면 ① 주요우울 또는 조증 삽화가 활성기 증상과 동시에 일어나지 않기 때문이거나, ② 기분 삽화가 활성기 증상 동안 일어난다고 해도 병의 활성기 및 잔류기 전체 지속 기간의 일부에만 존재하기 때문이다.

E. 장애가 물질(예: 남용 약물, 치료 약물)의 생리적 효과나 다른 의학적 상태로 인한 것이 아니다.

F. 자폐스펙트럼 장애나 아동기 발병 의사소통장애의 병력이 있는 경우, 조현병의 추가 진단은 조현병의 다른 필요 증상에 더하여 뚜렷한 망상이나 환각이 최소 1개월(성공적으로 치료되면 그 이하) 동안 있을 때에만 내려진다.

다음의 경우 명시할 것: 긴장증 동반
현재의 심각도를 명시할 것: 심각도는 망상, 환각, 와해된 언어, 비정상적 정신운동 행동, 음성 증상 등과 같은 정신병의 1차 증상에 대한 양적 평가를 통해 등급화된다. 이러한 증상 각각은 현재 심각도(지난 7일 중 가장 심한)에 대하여 0(증상 없음)부터 4(고도의 증상이 있음)까지의 5점 척도를 이용해 등급화될 수 있다.

참고: APA(2013)

## 2) 발달

### (1) 유병률

조현병의 유병률은 대략 0.3~0.7%의 아동에게서 나타난다(APA, 2013). 아동기에 조현병의 발병은 매우 드물지만 아동기 이후 급격하게 증가하여, 12세와

15세 사이에는 거의 10배로 증가한다. 성차에 따르면 여아에 비해 남아가 더 어린 시기부터 시작되며, 12세 이전의 발병은 남아에게서 약 2배 이상 더 흔하다. 그러나 이러한 성차는 청소년기에 사라진다.

치료 경과의 경우, 조현병의 약 20%에서 예후가 양호한 것으로 나타나며, 일부의 경우에만 완전하게 회복된다. 조현병을 앓고 있는 대부분의 사람들은 지속적으로 증상이 악화되거나 만성적으로 증상을 유지하게 되고, 일부는 점차적으로 더 황폐해지는 경과를 밟게 된다.

아동기에는 망상과 환각이 성인기보다 덜 정교하지만 환시는 더 흔하게 나타난다. 환시는 정상적인 환상 놀이와 구별해야 하기 때문에 어른에 비해 아동기 조현병을 진단하기가 더 어렵다. 한편, 조현병이 어린 시기부터 발병한 경우는 예후가 좋지 않은 것으로 나타난다.

### (2) 공병

조현병이 있는 아동의 70%가 다른 증상을 함께 지니고 있으며, 기분장애 또는 적대적 품행장애가 공병으로 가장 많이 나타난다. 또한 ADHD, 자살 등의 증상을 함께 보인다. 자살에 대한 최고위험은 첫 정신증적 발명 후 2년 뒤에 나타나며, 5~6%가 자살로 사망하고, 약 20%가 1회 이상 자살을 시도한다. 이러한 자살 행동은 자신이나 타인을 해치라고 하는 지시적 환각에 의해 일어난다.

### 3) 원인

#### (1) 유전적 요인

조현병은 강력한 유전적 요인에 의해 영향을 받는다(Gottesman, 1991). 조현병이 있는 가족 및 친척을 지닌 아동은 그렇지 않은 아동에 비해 조현병에 걸릴 위험이 2배이다. 부모가 조현병을 가지고 있는 경우 그 자녀의 조현병은 현저하게 높으며, 특히 아동기에 조현병에 걸린 아동은 그 부모의 조현병이 24.75%였고, 성인기에 발병한 경우에는 그 부모의 조현병이 11.35%로 나타났다. 이러한 수치를 볼 때, 아동기 발병 조현병은 성인기 발병 조현병보다 좀 더 가족력이 있으며 유전적으로 결정된다는 것을 알 수 있다. 또한 쌍생아 연구 결과, 조현병의 발생율은 일란성 쌍생아의 경우 88%, 이란성 쌍생아의 경우에는 23%의 일치율을 보인 것으로 나타났다.

#### (2) 신경생물학적 요인

조현병이 있는 아동은 전체 대뇌의 크기가 작은 것으로 보고된다(Wenar & Kerig, 2011). 한 연구에서 조현병이 조기 발병한 청소년들의 뇌를 정상적인 청소년들과 비교하여, 2년 간격으로 3번 반복적으로 정밀 검사를 하였다. 그 결과 조현병이 조기 발병한 청소년의 뇌 전반에 회백질이 감소한 것으로 나타났다. 또한 회백질이 줄어들면서 뇌실의 크기가 증가하고 뇌실 공간에 액체가 가득 찬 것으로 나타났다(Johnstone, Frith, Crow, Husband, & Kreel, 1976, 그림 7-1 참조).

#### (3) 환경적 요인

조현병은 고령의 임산부, 저산소증을 동반한 임신과 출산 휴유증, 감염에 대한

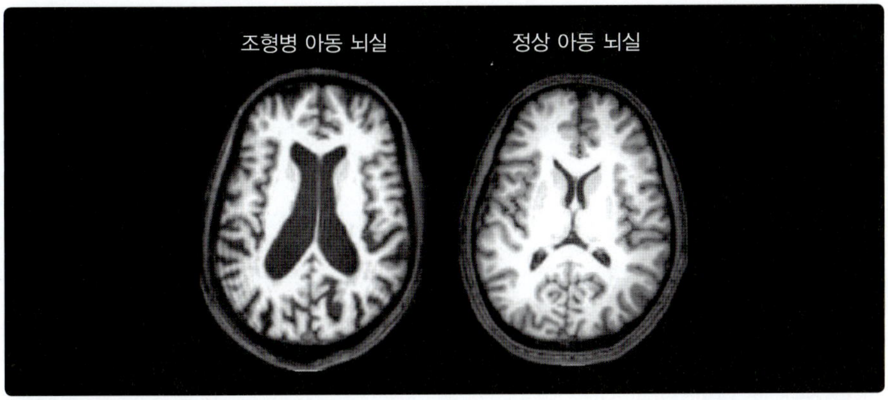


조현병 아동은 정상 아동에 비해서 뇌실의 크기가 크다.
참고: 구글(http://www.google.com)

그림 7-1
**조현병 아동과 정상 아동의 뇌실 비교**

노출, 태내기 동안 외상적 공격 등에 영향을 받는다. 또한 조현병 아동의 부모는 비난을 많이 하고 의사소통의 일탈을 하는 것으로 나타나 부모의 잘못된 양육이 조현병을 불러일으키는 것으로 나타났다.

결국, 조현병은 여러 유전자와 취약한 환경이 서로 상호작용하여 나타난다고 볼 수 있다.

## 4) 중재

조현병은 항정신병 약물인 클로자핀과 리스페리돈 등을 통해 치료한다. 약물치료는 아동에게도 지속적으로 사용되며 오랜 시간 동안 꾸준히 약물을 복용하는 경우도 있다. 그러나 약물은 체중 증가, 운동 이상, 축 처짐 등의 부작용을 유발할 수 있기 때문에 약물의 유형이나 양을 조절하는 것이 필요하다.

조현병을 치료하기 위해서는 약물 복용과 함께 사회 기술 훈련, 가족의 적절한 개입, 인지행동 치료와 같은 심리 치료가 함께 병행되어야 한다. 무엇보다 조현병 환자를 대하는 가족 내의 태도가 바뀔 필요가 있다. 가족은 우호적인 태도로 대화를 시작하기, 경청하는 자세를 지니기, 환자에게 긍정적인 태도를 취하기, 간단하고 분명하게 말하기 등의 태도를 통해 조현병 환자를 이해하는 자세를 지녀야 한다.

BOX 7-5

### 환자의 행동에 대한 대처 방법

**환청으로 힘들어할 때**

- 따지거나 논쟁하지 않는다.
- 환청을 극복할 수 있는 실제적인 조언을 한다.
- 놀리거나 설득하지 않는다.
- 환자를 자극할 만한 말이나 행동을 하지 않는다.

**망상으로 힘들어할 때**

- 논쟁하지 않는다.
- 망상의 내용에 동의하지 않는다.
- 일상적인 대화로 화제를 바꾼다.
- 망상의 내용보다는 감정에 대해 이야기한다.

# 3 섭식 장애

섭식장애eating disorder는 급식 및 섭식장애 범주에 속하는 하나의 장애이다. 급식 및 섭식장애는 장기간 지속되는 섭식의 장애 혹은 섭식과 관련된 행동들로 인해 음식 소비 혹은 섭취의 변화가 생기고 신체적 건강과 정신사회적 기능에 심각한 손상을 가져오는 장애이다. 급식 및 섭식장애에는 이식증, 되새김장애, 회피적/제한적 음식섭취장애, 신경성 식욕부진증, 신경성 폭식증, 폭식장애 등이 포함되나, 본 장에서는 청소년기와 밀접한 관련이 있는 신경성 식욕부진증과 신경성 폭식증에 대해 살펴보고자 한다.

## 1) 신경성 식욕부진증

### (1) 증상

신경성 식욕부진증anorexia nervosa는 지속적인 음식물 섭취의 제한, 체중의 증가 혹은 비만이 되는 것에 대한 극심한 두려움, 체중과 체형에 대한 자기 인식의 장애 등 3가지 핵심적인 증상이 나타난다. 이 증상의 가장 큰 문제는 체중이 보통 혹은 미달인데도 불구하고 자신이 뚱뚱하다고 지각하여 음식을 섭취하지 않으며 체중이 증가하는 것을 거부하는 것이다. 비만이 되는 것에 대한 두려움은 체중이 감소한다고 하여 해소되지 않으며 실제 체중이 빠짐에도 불구하고 체중 증가에 대한 두려움을 지속적으로 걱정한다. 따라서 이들은 하루

BOX 7-6

### 신경성 식욕부진증 사례

어느 날 친구들과 찍은 사진을 보았는데, 약간 통통한 편이라고만 생각했던 내 얼굴이 너무 살찐 것처럼 보여서 다른 아이들보다 예쁘지 않다고 느꼈다. 나는 바로 다이어트를 결심하고 식사량을 줄이니 자연히 살이 빠져 재미가 있었지만, 어느 순간 살을 빼면 뺄수록 중독이 되어 갔다.
나중에는 음식을 먹지 않으려고 냄새만 맡아도 배가 부르다고 둘러대며, 어머니가 밥상을 차려줘도 음식을 옷 속에 감추고는 다 먹었다고 하였다. 잠깐 식탁에 앉는 시간을 빼고는 살찔까 봐 종일 서 있기도 하였다. 이런 이상한 행동에 놀란 어머니는 나를 데리고 클리닉 센터에 가셨다.
센터에서는 "거식증입니다. 신경정신과 치료를 받아야 할 것 같으니 큰 병원으로 가 보시는 것이 좋겠습니다."라고 이야기해 주었다.

약 두 달 만에 내 몸무게는 25kg으로 줄어 뼈만 앙상하게 남으니 그야말로 시체와도 같은 몰골이 되었다. 다리는 늘 시퍼렇게 멍든 것처럼 보였고, 머리카락은 영양 결핍으로 한 웅큼씩 빠졌으며, 밤잠을 이루지 못해 비명을 질러 댔다.

에도 수없이 체중계에 올라가 자신의 체중을 확인하며 체중을 재는 데 집착한다. 심각한 영양 부족 상태임에도 불구하고 이를 제대로 지각하지 못하고 체중이 빠지는 것에 대해 자신이 날씬해지고 있다고만 생각한다.

신경성 식욕부진증은 제한형과 폭식/제거형의 2가지 하위 유형으로 구분된다. 제한형은 음식을 무조건 굶거나 과도한 운동을 통해 체중을 줄이는 엄격한 다이어트를 하는 것이고, 폭식/제거형은 폭식을 한 후에 구토를 하거나 하제를 사용하는 것이다.

BOX 7-7

## 신경성 식욕부진증의 특징

- 심각하고 치명적인 의학적 상태를 야기함
- 심각한 영양 부족은 신체 주요 장기에 영향을 줌
- 무월경과 같은 생리학적 장애가 나타남
- 우울, 과민성, 불면증, 사회적 위축, 성행위에 대한 흥미 감소 등의 증상을 보임
- 공공장소에서 먹는 것에 대한 걱정, 무능력한 느낌을 갖게 됨
- 경직된 사고와 과도하게 억제된 정서 표현을 보임
- 제한형에 비해 폭식/제거형 환자는 충동성 문제와 알코올 및 기타 약물 남용의 문제를 보임
- 지나치게 과도한 신체적인 활동을 보임
  → 살을 빼기 위해 과도한 운동을 함

참고: APA(2013)

**【신경성 식욕부진증의 DSM-5 진단 기준】**

A. 필요한 양에 비해 지나친 음식물 섭취 제한으로 연령, 성별, 발달 과정 및 신체적인 건강 수준에 비해 현저하게 저체중을 유발하게 된다. 현저한 저체중은 최소한의 정상 수준보다 체중이 덜 나가는 것으로 정의되며, 아동과 청소년의 경우, 해당 발달단계에서 기대되는 최소한의 체중보다 체중이 적게 나가는 것을 의미한다.

B. 체중이 증거하거나 비만이 되는 것에 대한 극심한 두려움, 혹은 체중 증가를 막기 위한 지속적인 행동. 이러한 행동은 지나친 저체중일 때도 이어진다.

C. 기대되는 개인의 체중이나 체형을 경험하는 방식에 장애, 자기 평가에서 체중과 체형에 대한 지나친 압박, 혹은 현재의 저체중에 대한 심각성 인식의 지속적 결여가 있다.

다음 중 하나를 명시할 것:
제한형: 지난 3개월 동안, 폭식 혹은 제거 행동(즉, 스스로 구토를 유도하거나 하제, 이뇨제, 관장제를 오용하는 것)이 반복적으로 나타나지 않는다. 해당 아형은 저체중이 주로 체중 관리, 단식 및 과도한 운동을 통해 유발된 경우를 말한다.
폭식/제거형: 지난 3개월 동안, 폭식 혹은 제거 행동(즉, 스스로 구토를 유도하거나 하제, 이뇨제, 관장제를 오용하는 것)이 반복적으로 나타났다.

다음의 경우 명시할 것:
부분 관해 상태: 이전의 신경성 식욕부진증의 진단을 모두 만족한 후 진단 기준 A(체중 감소)가 삽화 기간 동안 나타나지 않았으나, 진단 기준 B(체중 증가 혹은 비만이 되는 것에 대한 극심한 두려움 혹은 체중 증가를 막기 위한 행동) 혹은 진단 기준 C(체중과 체형에 대한 자기 지각의 장애)가 지속되고 있는 경우를 말한다.
완전 관해 상태: 이전의 신경성 식욕부진증의 진단을 모두 만족한 후 삽화 기간 동안 진단 기준에 해당하는 행동이 아무것도 나타나지 않는다.
현재의 심각도를 명시할 것:
아동·청소년의 경우, BMI 백분위수를 기준으로 한다. 다음의 범위는 세계보건기구(WHO)에서 제공하는 성인의 마른 정도의 범주를 따른다. 심각도의 수준은 임상 증상, 기능적 장애 정도, 그리고 관리의 필요성을 반영하여 증가될 수도 있다.
경도: BMI $\geq$ 17kg/$m^2$
중등도: BMI 16~16.99kg/$m^2$
고도: BMI 15~15.99kg/$m^2$
극도: BMI 〈 15kg/$m^2$

참고: APA(2013)

## (2) 발달

### ① 유병률

청소년의 신경성 식욕부진증 유병률은 약 0.3% 정도이다. 여성 대 남성의 비율은 약 10:1로 나타나, 남성에 비해 여성에게서 훨씬 많이 발생한다(Brumberg, 1988). 사회·경제적 수준에 따라서는 중상위 계층의 젊은 여성들에게서 더 많이 나타나는 것으로 밝혀졌다. 사회·문화적으로는 다양한 인구 집단에서 발병하지만 문화에 따라 다양성이 존재하여, 미국, 호주, 뉴질랜드, 유럽 국가, 일본 등 고소득의 국가에서 더 많이 발병한다.

신경성 식욕부진증은 청소년기 또는 성인기 초기에 시작되며, 대체적으로 대학 진학을 위해 집을 떠나는 것과 같은 생활 스트레스가 많을 때 발병된다(APA, 2013). 연령이 높을수록 질병의 지속 기간이 길게 나타난다. 또한 신경성 식욕부진증의 10%는 완전히 회복되지만, 50%는 부분적으로 회복되거나 재발되며, 나머지 일부는 수년에 걸쳐 만성적인 경과를 보이기도 한다. 신경성 식욕부진증과 다른 합병증이 발생하는 경우에는 입원 치료를 하기도 한다.

**② 공병**

신경성 식욕부진증을 가진 청소년들의 73% 정도는 우울을 동반한다(Pollice, Kaye, Greeno, & Weltzin, 1997). 또한 불안장애를 공병으로 갖게 되는데, 불안장애는 신경성 식욕부진증이 나타나기 전부터 나타나기도 한다. 불안장애 중에서도 제한형의 신경성 식욕부진증을 가진 청소년들은 특히 강박장애가 흔하게 나타난다. 이외에도, 물질 장애나 성격장애의 공병을 보이며, 자살의 위험성도 높게 나타나, 연간 10만 명 중 12명이 자살하는 것으로 나타났다.

### (3) 원인

**① 유전적 요인**

신경성 식욕부진증은 유전되는 경향이 높다. 특히 가족 내에 신경성 식욕부진증을 지닌 여자 친척 및 가족이 있는 경우 그 증상이 유전될 확률은 4~5배가량 더 높은 것으로 나타났다(Minuchin, Rosman, Baker, Minuchin, 2009). 일란성 쌍생아인 경우에는 56%의 일치율을 보여 신경성 식욕부진증은 유전된다는 증거를 보여준다.

**② 개인 내적 요인**

사춘기가 시작되는 여아들은 가슴의 발달과 함께 지방이 갑자기 증가하면서 체중이 11kg 정도 증가하게 된다. 이 시기에는 자신의 신체에 대한 관심이 증가하고 타인이 자신을 어떻게 바라보는지에 대해 집착한다. 이러한 사춘기의 특성으로 인한 일상적인 다이어트의 시작이 정신병리로 가는 첫 단계가 된다.

이들은 인지적으로 왜곡된 사고를 하게 되는데, 현재의 나와 자아상이 일치되어야 한다고 생각하기 때문에 극심한 다이어트를 하게 되고 이로 인해 저체중을 갖게 된다. 또한 식욕부진증을 지닌 여성들은 자신의 신체에 대한 부정확한 지각을 한다. 즉, 자신이 실제 심각하게 말랐음에도 불구하고 자신을 정상 체중이라고 잘못 지각한다.

**③ 환경적 요인**

신경성 식욕부진증을 지닌 청소년들은 부모로부터 과잉보호를 받았을 가능성이 크다. 가족 구성원들이 서로 간섭하고 밀착되어 있기 때문에 부모로부터 분리가 되었을 때 겪는 고통을 굶는 것으로 나타내는 것이다. 한편, 부모가 자녀의 외모나 다이어트에 지나치게 관심을 갖는 경우 신경성 식욕부진증이 나타나기도 한다.

BOX
7-8

## SNS를 타고 퍼지는 '거식증' 따라하기

SNS를 타고 전 세계적으로 거식증(신경성 식욕부진증)이 확산되고 있다. 특히 SNS에서 거식증을 동경하는 '프로아나(pro-ana)'가 유행하면서 영국에서는 지난해만 약 2만 명에 달하는 섭식 장애 환자가 발생한 것으로 나타났다.

'프로아나(pro-ana)'는 거식증(anorexia)의 생활 방식을 지지(pro)한다는 뜻이다. 2000년도 미국에서 거식증 환자들이 커뮤니티를 형성하면서 처음 알려지기 시작했다. 프로아나 커뮤니티에서는 살을 빼기 위한 식단 조절이나 약물 등의 정보를 공유하거나 서로 뼈만 남은 것처럼 살을 빼는 것을 목표로 하고 있다.

전문가들은 "SNS는 거식증을 조장하는 치명적인 토론을 이끌며 이것이 '완벽한 몸매'라는 잘못된 메시지를 퍼트리고 있다."고 지적한다. 영국 복지부 장관은 "젊은이들이 섭식 장애를 조장하는 온라인 콘텐츠에 얼마나 쉽게 접근할 수 있는지 확인하고는 경악을 금치 못했다."고 말했다.

SNS를 통해 프로아나 정보를 공유하는 사람들의 평균 연령은 17세이다. 한창 성장할 나이에 청소년들에게 프로아나의 동경은 매우 위험하다고 볼 수 있다. 이러한 문제는 개개인의 문제라기보다는 사회적 문제이기 때문에 국가적 차원에서 SNS의 관련 정보가 무차별하게 유통되는 것을 제한하고, 그 위험성을 경고할 필요가 있다.

참고: 황민규(2020)

## 2) 신경성 폭식증

### (1) 증상

신경성 폭식증bulimia nervosa은 반복되는 폭식 삽화, 체중 증가를 막기 위한 반복되는 부적절한 보상 행동, 체형과 체중이 자기 평가에 과도하게 영향을 미치는 3가지 핵심적 특징을 지니고 있다. 신경성 폭식증은 폭식 행동이 하루에도 3~4번씩 재발하며, 짧은 시간 동안 많은 양의 음식을 재빨리 섭취한 후, 스스로 구토를 하거나 이뇨제 또는 과격한 운동을 하여 체중을 줄이려는 시도를 반복하는 것이다. 신경성 식욕부진증과 비교하여 신경성 폭식증이 있는 청소년의 체중은 대개 정상 범위 내에 있다.

신경성 폭식증을 지닌 청소년들은 자신이 폭식을 하는 문제를 부끄럽게 여기기 때문에 다른 사람과 함께 음식 먹는 것을 피하게 된다. 대개 혼자 있는 시간에 폭식을 하며 다른 사람들에게는 자신의 증상을 숨기려는 특징이 있다. 폭식이 일어나면 보통 고통스러울 때까지 배를 채우는 경향이 있다. 폭식을 한 후에는 자신의 폭식을 보상하기 위해 다양한 방법을 시도하게 되는데, 가장 많이 나타나는 부적절한 보상 행동은 구토이다. 구토를 시도할 때는 손가락이나 도구를 사용하여 시도하고 나중에는 구토하는 것이 익숙해져서 자신의 의지만으로도 할 수 있게 된다. 또한 어떤 사람들은 폭식을 보상하기 위해 하루 이상 금식을 하거나 과도한 운동을 하는 경우도 있다. 보상을 위해 시작된 운동은 자신의 일상생활을 방해하거나 부적절한 시간이나 상황에서 일어난다.

**BOX 7-9**

### 신경성 폭식증의 특징

- 불규칙한 월경 또는 무월경이 발생함
- 수분 및 전해질의 장애가 심각한 의학적 문제로 나타남
- 식도 열상, 위 파열, 심부정맥이 발생함
- 빈번한 구토로 인해 위, 식도, 치아가 손상됨
- 습관적인 구토로 인해 안면 혈관 파열, 건성 피부, 침샘 확장이 되어 이상한 얼굴 모습이 됨
- 위장 증상의 문제, 직장 탈출증이 나타남
- 배고픔과 관계없이 상당한 양의 음식을 섭취하고 난 후 결국 자기 혐오 또는 우울을 경험
- 폭식 행동 후, 죄책감, 수치심, 자기경멸 사이에서 갈등함

참고: APA(2013)

【 신경성 폭식증의 DSM-5 진단 기준 】

A. 반복되는 폭식 삽화. 폭식 삽화는 다음 2가지로 특징지어진다.
1. 일정 시간 동안(예: 2시간 이내) 대부분의 사람이 유사한 상황에서 동일한 시간 동안 먹는 것보다 분명하게 많은 양의 음식을 먹음
2. 삽화 중에 먹는 것에 대한 조절 능력의 상실감을 느낌(예: 먹는 것을 멈출 수 없거나, 무엇을 혹은 얼마나 많이 먹어야 할 것인지를 조절할 수 없는 느낌)

B. 체중이 증가하는 것을 막기 위한 반복적이고 부적절한 보상 행동, 예를 들면 스스로 유도한 구토, 이뇨제, 관장약, 다른 치료 약물의 남용, 금식 혹은 과도한 운동 등이 나타난다.

C. 폭식과 부적절한 보상 행동이 둘 다, 평균적으로 적어도 3개월 동안 1주에 1회 이상 일어난다.

D. 체형과 체중이 자기 평가에 과도하게 영향을 미친다.

E. 이 장애가 신경성 식욕부진증의 삽화 기간 동안에만 발생하지 않는다.

다음의 경우 명시할 것:
부분 관해 상태: 이전에 신경성 폭식증의 진단 기준을 전부 만족시켰으며, 현재는 기준의 일부를 만족시키는 상태가 유지되고 있다.
완전 관해 상태: 이전에 신경성 폭식증의 진단 기준을 전부 만족시켰으며, 현재는 어떠한 기준도 만족시키지 않는 상태가 유지되고 있다.

현재의 심각도를 명시할 것:
심각도의 최저 수준은 부적절한 보상 행동(다음을 참조하시오)의 빈도를 기반으로 하고 있다. 심각도 수준은 다른 증상 및 기능적 장애의 정도를 반영하여 증가할 수 있다.
경도: 평균적으로 일주일에 1~3회의 부적절한 보상 행동 삽화가 있다.
중등도: 평균적으로 일주일에 4~7회의 부적절한 보상 행동 삽화가 있다.
고도: 평균적으로 일주일에 8~13회의 부적절한 보상 행동 삽화가 있다.
극도: 평균적으로 일주일에 14회 이상의 부적절한 보상 행동 삽화가 있다.

참고: APA(2013)

### (2) 발달

신경성 폭식증의 유병률은 젊은 여성에서 1~1.5% 정도 나타나며, 주로 증상의 첫 시점은 청소년기 혹은 초기 성인기에 나타난다. 남성의 발병률은 여성의 약 1/10로 남성보다는 여성에게서 더 많이 발병한다. 신경성 식욕부진증에 비해 회복될 가능성이 높으며, 치료 여부와 상관없이 그 증상이 감소한 것으로 나타났다. 발병 시 나이가 어리거나 높은 사회 계층인 경우에는 그 예후가 좋은 것으로 밝혀졌다.

공병의 경우, 신경성 폭식증을 지닌 여성의 80%에서 불안장애가 발견되었고, 그 외에도 우울 증상이나 물질 남용이 자주 함께 나타나는 것으로 밝혀졌다.

### (3) 원인

**① 유전적 요인**

가족이나 친척들이 신경성 폭식증을 가지고 있을 때, 유전될 확률이 4배 정도 높은 것으로 나타난다(Kendler, Maclean, Neale, Kessler, Heath, & Eavas, 1991). 또한 어머니가 다이어트를 해도 살이 잘 빠지지 않는 경우, 그 자녀들(특히, 딸)은 어머니처럼 살찌지 않아야겠다는 생각을 가지고 있고, 특히 어머니의 비만을 물려받은 경우에는 자신의 체중에 불만을 갖게 되어 극단적인 방법을 통해 다이어트를 하게 되는 것이다.

**② 환경적 요인**

신경성 폭식증을 지닌 청소년의 가족체계는 붕괴되어 있고 부모-자녀 간 의사소통이 제대로 이루어지지 않는 것을 볼 수 있다. 또한 그들의 부모는 자녀에게 권위적이고 방임하거나 적대적인 양육을 하는 경향이 있다. 이러한 부정적인 가족체계는 청소년 자녀의 폭식증에 영향을 준다.

한편, 신체 외모로 여성을 판단하고 날씬함을 강조하는 외모 지향적 문화가 청소년의 신경성 폭식증에 영향을 미친다. 아름다움은 여성이 지녀야 하는 필수 요소라고 여기거나 다른 사람들이 자신을 어떻게 판단하는지가 중요하기 때문에 체중 감소를 위한 폭식증이 나타난다.

### 3) 섭식장애의 중재

섭식장애를 치료하기 위해 항우울제인 프로작이나 세로토닌 재흡수 차단제가 가장 많이 사용되고 있다. 그러나 약물 치료는 섭식장애와 함께 나타나는 우울증을 치료하는 데에는 효과가 있지만 섭식 행동이나 체중 증가에는 효과가 거의 없다.

섭식장애는 빠른 시간 내에 체중을 회복할 수 있도록 돕는 것이 가장 중요한데, 이를 위해 가장 효율적인 치료 방법은 행동 수정이며, 청소년 자녀가 좋아할 만한 것을 보상으로 주어 음식을 먹을 수 있도록 도와야 한다.

또한 섭식장애는 왜곡된 사고로 인해 나타나기 때문에 자신과 섭식에 대한 비합리적인 생각을 합리적으로 사고할 수 있도록 도와주는 인지치료를 시행한다(Fairburn, Marcus, Wilson, 1993). 자기 스스로를 모니터링을 할 수 있도록 도움으로써 혼란된 섭식을 야기하는 상황을 파악하게 하고 잘못된 섭식 행동을 바로잡기 위해 어떠한 사고와 정서를 가져야 하는지 생각해 보게 한다.

CHAPTER

# 08

# 성인기의 정신건강

| 학습 목표 |

본 chapter에서는 성인기 정신건강에 해당하는 성격장애에 대해 일반적 성격장애의 정의를 내리는 것으로 시작하여 증상의 유사성에 따라 A군 성격장애, B군 성격장애, C군 성격장애로 나누고 각각에 해당하는 성격장애에 대한 증상과 발달, 원인, 중재에 대해 살펴보고자 한다(성격장애의 증상과 발달, 원인 및 중재는 달리 언급하지 않으면 DSM-5(2013)를 따른다).

# 1 일반적 성격장애

성격장애personal disorders란 내적 경험과 지속적인 행동의 유형이 개인이 속한 문화에서 기대되는 바로부터 현저하게 편행되어 있는 유형을 의미하며, 만연하고 경직되어 있다. 즉, 습관, 성격, 사고방식 등이 사회적 기준에서 지속적이게 극단적으로 벗어나서 사회생활에 문제를 일으키는 장애이다. 청소년기나 성인기 초기에 발병하며 시간이 지나도 변함없이 유지되는 고통이나 손상을 초래하는 특징을 보인다(APA, 2013). 일반적인 성격장애의 특징은 다음의 DSM-5 진단 기준과 같다.

성격장애라고 정의하기 위해서는 오로지 성격 특질personal traits이 경직되고 부적응적이며 현저한 기능 손상과 주관적 고통을 야기해야 한다. 여기서 성격 특질은 개인적 사회적 상황에 직면할 때 나타나는 환경과 자신에 대하여 지각하고 관계하며 사고하는 지속적인 유형으로, 특정 스트레스 상황이나 좀 더 일시적인 정신 상태(양극성장애, 우울장애, 불안장애, 물질 중독)에서 드러나는 개인적 특성characteristics과는 구별되어야 한다. 또한 성격 기능을 평가하기 위해서는 그 개인의 민족적, 문화적 사회적 배경을 반드시 고려해야 한다.

**【 일반적 성격장애의 DSM-5 진단 기준 】**

A. 내적 경험과 행동의 지속적인 유형이 개인이 속한 문화에서 기대되는 바로부터 현저하게 편향되어 있다. 이러한 형태는 다음 중 2가지(또는 그 이상)에서 나타난다.

1. 인지(즉, 자신과 다른 사람 및 사건을 지각하는 방법)
2. 정동(즉, 감정 반응의 범위, 불안전성, 적절성)
3. 대인관계 기능
4. 충동 조절

B. 지속적인 유형이 개인의 사회 상황의 전 범위에서 경직되어 있고 전반적으로 나타난다.

C. 지속적인 유형이 사회적, 직업적, 또는 다른 중요한 기능 영역에서 임상적으로 현저한 고통이나 손상을 초래한다.

D. 유형은 안정적이고 오랜 기간 동안 있어 왔으며 최소한 청년기 혹은 성인기 초기부터 시작된다.

E. 지속적인 유형이 다른 정신질환의 현상이나 결과로 더 잘 설명되지 않는다.

F. 지속적인 유형이 물질(예: 남용 약물, 치료 약물)의 생리적 효과나 다른 의학적 상태(예: 두부 손상)로 인한 것이 아니다.

참고: APA(2013)

DSM-5에서는 성격장애를 10개의 하위 유형으로 구분하고 있으며, 크게 3가지 군집으로 분류하고 있다. A군 성격장애는 사회적으로 고립되어 있고 기이한 성격 특성을 나타내는 성격장애로 편집성 성격장애, 조현성 성격장애, 조현형 성격장애가 이에 속한다. B군 성격장애는 정서적이고 극적인 성격 특성을 나타내는 유형으로 반사회적 성격장애, 연극성 성격장애, 경계선 성격장애, 자기애성 성격장애가 해당된다. C군 성격장애는 불안하고 두려움을 많이 느끼는 특성을 지니고 있으며 강박성 성격장애, 의존성 성격장애, 회피성 성격장애가 이에 속한다(권석만, 2013).

표 8-1
성격장애의 하위 요소

| 분류 | 성격장애 | 설명 |
|---|---|---|
| A군 | 편집성 성격장애 | 다른 사람의 동기를 악의가 있는 것으로 해석하는 등 타인에 대한 전반적인 불신과 의심 양상 |
| | 조현성 성격장애 | 사회적 유대로부터 유리되고, 제한된 범위의 감정 표현 양상 |
| | 조현형 성격장애 | 친분 관계를 급작스럽게 불편해 하고 그럴 능력의 감퇴 및 인지와 지각의 왜곡, 행동의 괴이성 양상 |
| B군 | 반사회성 성격장애 | 다른 사람들의 권리를 무시하거나 침해하는 영속적인 행동 양상 |
| | 경계성 성격장애 | 대인관계, 자아상 및 정동 불안정성과 현저한 충동성 양상 |
| | 연극성 성격장애 | 과도한 감정성과 주의를 끄는 행동 양상 |
| | 자기애성 성격장애 | 과대성(공상 또는 행동상), 숭배 요구, 공감의 부족 양상 |
| C군 | 회피성 성격장애 | 사회관계의 억제, 부적절감, 그리고 부정적 평가에 대한 예민함 |
| | 의존성 성격장애 | 돌봄을 받고자 하는 지나친 욕구가 복종적이고 매달리는 행동 유발 양상 |
| | 강박성 성격장애 | 정돈, 완벽, 그리고 조절에 지나치게 집착 |

# 2 A군 성격장애

A군 성격장애는 기이한 성격 특성으로 사회적으로 고립되어 있으며, 편집성 성격장애, 조현성 성격장애, 조현형 성격장애가 있다.

**BOX 8-1**

## 편집성 성격장애 사례

도나는 직장에서 자신의 서류를 다른 사람이 건드렸다는 낌새가 느껴지면 옆자리 동료를 의심했다. 도나는 모든 사람이 들을 수 있을 정도로 화를 냈다. 의심을 받은 동료가 무슨 말을 하는지 모르고 관계가 없다고 항변해도 소용없었다. 도나는 그 동료를 비난하고 또 비난했다. 그런 행동은 도나를 벼랑으로 내몰았다. 도나는 자신이 휴게실의 이야깃거리라는 사실과 모두 자신을 힐끔거리며 속닥거리는 것을 알았다. 이런 생활이 일주일쯤 지속되자 도나는 분노했고 이는 업부 성과에도 영향을 미쳤다.

도나는 이 일을 남편과 상의해 볼까도 생각해 봤지만 요즈음 남편의 행동이 맘에 들지 않았다. 도나는 결국 자신의 친구이자 동료인 밀리에게 고민을 털어놓기로 결심했다. 도나는 밀리와 점심을 먹으며 음모에 관한 모든 이야기를 꺼냈다. 밀리는 도나를 진정시키려고 노력했지만 도나의 생각은 바뀌지 않았다. 도나는 자신의 동료들이 자신을 회사에서 쫓아내려 한다고 확신했다. 하지만 도나는 그날 오후 밀리가 자신의 상사와 이야기 하는 모습을 보고 밀리도 음모에 가담했다고 판단했다. 그날 저녁, 집에 도착한 도나는 남편이 좋아하는 음식을 준비한 후 남편을 기다렸다. 도나는 자신을 해코지하려고 상사에게 이야기한 밀리의 행동을 남편에게 이야기해야 할지 고민했다. 하지만 남편은 예상했던 시간에서 1시간이나 늦게 집에 귀가했다. 도나는 남편에게 늦는다고 전화하지 않은 이유를 물었다. 하지만 남편이 이야기를 꺼내기도 전에 도나는 남편이 외도를 한다며 트집을 잡았다. 남편은 도나와 입씨름할 마음이 없었다. 남편은 도나에게 치료를 받아야 한다며 치료를 받지 않으면 도나를 떠나겠다고 통보한 후 몸을 돌려 나가 버렸다. 화가 머리끝까지 난 도나는 문을 나서는 남편을 향해 재떨이를 던졌다. 도나는 남편 역시 음모를 꾸미고 자신을 해하려는 무리에 가담한게 분명하다고 단정지었다. 또 남편이 밀리와 부적절한 관계일 수도 있다고 생각했다. 도나는 편집성 성격장애였다.

참고: Dobber(2011)

## 1) 편집성 성격장애

### (1) 증상

편집성 성격장애의 주요 특징은 불신과 의심이어서 타인의 동기를 악의적인 것으로 해석하는 것이다. 이런 양상은 성인 초기에 시작해서 다양한 상황에서 주변 사람들과 지속적인 갈등과 불화를 만들어낸다. 따라서 편집성 성격장애 환자들은 다른 사람들과 어울리는 것이 어렵고 친밀한 관계에 어려움을 겪는다. 과도한 의심과 적개심으로 격렬한 논쟁이 나타나기도 하고 지속적인 불평을 하기도 한다. 또한 가상의 위협에 대해 과잉 긴장 상태이기 때문에 조심스럽고 비밀스럽고 모호하게 행동하고 다정함이 없어 보인다. 이들은 다른 사람을 믿지 못하기 때문에 자급자족을 지나치게 원하고 강한 자율성을 원하면서 동시에 주위 사람들을 강하게 통제하기를 원한다. 더불어 자신의 결점을 다른 사람의 탓으로 돌리고 주의에서 감지한 위협에 대해 재빨리 반격하지만 실제로는 자신의 공포를 다른 사람에게 투사하는 것이다. 그들은 빈약하고 은밀하고 비현실적인 과대한 환상을 표현하기도 하는데 그 내용은 주로 권력, 서열과 같은 주제에 맞춰져 있고 자신과 다른 이질 집단의 사람에 대해 더 부정적 고정관념을 가지고 있다.

**【 편집성 성격장애의 DSM-5 진단 기준 】**

A. 다른 사람의 동기를 악의가 있는 것으로 해석하는 등 타인에 대한 전반적인 불신 과 의심이 있으며, 이는 성인기 초기에 시작되며 여러 상황에서 나타나고 다음 중 4가 지(또는 그 이상)로 나타난다.

1. 충분한 근거 없이, 다른 사람이 자신을 관찰하고 해를 끼치고 기만한다고 의심함

2. 친구들이나 동료들의 충정이나 신뢰에 대한 근거 없는 의심에 사로잡혀 있음
3. 어떠한 정보가 자신에게 나쁘게 이용될 것이라는 잘못된 두려움 때문에 다른 사람에게 비밀을 털어놓기를 꺼림
4. 보통 악의 없는 말이나 사건에 대해 자신의 품위를 손상하는 또는 위협적 의미가 있는 것으로 해석함
5. 지속적으로 원한을 품는다. 즉, 모욕이나 상처줌 혹은 경멸을 용서하지 못함
6. 다른 사람에겐 분명하지 않은 자신의 성격이나 평판에 대해 공격으로 지각하고 곧 화를 내고 반격함
7. 정당한 이유 없이 애인이나 배우자의 정절에 대해 반복적으로 의심함

B. 조현병, 정신병적 양상을 동반한 양극성장애 또는 우울장애, 다른 정신병적 장애의 경과 중 발생한 것은 여기에 포함시키지 않으며, 다른 의학적 상태의 생리적 효과로 인한 것이 아니다.

주의점: 진단 기준이 조현병의 발병에 앞서 만족했다면 '병전'을 추가해야 한다. 즉, '편집성 성격장애(병전)'

참고: APA(2013)

### (2) 발달

편집성 성격장애의 유병률은 일반 인구의 0.5~2.5%, 정신과 입원 환자의 10~30%, 그리고 정신건강 진료소를 방문하는 사람들의 2~10%로 보고되고 있다(권석만, 2013). 임상 장면에서는 여성보다 남성에게 더 많이 나타난다. 편집성 성격장애는 아동기와 청소년기에 외톨이, 원만하지 못한 또래관계, 사회불안, 학습부진, 과민성, 독특한 사고나 언어, 그리고 특이한 환상 등의 모습으로 나타난다.

### (3) 원인

편집성 성격장애의 원인은 기본적인 신뢰감이 형성되지 못한 결과로 설명한다(Cameron, 1963). 즉, 어린 시절 부모로부터 학대를 받은 경험이 그대로 내면화되어 타인의 공격, 경멸, 비판에 예민하게 되고, 자신을 보호하기 위해 적대감과 비판적 태도를 갖게 된다.

한편 인지주의자들은 편집성 성격장애 환자들은 사람들이 악의적이고 기만하며, 기회만 있으면 자신을 공격하기 때문에 항상 긴장하고 경계해야만 나를 보호할 수 있다는 독특한 신념을 가지고 있기 때문으로 설명한다(Beck & Freeman, 2015). 따라서 이러한 왜곡된 신념으로 편집성 성격장애 환자들은 타인에게 적대적인 반격 행동을 하고 그로 인해 다시 타인의 부정적 행동이 유발되는 악순환을 경험하게 된다.

### (4) 중재

편집성 성격장애의 상담은 무엇보다 상담자와 내담자 사이에 신뢰감을 형성하는 것이 중요하다. 따라서 편집성 성격장애 환자가 상담자에게 보이는 의심과 분노, 적대감 등에 대해 섣불리 지적하고 수정하기보다 개방적인 자세로 내담자의 감정을 잘 수용하고 신뢰감을 형성하는 태도가 필요하다. 그 후에 이들이 겪고 있는 문제와 갈등의 근본적인 원인이 자기 자신에게 있음을 지각하고 자신을 변화시키기 위한 실제적인 노력을 하게 하는 것을 상담 목표로 삼는다.

### 2) 조현성 성격장애

#### (1) 증상

조현성 성격장애schizoid personality disorder는 타인과 친밀한 관계를 형성하지 못해 반복적으로 유리되고, 대인관계에 관심이 없으며, 제한된 범위의 감정 표현을 보이기 때문에 사회적 적응이 매우 어려운 특징을 보인다. 또한 친밀함에 대한 욕구 자체가 부족하기 때문에 친밀함을 만들 수 있는 기회에 무관심하며, 친밀감에서 오는 만족감을 느끼지 못한다. 특히, 조현성 성격장애 환자들은 타인에 대해 무심하고 혼자 지내는 경향이 있고, 분노를 잘 표현하지 못하며, 마치 감정이 없는 사람처럼 행동한다. 따라서 친구가 거의 없고 데이트도 거의 하지 않기 때문에 독신으로 생활하는 경우가 많다. 그러나 직업적으로 혼자서 하는 일이라면 문제없이 잘 수행할 수 있다.

**【 조현성 성격장애의 DSM-5 진단 기준 】**

A. 다양한 형태의 사회적 유대로부터 반복적으로 유리되고, 대인관계에서 제한된 범위의 감정 표현이 전반적으로 나타나며, 이러한 양상이 성인기 초기에 시작되며 여러 상황에서 나타나고 다음 중 4가지 이상에 해당될 때 조현성 성격장애로 진단한다.

1. 가족과의 관계를 포함해서 친밀한 관계를 바라지 않고 즐기지도 않음
2. 항상 혼자서 하는 행위를 선택함
3. 다른 사람과의 성적 경험에 대한 관심이 거의 없음
4. 거의 모든 분야에서 즐거움을 취하려 하지 않음
5. 1차 친족 이외의 친한 친구가 없음
6. 다른 사람의 칭찬이나 비난에 무관심함
7. 감정적 냉담, 유리 혹은 단조로운 정동의 표현을 보임

B. 단, 조현병, 정신병적 양상을 동반한 양극성장애 또는 우울장애, 다른 정신병적 장애 혹은 자폐스펙트럼 장애의 경과 중 발생한 것은 조현성 성격장애로 진단하지 않 으며, 다른 의학적 상태의 생리적 효과로 인한 것이 아니다.

주의점: 진단 기준이 조현병의 발병에 앞서 만족했다면 '병전'을 추가해야 한다. 즉, '조현성 성격장애(병전)'

참고: APA(2013)

### (2) 발달

조현성 성격장애의 유병률은 미국 병존 질환 조사 제Ⅱ부분의 부표본에서 4.9%로 보고되고 있다. 조현성 성격장애는 아동기와 청소년에게 외톨이, 원만하지 못한 또래관계, 사회 불안, 학습부진 등의 모습이 나타나며 이러한 아이들은 다르다고 낙인이 찍히고 쉽게 따돌림의 대상이 된다. 일반적으로 남성에서 조금 더 진단되고 더 많은 손상을 야기한다.

### (3) 원인

조현성 성격장애의 원인으로 유아기에 양육되는 과정에서 부모에게 충분히 수용되지 못하거나 거부당하는 경험으로 인해 조용하고 수줍으며 순종적인 모습을 나타낸다(Balint, 1979; Cameron, 1963). 겉으로는 대인관계에 관심이 없고 무정서인 것처럼 보이지만 내면은 아주 예민하고 경계적이며 고집스러운 면이 있기 때문에 이러한 혼란된 정체감이 타인과의 관계 형성을 방해한다(Akhtar, 1987). 또한 타인의 반응이 중요하지 않으며 무시해도 된다는 잘못된 신념으로 대인관계에 대한 회피가 나타나게 된다(조성호, 2000).

### (4) 중재

조현성 성격장애 환자들은 매우 소극적이기 때문에 상담 장면에서 라포 형성에 어려움을 겪게 된다. 이때 상담자는 내담자의 침묵이나 소극적인 태도를 수용하면서 사소한 정서적 반응에도 공감하고 수용하는 노력이 필요하다. 상담의 목표는 사회적 고립에서 벗어나고 사회적 상황에 잘 적응하도록 돕는 것이다(조성호, 2000; 권석만, 2013).

## 3) 조현형 성격장애

### (1) 증상

조현형 성격장애schizotypal personality disorder는 조현성 성격장애와 마찬가지로 사회적으로 고립되어 있을 뿐만 아니라 기이한 사고와 행동이 나타나는 성격장애를 말한다. 조현형 성격장애라는 명칭은 조현병을 일으키기 쉬운 성격적 특징을 의미하기도 한다. 이들은 외계인과 교신한다거나, 귀신과 대화를 나눈다거나, 종교적인 망상 등의 기이한 사고와 행동을 보이게 되고 이로 인해 대인관계의 어려움을 경험하게 된다. 조현형 성격장애 환자들은 성격장애 특징 그 자체보다는 그로 인한 불안과 우울감 등을 더 호소한다.

**【 조현형 성격장애의 DSM-5 진단 기준 】**

A. 친분 관계를 급작스럽게 불편해하고 그럴 능력의 감퇴 및 인지 및 지각의 왜곡, 행동의 괴이성으로 구별되는 사회적 및 대인관계의 결함의 광범위한 형태로, 이는 성인기 초기에 시작되며 여러 상황에서 나타나고 다음 중 5가지(또는 그 이상)로 나타난다.

1. 관계 사고(심한 망상적인 관계 망상은 제외)
2. 행동에 영향을 주며, 소문화권의 기준에 맞지 않는 이상한 믿음이나 마술적인 사(예: 미신, 천리안, 텔레파시 또는 육감 등에 대한 믿음, 다른 사람들이 내 느낌을 알 수 있다고 함, 아동이나 청소년에서는 기이한 공상이나 생각에 몰두하는 것)
3. 신체적 착각을 포함한 이상한 지각 경험
4. 이상한 생각이나 말을 함(예: 모호하고, 우회적, 은유적, 과장적으로 수식된, 또는 상동적인)
5. 의심하거나 편집성 사고
6. 부적절하고 제한된 정동
7. 기이하거나 편향되거나 괴이한 행동이나 외모
8. 1차 친족 이외에 친한 친구나 측근이 없음
9. 친하다고 해서 불안이 감소하지 않으며 자신에 대한 부정적인 판단보다도 편집

B. 조현병, 정신병적 양상을 동반한 양극성장애 또는 우울장애, 다른 정신병적 장애 혹은 자폐스펙트럼 장애의 경과 중 발생한 것은 여기에 포함시키지 않는다.

주의점: 진단 기준이 조현병의 발병에 앞서 만족했다면 '병전'을 추가해야 한다. 즉, '조현형 성격장애(병전)'

참고: APA(2013)

### (2) 발달

조현형 성격장애 유병률은 노르웨이인 표본에서는 0.6%, 미국인 표본에서는 4.6%로 나타났으며 정신 분열증 환자의 직계 가족에서 높은 유병률을 보인다. 조현성 성격장애의 소수의 비율은 조현병이나 다른 정신병적 장애로 진행된다. 조현형 성격장애는 아동기와 청소년기에는 외톨이, 빈약한 친구 관계, 사회 공포증, 학습부진, 과민성, 특이한 생각이나 언어, 기이한 환상 등을 표현하는 모습으로 나타난다. 이러한 아동은 기이하고 생각이 지나치게 한쪽으로 치우쳐진 아이라고 생각되어 쉽게 따돌림의 대상이 된다. 조현형 성격장애는 남성

에게서 조금 더 흔하다.

### (3) 원인

조현형의 성격장애의 원인 역시 부모와의 불안정애착에 기인한다. 부모로부터 무관심과 무시를 받으며 성장하면서 정서적 교류가 적고 냉담한 부모-자녀관계가 내면화되어 타인과의 관계 형성 및 의사소통 능력에 부정적인 영향을 미친 것이다(조성호, 2000). 그러나 조현형의 성격장애는 주로 정신 분열증 환자의 직계 가족에서 유병률이 높기 때문에 유전적인 요인과 관련이 있는 것으로 보고 있다(Milon & Davis, 1999). 특히, 정신 분열 성향은 대인관계로부터의 철수, 인지적-지각적 왜곡, 사고와 행동의 혼란으로 나타나는데, 이러한 정신 분열 성향이 가장 낮은 수준이 조현성 성격장애, 그 다음 조현형 성격장애, 가장 높은 수준이 정신 분열증으로 보고 있기 때문에 이러한 유전적 소인과 더불어 정신 분열 성향의 연속선상에서 이해되어야 한다. 또한 인지적 입장에서는 조현형 성격장애 환자들은 자신과 무관한 일을 자신과 연결시켜 생각하는 개인화, 정서적 느낌에 따라 상황의 의미를 판단하는 정서적 추론, 무관한 사건들 간의 인과적 관계를 잘못 파악하는 임의적 추론 등의 인지적 오류를 통해서 관계망 사고, 마술적 사고, 괴이한 믿음 등을 지니는 것을 원인으로 주장하고 있다(권석만, 2013).

### (4) 중재

조현형 성격장애 환자들에게는 특히 약물 치료와 인지행동 치료가 도움이 되는 것으로 알려져 있다. 즉, 조현형 성격장애 환자들이 항정신병 약물에 의해 관계 망상적 사고, 기이한 언행, 사회적 고립이 개선되었다. 또한 구체적인 사회적 기술 훈련에 의해 적응 상태가 개선되었다(Hymowitz, Frances,

| 조현성 성격장애 | 조현형 성격장애 |
|---|---|
| 대인관계의 필요성을 느끼지 못해 혼자 있음 | 이상한 단어, 문장을 사용하기 때문에 정상적인 의사소통이 어려움으로 고립을 경험 |

표 8-2
조현성 성격장애와 조현형 성격장애의 차이점

Jacobsberg, Sickles, & Hoyt, 1986; Stone, 1986). 이들을 위해서는 무엇보다 상담 장면에서 내담자가 정서보다 객관적 증거에 의해 자신의 사고를 평가하도록 하는 것이 중요하다.

# 3 B군 성격장애

B군 성격장애는 감정적이고 극적인 행동emotional & dramatic을 특징으로 하며, 반사회성 성격장애, 경계성 성격장애, 연극성 성격장애, 자기애성 성격장애가 여기에 속한다.

**BOX 8-2**

### 반사회성 성격장애 사례

앨런은 무단 침입과 강간으로 유죄 판결을 받고 2주간 수용 시설에 머물렀다. 정신 감정을 통해 앨런이 양심의 가책을 느끼지 않을 뿐만 아니라 지능이 상당히 높다는 사실을 발견했다. 앨런은 반사회성 성격장애 진단을 받았다. 앨런은 자기가 저지른 행동에 양심의 가책을 받지 않았고, 피해자가 어떻게 느낄지도 생각하지 못했다. 앨런은 매우 이기적이어서 자기가 좋다고 여기는 것을 하려고 했다. 세상은 자신이 내키는 대로 해도 되는 곳이다.
소년원 담장 '안에서' 목숨은 부질없었고, 앨런은 상황에 적절하게 적응했다. 앨런은 칫솔과 침대 스프링을 가지고 칼을 만들고 자기 것임을 표시했다. 공격당하느니 죽이는 게 나았다. 앨런은 폭력과 살인으로 소년원 '안에' 자기 왕국을 세웠다. 앨런은 자기가 저지른 행동을 후회한 적이 한 번도 없었다. 잠 못 이루는 밤도 없었다. 모두 앨런의 무정함, 잔인함, 점점 더 수위가 높아지는 자극적 요구를 두려워했다. 앨런은 이 '싸움꾼 집단'의 우두머리로 군림했으며, 누구도 두려워하지 않았다.

참고: Dobbert(2011)

## 1) 반사회성 성격장애

### (1) 증상

반사회성 성격장애antisocial personality disorder는 다른 사람들의 권리를 무시하거나 침해하는 지속적인 행동 양식으로, 사회적 규범이나 법을 지키지 않고 무책임하고 폭력적인 행동을 반복적으로 나타낸다. 이 성격장애를 지닌 사람들은 사이코패스라도 명명되기도 한다. 거짓말, 사기, 절도, 폭력과 같은 범죄에 연루되는 경우가 흔하다. 특히 반사회적 성격장애는 공감 능력이 결여되어 타인의 감정, 권리 고통에 대해 냉담하고 냉소적이며, 경멸하는 경향이 있다. 또한 그들은 자기를 과대평가하고 독선적이고 자기 확신에 차 있다. 이들은 잦은 폭력과 범법 행동, 직업 적응 실패, 가족 부양 소홀, 성적 문란, 채무 불이행, 거짓말이나 사기 행각, 무모한 위험 행동, 문화 시설의 파괴 행위 등을 나타냄으로써 주변 사람과 사회에 커다란 피해를 입힌다(권석만, 2013).

**【 반사회성 성격장애의 DSM-5 진단 기준 】**

A. 15세 이후에 시작되고 다음과 같은 다른 사람의 권리를 무시하는 행동 양상이 있고 다음 중 3가지(또는 그 이상)을 충족한다.

1. 체포의 이유가 되는 행위를 반복하는 것과 같은 법적 행동에 관련된 사회적 규범 에 맞추지 못함
2. 반복적으로 거짓말을 함. 가짜 이름 사용. 자신의 이익이나 쾌락을 위해 타인을 속이는 사기성이 있음
3. 충동적이거나 미리 계획을 세우지 못함
4. 신체적 싸움이나 폭력 등이 반복됨으로써 나타나는 불안정성 및 공격성
5. 자신이나 타인의 안전을 무시하는 무모성
6. 일정한 직업을 갖지 못하거나 혹은 당연히 해야 할 재정적 의무를 책임감 있게
7. 다른 사람을 해하거나 학대하거나 다른 사람 것을 훔치는 것에 대해 아무렇지도 않게 느끼거나 이를 합리화하는 등 양심의 가책이 결여됨

B. 최소 18세 이상이어야 한다.

C. 15세 이전에 품행장애가 시작된 증거가 있다.

D. 반사회적 행동은 조현병이나 양극성장애의 경과 중에만 발생되지는 않는다.

참고: APA(2013)

### (2) 발달

반사회성 성격장애의 유병률은 0.2~3.3%이다. 특히 알코올 사용 장애 남성 집단에서의 유병률은 70%에 다다른다. 또한 가난이나 이민과 같은 사회·경제

적으로 불리한 집단에서 유병률이 높게 나타난다. 일반적으로 여성보다는 남성에서 더 많이 나타난다.

성인기에 반사회성 성격장애가 발병할 가능성은 아동기에 품행장애나 주의력결핍 과잉행동장애를 동반한 경우이다. 이때 아동 학대, 비일관적인 양육 등은 품행장애를 반사회성 성격장애로 발달할 가능성을 더 높이게 된다.

### (3) 원인

반사회성 성격장애의 원인은 유전적 요인으로 설명할 수 있다. 즉, 일란성 쌍생아의 범죄의 일치성이 이란성 쌍생아보다 높은 것으로 나타났으며, 입양아 연구의 경우에서도 친부모와의 상관이 더 높은 것으로 나타났다. 특히, 여성의 경우 유전적 소인이 더 강한 경향성을 갖는다. 또한 이들은 행동을 통제하고 충동을 조절하는 부분인 전두엽 부분의 활성화가 훨씬 떨어지며, 공격성을 떨어뜨리는 세로토닌이 전두엽에 잘 분비가 되지 않는 것으로 나타났다(Pliszka, 2016).

한편, 이들의 원인으로 자기 및 타인에 대한 의도, 생각, 정서에 대한 정보를 읽을 능력에 전반적인 사회적 인지 결함으로 보고 있다(윤민혁, 이종환, 임종민, 곽호완, 장문선, 2018). 그러나 환경적인 부분에서 어린 시절 거칠고 거절을 잘하며 지배적인 부모의 양육태도가 아동을 공격적이고 반사회적으로 만든다고 보았으며, 이 밖에도 빈곤, 학대 경험, 부모 간의 갈등 등이 반사회적 특성을 증가시킨다(윤효운, 2016).

### (4) 중재

반사회성 성격장애는 일단 형성이 되면 근본적인 치료적 접근이 어렵다. 따라서 품행장애 아동에 대한 조기 개입과 부모 교육과 같은 예방적인 노력이 필요하다. 그럼에도 불구하고 반사회성 성격장애는 심리 상담보다는 구체적인 부적응 행동을 변화시키는 행동치료가 더 효과적인 것으로 알려져 있다(권석만, 2013).

## 2) 경계성 성격장애

### (1) 증상

경계성 성격장애borderline personality disorder는 정서, 행동, 대인관계가 매우 불안정하고 변동이 심한 이상 성격으로, 감정의 기복이 심한 것을 특징으로 한다. 또한 심한 충동성을 보이며 자해적 행동을 반복적으로 나타내는 경향이 있다.

경계성 성격장애 환자들은 졸업 직전에 중퇴를 하고, 관계를 지속시킬 수 있는 상황에서 갑자기 헤어지는 등 목표가 실현되려는 시점에 자신을 망가뜨리는 행동을 한다. 또한 이들은 대인관계보다 애완동물이나 물건에서 안정감을 얻는다. 반복되는 직업 상실, 학업 중단, 헤어짐과 이혼이 흔하게 나타난다.

**【 경계성 성격장애의 DSM-5 진단 기준 】**

대인관계, 자아상 및 정동의 불안정성과 현저한 충동성의 광범위한 형태로 성인기 초기에 시작되며 여러 상황에서 나타나고, 다음 중 5가지(또는 그 이상)를 충족한다.

1. 실제 혹은 상상 속에서 버림받지 않기 위해 미친 듯이 노력함(주의점: 5번 진단 기준에 있는 자살 행동이나 자해 행동은 포함하지 않음)
2. 과대 이상화와 과소평가의 극단 사이를 반복하는 것을 특징으로 하는 불안정하고 격렬한 대인관계의 양상

3. 정체성 장애: 자기 이미지 또는 자신에 대한 느낌의 현저하고 지속적인 불안정성
4. 자신을 손상할 가능성이 있는 최소한 2가지 이상의 경우에서의 충동성(예: 소비, 물질, 남용, 좀도둑질, 부주의한 운전, 과식 등) (주의점: 5번 진단 기준에 있는 자살 행동이나 자해 행동은 포함하지 않음)
5. 반복적 자살 행동, 제스처, 위협 혹은 자해 행동
6. 현저한 기분의 반응성으로 인한 정동의 불안정(예: 강렬한 삽화적 불쾌감, 과민)
7. 만성적인 공허감
8. 부적절하고 심하게 화를 내거나 화를 조절하지 못함(예: 자주 울화통을 터뜨리거나 늘 화를 내거나, 자주 신체적 싸움을 함)
9. 일시적이고 스트레스와 연관된 피해적 사고 혹은 심한 해리 증상

참고: APA(2013)

### (2) 발달

경계성 성격장애의 유병률은 1.6%이지만 5.9%까지 높게 보고되며, 노인에서는 유병률이 감소한다. 또한 여성에게 압도적으로 많이 나타난다(75%). 일반적으로 성인 초기에 나타나는 만성적인 불안정성이 심각한 정동과 충동 조절 곤란으로 시작되며 청소년기에는 이 장애로 인한 손상과 자살이 가장 높다. 이들은 흔히 기분장애, 공황 장애, 물질 남용, 충동 통제 장애, 섭식장애 등을 함께 나타낸다.

### (3) 원인

생물학적 입장에서 경계성 성격장애의 원인은 충동성을 조절해 주는 세로토닌의 활동 수준이 낮아 충동적인 행동을 많이 하게 되고 이는 자기조절 기능의 손상으로 이어지는 것으로 설명하고 있다.

또한 인지적 입장에서는 무력한 자신이 위험한 세상에 놓여 있다고 잘못된 믿음을 가지고 있기 때문에 불안과 두려움을 느끼는 것으로 설명하고 있다.

따라서 이들은 자신의 약점이 노출되면 사람들로부터 거부와 버림을 받을지도 모른다는 두려움을 갖게 된다. 또한 이들은 수용 아니면 거부와 같은 흑백 논리를 가지고 있기 때문에 애정과 분노의 강렬한 감정을 느끼게 된다.

한편 정신분석학에서는 분리개별화 과정에서 심각한 갈등을 경험하여 이 단계에서 고착 현상이 일어난 것으로 보고 있다. 즉, 아동은 양육자와 분리되는 과정에서 자신이 버림받게 될 것에 대한 강렬한 두려움을 느끼며, 이러한 위기를 반복적으로 경험한다. 그리고 아동은 분리개별화 과정을 거치면서 나를 보살펴 주는 좋은 어머니와 나를 유기하는 나쁜 어머니를 경험하게 되며, 두 어머니를 통합하게 된다. 그러나 아동이 두 어머니상을 통합하지 못하고 불안정한 어머니의 상을 자아상으로 만들게 될 경우 경계성 성격장애를 경험하게 된다(이우경, 2016).

### (4) 중재

경계성 성격장애 환자들을 상담할 때 가장 주목할 부분은 관계 형성이다. 이때 상담자는 솔직하고 분명하며 일관성 있고 안정적이고 지지된 태도를 지녀야 한다. 그 후 내담자의 흑백 논리적 사고를 다루며, 다음으로 내담자의 정서적 반응을 살펴보게 하고 적응적인 정서 표현 방식을 돕는다. 마지막으로 자신과 세상에 대한 부정적인 믿음을 자각하고 긍정적인 믿음으로 변화시키도록 돕는다.

## 3) 연극성 성격장애

### (1) 증상

연극성 성격장애histrionic personality disorder는 타인의 애정과 지나친 관심을 끌기 위해 만연하고 과도한 감정성과 주의를 끄는 행동을 특징으로 한다. 이러한 성격장애를 가진 사람들은 연애나 성적 관계에서 감정적인 친밀감을 이루기 어렵다. 그것을 인지하지 못하고 이들은 다른 사람과의 관계에서 피해자나 공주와 같은 역할을 하게 된다. 이들은 사랑과 관심을 받기 위해 그들의 동반자를 감정적으로 조정하거나 유혹적인 태도를 이용해서 지배하려고 하면서도 어떤 면에서는 지나치게 의존적인 태도를 보인다. 또한 이들은 관심을 집중 받고, 흥미로운 것을 갈망하며 즉각적인 만족을 추구한다. 그러나 이들에게 관심이 주어지지 않을 경우, 매우 우울해 하며, 거부에 대한 불안, 시기, 질투, 분노 등을 느낀다.

**【 연극성 성격장애의 DSM-5 진단 기준 】**

과도한 감정성과 주의를 끄는 광범위한 형태로 이는 성인기 초기에 시작되며 여러 상황에서 나타나고 다음 중 5가지(또는 그 이상)로 나타난다.

1. 자신이 관심의 중심에 있지 않는 상황을 불편해함
2. 다른 사람과의 관계 행동이 자주 외모나 행동에서 부적절하게 성적, 유혹적 내지 자극적인 것으로 특징지어짐
3. 감정이 빠른 속도로 변화하고 피상적으로 표현됨
4. 자신에게 관심을 집중시키기 위해 지속적으로 외모를 사용함
5. 지나치게 인상적이고 세밀함이 결여된 형태의 언어 사용
6. 자기 극화, 연극성 그리고 과장된 감정의 표현을 보임

7. 피암시적임. 즉, 다른 사람이나 상황에 의해 쉽게 영향을 받음
8. 실제보다도 더 가까운 관계로 생각함

참고: APA(2013)

### (2) 발달

연극성 성격장애의 유병률은 1.8%로 임상 장면에서는 여성에게 더 자주 진단된다. 그러나 구조적 면담을 이용한 몇몇 연구에서는 성에 따른 유병률의 차이가 없는 것으로 나타났다. 대개 성인 초기에 증상이 시작되는데, 우울증, 지나치게 성을 추구하게 되는 성 중독, 약물 남용, 기타 법을 위반하게 되며, 정상적이고 지속적인 인간관계를 맺기 어려워 사회생활에 지장을 초래할 수 있기에 진지한 치료적인 접근이 필요하다. 또한 연극성 성격장애 환자들의 65%가 반사회성 성격장애와 관련이 있다.

### (3) 원인

인지적 입장에서 연극성 성격장애자들은 나를 부적절한 존재로 여기며, 혼자서 삶을 사는 것이 너무 힘들기 때문에 나를 돌봐 줄 사람을 찾아야 한다고 생각해서 적극적으로 관심과 애정을 추구하는 것으로 원인을 보고 있다. 이러한 관심과 애정을 받기 위하여 외모나 애교, 유혹, 과장된 정서 표현, 재미있는 행동을 주로 사용한다.

정신분석학적 입장에서는 남근기의 고착 현상의 특징으로, 성적으로, 즉 유혹적이며 노출증적이고, 과도한 감정 표현과 자기중심적 성향들을 연극성 성격장애와 연결하여 설명하고 있다. 또한 남근기에 오이디푸스 콤플렉스를 해결하는 과정에서 이성 부모의 관심과 주의를 끌기 위해 애교스럽고 유혹적이며

과장된 감정 표현 양식을 습득하게 되고 이것이 후에 이성에게 사랑과 관심을 받는 방법인 유혹적인 행동으로 나타난다(권석만, 2013; 이우경, 2016).

#### (4) 중재

연극성 성격장애 환자들을 상담할 때 이들이 상담자에게 의존하려 들거나 지나치게 협조적인 태도를 취할 수 있다. 때로는 상담자를 조정하려고도 할 수 있으며 성적인 연인으로 대하려는 경향이 있음으로 주의해야 한다. 대부분의 상담은 이들의 대인관계에 초점이 맞춰져 있으며 무엇보다 애정을 얻기 위한 유혹적인 방법들이 일시적이며 효과성이 없다는 것을 인식시키는 것이 중요하다. 또한 모든 사람들에게 사랑받아야 한다는 신념의 변화를 목표에 두고 상담이 진행된다.

### 4) 자기애성 성격장애

#### (1) 증상

자기애성 성격장애narcissistic personality disorder는 자신에 대한 과대평가로 인한 특권 의식을 지니고 타인에게 숭배를 요구하거나 오만한 행동을 하며 감정이입 능력이 부족하여 나타나는 사회적 부적응을 초래한다. 즉, 자기애성 성격장애 환자들은 자기에 대한 사랑이 지나쳐서 자신을 비현실적으로 과장된 평가를 하고 타인을 무시하고 자기중심적인 행동을 한다. 이는 주로 청년기에 시작된다.

이들은 자아존중감이 낮기 때문에 다른 사람들의 비난이나 패배로 인한 상처에 매우 민감하며, 겉으로는 드러내지 않지만 그들은 계속 비판을 생각하고 이로 인한 창피, 모욕, 공허함을 느낀다. 때로는 무시, 분노, 도전적 반격으로 반응하기도 한다. 이들은 엄청난 야망과 자신감으로 대단한 성취를 이루기도 하지만 비판이나 경쟁의 부담이나 패배할 가능성을 피하려 하기 때문에 직업적 기능이 매우 저조할 수 있다. 지속적인 수치심과 모욕감은 사회적 위축, 우울, 기분 저하증, 주요우울장애와 관련이 된다. 반대로 과대성이 나타날 때는 경조증 기분이 된다.

**【 자기애성 성격장애의 DSM-5 진단 기준 】**

과대성(공상 또는 행동상), 숭배에의 요구, 감정이입의 부족이 광범위한 양상으로 있고 이는 청년기에 시작되며 여러 상황에서 나타나고, 다음 중 5가지(또는 그 이상)로 나타난다.

1. 자신의 중요성에 대한 과대한 느낌을 가짐(예: 성취와 능력에 대해서 과장한다. 적절한 성취 없이 특별 대우 받기를 기대한다.)
2. 무한한 성공, 권력, 명석함, 아름다움, 이상적인 사랑과 같은 공상에 몰두함
3. 자신의 문제는 특별하고 특이해서 다른 특별한 높은 지위의 사람(또는 기관)만이 그것을 이해할 수 있고 또는 관련해야 한다는 믿음
4. 과도한 숭배를 요구함
5. 특별한 자격이 있는 것 같은 느낌을 가짐(즉, 특별히 호의적인 대우를 받기를, 자신의 기대에 대해 자동적으로 순응하기를 불합리하게 기대한다.)
6. 대인관계에서 착취적임(즉, 자신의 목적을 달성하기 위해서 타인을 이용한다.)
7. 감정이입의 결여: 타인의 느낌이나 요구를 인식하거나 확인하려 하지 않음.
8. 다른 사람을 자주 부러워하거나 다른 사람이 자신을 시기하고 있다는 믿음
9. 오만하고 건방진 행동이나 태도

참고: APA(2013)

### (2) 발달

자기애성 성격장애의 유병률은 0~6.2%로 추정된다. 자기애성 성격장애 환자의 50~75%가 남성이다. 이들은 신경성 식욕부진증, 물질사용장애와 관련되

어 있다. 자기애성 특질은 사춘기에 흔하게 관찰되나, 이것이 성인기의 자기애성 성격장애를 예측하는 요인은 아니다. 자기애성 성격장애 환자는 노화 과정에서 나타는 신체적, 직업적 제약을 받아들이는 데 많은 어려움을 느낀다.

### (3) 원인

인지적 입장에서 자기애성 성격장애 환자들은 자신은 매우 특별하다는 잘못된 신념을 가지고 있으며, 이러한 자기애적 신념이 구성되면, 자신의 신념에 일치하는 정보에 주의를 기울이고 의미를 부여하는 한편, 자신의 신념에 불일치한 정보를 무시하거나 왜곡하는 것으로 설명하고 있다. 이러한 독특한 신념이 더욱 강화되어 자기애성 성격장애로 발달하게 된다.

자기애성 성격장애 환자들의 낮은 자아존중감이 또 하나의 원인으로 주목받고 있다. 어린 시절 적절한 돌봄의 부족으로 부정적인 자기상을 만들게 되고 자라면서 이를 회복하고 성장할 수 있는 양질의 관계를 경험하지 못할 경우, 열등감을 극복하기 위해 과장된 자기상을 만들어 낸다. 타인에 대해 평가 절하하고 냉담한 모습을 보이면서 열등감을 경험하지 않으려 한다.

### (4) 중재

자기애적 성격장애에 대한 가장 일반적인 치료 방법은 개인 심리 치료이다. 코헛(Kohut, 1968)은 전이 현상을 활용하여 내담자가 과거에 실패했던 부모와의 관계를 치료자와의 관계 속에서 재현하고, 이때 내담자의 욕구를 충분히 공감하고 이해해 주는 것이 중요하다고 주장한다. 이러한 공감과 이해를 받음으로써 어린 시절에 받은 자존감의 상처를 회복할 수 있게 된다.

인지행동 치료는 자기애성 성격장애 환자들이 가진 과장된 자기상, 평가에 대한 과도한 예민함, 공감의 결여에 대한 치료적 개입을 강조하고 있다. 즉, 이들이 자신과 타인을 비교하고 타인 보다 우월하지 않으면 완전히 무가치한 것으로 생각하는 이분법적 사고를 교정하고 타인의 평가에 예민하게 만드는 부정적 사고를 찾아내어 변화시키고 평가에 효과적으로 대응하는 행동 방식을 습득하도록 유도한다. 다음으로 타인에게 공감할 수 있도록 역할 바꾸기나 역할 연기 등을 사용한다(권석만, 2013).

BOX 8-3

## 그리스 신화 속 나르키소스

나르키소스에 관한 가장 유명한 이야기는 오비디우스의 『메타모르포세스』에 나온다. 『메타모르포세스』에 따르면 나르키소스는 하신 케피소스가 물속에서 님프 리리오페를 겁탈하여 태어났다. 리리오페가 예언가 테이레시아스에게 나르키소스가 오래 살 것이냐고 묻자, 테이레시아스는 자기 자신을 모른다면 오래 살 것이라고 대답하였다. 나르키소스는 매우 아름다워서 수많은 젊은이들과 여인들의 사랑을 받았으나, 나르키소스는 사랑을 증오하여 무시하였다. 그에게 사랑에 빠진 여자들 중에는 산의 님프 에코도 있었다. 에코는 헤라의 저주로 말을 하려면 남이 한 말을 끝 부분만을 따라해야만 했다. 에코는 나르키소스를 사랑했으나, 저주로 먼저 말을 걸 수 없었다. 그때 마침 나르키소스가 친구들과 떨어져 친구들을 부르자 에코는 그의 말을 따라한다.

> 마침 소년은 성실한 친구들의 무리와 헤어지며 "여기 누구 있니?"라고 소리쳤다. 그러자 에코가 "있니?" 하고 대꾸했다. 그가 어리둥절해져 사방을 둘러보며 "이리 와!" 하고 큰 소리로 외쳤다. 그러자 그녀는 그가 자기를 부르는 대로 그를 불렀다. 그는 뒤돌아보다가 아무도 오지 않자 "왜 너는 나를 피하지?" 하고 다시 외쳤다. 그리고 자기가 한 말을 대답으로 돌려받았다. 그는 멈춰 서서 대꾸하는 목소리에 속아 "여기서 우리 만나자." 하고 소리쳤다. 에코는 이보다 더 기꺼이 대꾸하고 싶은 소리는 없었던지라 "우리 만나자."라고 대꾸하고는 제 말을 좇아 몸소 숲에서 나오더니 달려가 고대하던 그의 목을 두 팔로 껴안았다.

오비디우스 『메타모르포세스』 중에서

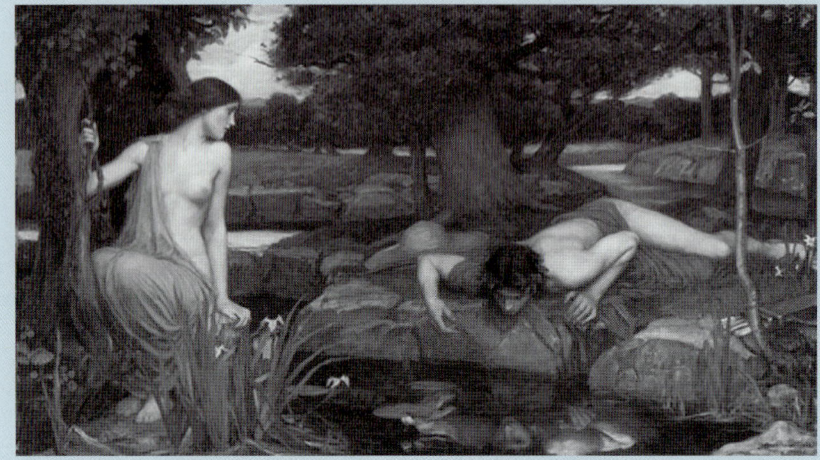

에코와 나르키소스(존 윌리엄 워터하우스, 1903)

에코는 달려나가 나르키소스를 껴안았지만, 나르키소스는 에코를 뿌리치고 모욕했다. 에코는 수치심에 동굴로 들어가 살았다. 에코는 점차 여위어가다가 결국 육신을 사라지고 목소리만 남는다. 나르키소스는 계속해서 자신에게 구애하는 여자들을 멸시했다. 그렇게 나르키소스에게 멸시당한 한 님프가 나르키소스 역시 사랑의 고통을 알게 해달라고 하늘에게 기도하였다. 응보의 여신 네메시스가 님프의 기도를 들었고, 어느 날 목을 축이기 위해 나르키소스가 호수로 허리를 숙이자 나르키소스는 물에 비친 자신의 모습에게 사랑에 빠진다. 나르키소스는 물에 비친 자신의 모습을 바라보며 점점 생기를 잃어간다. 에코는 그 모습을 바라보며 여전히 분노했지만 나르키소스를 가여워 했다. 에코는 나르키소스가 죽을 때까지 그의 곁에서 그의 말을 따라 했다. 나르키소스가 죽자 그의 누이들과 님프들은 머리털을 자르고 장례를 준비했지만, 그의 시신은 사라지고 대신 그 자리에 수선화만이 피어 있었다. 나르키소스는 저승의 스틱스 강에서도 스틱스 강에 비친 자신의 얼굴을 바라보았다고 한다.

참고: 그리스 신화, 위키독(https//www.wikidok.net)

# 4 C군 성격장애

C군 성격장애는 불안하고 회피적 행동anxious & fearful을 특징으로 하고 있으며, 회피성 성격장애, 의존성 성격장애, 강박적 성격장애가 여기에 속한다.

## 1) 회피성 성격장애

### (1) 증상

회피성 성격장애avoidant personality disorder는 타인으로부터 부정적 평가를 받는 것에 대해 과도하게 예민하며 사회적 상황에서 지나치게 감정을 억제하고 부적절감을 많이 느끼게 되어 대인관계를 회피하는 성격장애를 말한다. 회피성 성격장애 환자들은 다른 사람과의 만남에 대한 불안과 두려움 때문에 사회적 상황을 회피함으로써 적응에 어려움을 나타낸다. 이는 청년기에 시작되며 여러 상황에서 나타난다. 이들은 자신이 관계하고 있는 사람들의 움직임이나 표현에 대해 바짝 긴장해서 평가한다. 이들은 겁에 질려 있고 긴장하기 때문에 다른 사람들로부터 비웃거나 조롱을 당하게 되며, 결과적으로 이들은 자기 회의를 확신하게 된다. 다른 사람들이 보기에는 이들은 수줍고, 소심하고, 혼자 있고, 고립되어 있다고 묘사된다. 이들과 관련된 제일 큰 문제점은 사회적, 직업적 기능과 관련된다. 낮은 자아존중감과 거절에 대한 과민성 때문에 대인관계에 어려움을 경험하게 되는데, 이들을 도와줄 수 있는 사회적 지지 체계가 없다. 또한 직업적 기능에도 부정적 영향을 미친다. 즉, 직업 활동이나 승진에 있어서 회피적 행동의 방해를 받게 된다.

**【 회피성 성격장애의 DSM-5 진단 기준 】**

사회 관계의 억제, 부적절감, 그리고 부정적 평가에 대한 예민함이 광범위한 양상으로 나타나고 이는 청년기에 시작되며 여러 상황에서 나타나고 다음 중 4가지(또는 그 이상)로 나타난다.

1. 비판이나 거절, 인정받지 못함 등 때문에 의미 있는 대인 접촉이 관련되는 직업적 활동을 회피함
2. 자신을 좋아한다는 확신 없이는 사람들과 관계하는 것을 피함
3. 수치를 당하거나 놀림 받음에 대한 두려움 때문에 친근한 대인관계 이내로 자신을 제한함
4. 사회적 상황에서 비판의 대상이 되거나 거절되는 것에 대해 집착함
5. 부적절감으로 인해 새로운 대인관계 상황에서 제한됨
6. 자신을 사회적으로 부적절하게, 개인적으로 매력이 없는, 다른 사람에 비해 열등한 사람으로 바라봄
7. 당황스러움이 드러날까 염려하여 어떤 새로운 일에 관여하는 것, 혹은 개인적인 위험을 감수하는 것을 드물게 마지못해서 함

참고: APA(2013)

### (2) 발달

회피성 성격장애의 유병률은 2.4%로 보고된다. 회피적인 행동은 유아기나 아동기에 수줍음, 고립, 그리고 낯선 사람과 새로운 상황에 대한 두려움 형태로 시작된다. 아동기의 이러한 행동억제는 연령이 증가함에 따라 사라지는 경향을 보인다. 그러나 반대로 회피성 성격장애가 발병하는 사람들은 청소년기나 성인기 초기에 점점 더 수줍어하고 회피적으로 되는데, 이 시기는 새로운 사

람들과의 사회적 관계가 특히 중요한 시기이다. 특히, 아동과 청소년기에 나타나는 부끄러움은 적절한 발달 특성이기 때문에 이 시기 진단은 특히 조심해야 한다. 또한 중국이나 우리나라처럼 수줍음과 회피를 적절하다고 생각하는 문화에서는 크게 문제되지 않을 수 있기 때문에 문화적 차이도 고려할 필요가 있다. 회피성 성격장애는 양극성장애, 우울장애, 불안장애, 특히 사회 불안장애의 관련성이 높은 것으로 나타났다.

### (3) 원인

회피성 성격장애 환자는 행동억제적 기질을 가지고 있으며 미래의 위험이나 처벌같은 부정적 결과가 예상될 때 생리적으로 교감 신경계의 흥분이 유발된다. 그리고 교감 신경계의 역치가 낮아서 사소한 위협에도 교감 신경계가 과도하게 활성화된다.

인지적 입장에서는 자신이 무가치하여 타인에게 거부 또는 비난당할 것이라는 잘못된 믿음을 갖게 됨으로써 자동적으로 그 상황을 회피하는 것으로 원인을 설명하고 있다. 또한 사회적 상황에서 항상 부적절감과 불쾌감을 느끼게 되고 그 결과 사회적 상황을 회피하게 된다.

정신역동적 입장에서는 이들의 주된 감정이 수치심에 있다고 본다. 즉, 자신에 대한 부적절한 자아상으로부터 숨고자 하는 소망 때문에 자신이 노출되는 상황을 피하는 것이다(권석만, 2013; 이우경, 2016).

### (4) 중재

회피성 성격장애 환자의 상담 과정에서 내담자가 상담자를 편안하게 대하며 자신의 문제를 공개할 수 있는 관계를 맺는 것 자체가 상당한 상담의 성과라고 할 수 있다(Milon & Davis, 1997). 인지치료에서는 불안과 긴장을 조절할 수 있는 긴장 이완이나 복식 호흡 등을 실시하고 사회적 상황에 대해 점진적 노출을 시도한다. 다음으로 사회적 상황에서 자연스럽게 대처할 수 있는 대인관계 기술을 훈련한다. 아울러 역기능적 신념과 인지적 왜곡을 수정하고 나아가 타인의 부정적 평가가 현실적으로 자신에게 어떠한 영향을 미치는지에 대해 검토함으로써 타인의 거부나 비탄을 견딜 수 있는 능력을 기른다(beck & Freeman, 2015). 그리고 정신역동의 입장에서는 수치심이 기저에 깔려 있는 심리적 원인을 살펴보고 과거 발달 과정에서 경험한 일들과의 관련성을 탐색한다(Gabbard, 1994).

## 2) 의존성 성격장애

### (1) 증상

의존성 성격장애dependent personality disorder는 타인으로부터 보살핌을 받고자 하는 과도한 욕구를 지니고 있어서 이를 위해 타인에게 지나치게 순종적이고 복종적인 행동을 통해 의존하는 성격 특성을 말한다. 의존성 성격장애 환자들은 스스로 독립적인 생활을 하지 못하고 의존 상대로부터 버림받는 것에 대한 지속적인 불안을 경험하게 되며 지나친 의존 행동으로 상대방을 부담스럽게 하여 인간관계를 유지하지 못한다. 이들은 비판적이고 자기 회의적이고 자신의 능력이나 재산을 과소평가하는 성향이 있다. 그들은 다른 사람들이 자신을 과잉보호하고 지배하기를 원한다. 만약 독립적이고 주도성을 필요로 하는 일을 할 경우 직업적인 기능이 손상된다. 그들은 책임을 져야 하는 자리를 피하고 결정을 내려야만 한다면 매우 불안해 한다.

**【 의존성 성격장애의 DSM-5 진단 기준 】**

돌봄을 받고자 하는 광범위하고 지나친 욕구가 복종적이고 매달리는 행동과 이별 공포를 초래하며, 이는 청년기에 시작되며 여러 상황에서 나타나고 다음 중 5가지(또는 그 이상)로 나타난다.

1. 타인으로부터의 과도히 많은 충고, 또는 확신 없이는 일상의 판단을 하는 데 어려움을 겪음
2. 자신의 생활 중 가장 중요한 부분에 대해 타인이 책임질 것을 요구함
3. 지지와 칭찬을 잃는 것에 대한 공포 때문에 타인과의 의견 불일치를 표현하는 데 어려움을 나타냄(주의점: 보복에 대한 현실적인 공포는 포함하지 않는다.)
4. 계획을 시작하기 어렵거나 스스로 일을 하기가 힘듦(동기나 에너지의 결핍이라 기보다는 판단이나 능력에 있어 자신감의 결여 때문임)
5. 타인의 돌봄과 지지를 지속하기 위해 불쾌한 일이라도 자원해서 함
6. 혼자서는 자신을 돌볼 수 없다는 심한 공포 때문에 불편함과 절망감을 느낌
7. 친밀한 관계가 끝나면 자신을 돌봐 주고 지지해 줄 근원으로 다른 관계를 시급히 찾음
8. 자신을 돌보기 위해 혼자 남는 데 대한 공포에 비현실적으로 집착함

참고: APA(2013)

### (2) 발달

의존적 성격장애의 유병률은 0.49~0.6%를 보고하고 있다. 아동·청소년기에는 의존적인 행동이 발단 단계상 적절한가를 살펴서 매우 신중하게 진단을 해야 한다. 일반적으로 여성에게서 더 흔하게 진단된다. 의존적 성격장애는 우울장애, 불안장애, 적응장애의 위험도와 밀접한 관련이 있다.

### (3) 원인

의존적 성격장애의 원인으로 생물학적 입장에서는 변연계의 이상으로 보고 있다. 즉, 이들은 작은 스트레스에도 변연계가 민감하게 반응하여 지나친 긴장감

이나 공포를 경험하게 된다는 것이다. 또한 선천적으로 허약하고 병치레가 잦은 아동들은 양육자의 과잉보호를 유발하게 된다. 이때 양육자의 과잉보호가 보상으로 주어지고, 독립 및 분리가 거부되는 상황이 누적될 때 아동은 의존적인 양식을 발달시키게 된다. 한편, 정신역동적 입장에서는 구강기에 고착된 결과로 의존성, 혼자됨에 대한 불안이 나타난다고 보았다. 인지적 입장에서 이들은 나 혼자서는 세상에 대처할 수 없으며 의지할 사람이 필요하다는 잘못된 신념과 관련되어 있다고 본다. 이러한 신념이 타인에게 의존하게 만들어 자신의 권리나 주장을 포기하게 만든다. 또한 이들에게 삶은 완전한 의존과 독립에 대한 흑백 논리적 사고를 지니고 있다(권석만, 2013; 이우경, 2016).

#### (4) 중재

의존성 성격장애의 가장 일반적인 치료는 개인 심리 치료이다. 때로는 의존성 성격장애를 지닌 내담자가 우울증이나 불안장애를 수반하기 때문에 항우울제나 항불안제와 같은 약물이 처방될 수 있으나, 이러한 약물은 성격장애를 변화시키거나 치료하는 것은 아니다. 의존성 성격장애 환자에 대한 정신역동적 치료의 목표는 내담자의 의존적 소망을 좌절시키고 내담자가 독립적으로 생각하고 행동할 수 있도록 돕는 것이다. 인지행동 치료에서는 의존성 성격장애 환자에 대한 상담 목표를 독립에 두기보다는 자율에 둔다.

### 3) 강박성 성격장애

#### (1) 증상

강박성 성격장애obsessive-compulsive personality disorder는 질서정연함, 완벽주의, 자

기통제에 과도하게 집착하는 부적응적 성격을 의미한다. 이런 성격의 소유자는 지나치게 꼼꼼하고 인색하며 완고하고 사소한 것에 집착한다. 강박성 성격장애 환자들은 융통성, 개방성, 효율성을 희생시키더라도 정돈, 완벽, 정신적 통제 및 대인관계의 통제에 지나치게 집착하는 광범위한 양상으로, 이는 청소년기에 시작되며 여러 상황에서 나타난다. 이들은 규칙이나 정립된 절차에 의해 정확한 답이 나오지 않으면 의사 결정을 하는 데 시간이 많이 소모되고 때

BOX 8-4

### 강박성 성격장애 사례

새벽 5시 45분, 존은 자명종의 고전음악 소리에 잠에서 깼다. 존은 직장에 나가는 월요일부터 금요일까지는 언제나 새벽 5시 45분에 일어난다. 그러고 나서 담요를 가지런히 개고, 침대보를 잡아당겨 정리한다. 존의 일상은 판에 박힌 듯 똑같다. 커피가 담긴 통을 꺼내고, 신경 써서 분쇄 커피를 한 스푼 뜬 다음, 분량을 정확히 하고자 식탁용 나이프로 봉긋한 부분을 깎아 낸다. 그리고 냉장고에서 찬물을 꺼내 정확한 양만큼 커피메이커에 붓는다.
커피가 준비되는 동안, 존은 면도하고 샤워를 한다. 존이 옷을 입는 순간에 커피메이커에서 작동이 끝났음을 알리는 소리가 난다. 커피를 한 잔 따르기 전에, 존은 현관문의 방범구멍을 통해 아파트 복도를 내다보고 자물쇠 여러 개를 돌려 문을 열고 신문을 집는다.
존은 매일 같은 버스를 탄다. 버스가 정류장에 늦게 도착하면 존은 운전사에게 불쾌함을 표시한다. 존은 회사에 제때 도착해야 한다는 생각으로 몹시 불안했다. 그래서 1년 전부터 더욱 이른 시간 버스를 타고 8시 전에 회사에 도착하는 것으로 아침 일과를 변경했다. 8시 전에 회사에 도착하는 것이 의무가 아닌데도 존인의 업무 규칙이 그렇다.
존은 삶의 모든 영역에서 기준과 규칙, 가치, 윤리, 도덕을 엄격히 지켰고, 자신과 비슷하지 않은 다른 사람들의 행동과 의견을 용납하지 않았다. 이런 태도 때문에 친구가 되거나 알고 지내는 사람들의 범위가 좁아졌다. 존이 딱 잘라 그들을 거부하기도 했고, 사람들이 경직적인 태도를 보이는 존을 떠나기도 했다. 자신과 가치관이 비슷한 여성을 찾을 수 없었기에 데이트를 하지도 못했다. 데이트할 상대를 찾았을 때마다 존은 변함없이 경직적이고 관계를 통제하려는 태도로 여자들을 질리게 만들었다. 존은 강박성 성격장애가 있다.

참고: Dobbert(2011)

로는 고통스러운 과정이 된다. 이들은 어떤 일을 우선해야 하는지, 어떤 과제를 수행하는 데 무엇이 최선인의 방법인지 결정하는 것이 어렵기 때문에 어떤 일은 시작도 못한다. 그들은 신체적 대인관계 환경에 대한 통제를 지속할 수 없게 될 때 매우 혼란스러워하고 화를 낸다. 이들은 종종 관계에서 자신들의 상대적인 지위에 매우 주의를 기울이고 그들이 존경하는 권위자에 대해서는 지나치게 복종을 하고 존경하지 않는 인물에 대해서는 지나친 저항을 보인다. 이들의 일상은 지나치게 경직되어 있으며 무엇이든 완벽하게 이야기할 수 있다는 확신이 들지 않으면 매우 신중하게 자신을 자제한다. 이들은 다양한 감정을 표현하는 데 어려움을 느끼고 거의 칭찬을 하지 않는다. 직장에서 융통성과 타협을 해야 할 때 어려움과 고통을 경험한다.

**【 강박성 성격장애의 DSM-5 진단 기준 】**

융통성, 개방성, 효율성을 희생시키더라도 정돈, 완벽, 정신적 통제 및 대인관계의 통 제에 지나치게 집착하는 광범위한 양상으로 이는 청년기에 시작되며 여러 상황에서 나타나고 다음 중 4가지(또는 그 이상)로 나타난다.

1. 내용의 세부, 규칙, 목록, 순서, 조직 혹은 스케줄에 집착되어 있어 활동의 중요 부분을 놓침
2. 완벽함을 보이나 이것이 일의 완수를 방해함(예: 자신의 완벽한 기준을 만족하지 못해 계획을 완수할 수 없다.)
3. 여가 활동이나 친구 교제를 마다하고 일이나 성과에 지나치게 열중함(경제적으로 필요한 것이 명백히 아님)
4. 지나치게 양심적임, 소심한 그리고 도덕 윤리 또는 가치관에 관하여 융통성이 없음(문화적 혹은 종교적 정체성으로 설명되지 않음)
5. 감정적인 가치가 없는데도 낡고 가치 없는 물건을 버리지 못함
6. 자신의 일하는 방법에 대해 정확하게 복종적이지 않으면 일을 위임하거나 함께 일하지 않으려 함

7. 자신과 타인에 대해 돈 쓰는 데 인색함. 돈을 미래의 재난에 대해 대비하는 것으로 인식함
8. 경직되고 완강함을 보임

참고: APA(2013)

### (2) 발달

일반 인구에서 강박성 성격장애는 가장 흔한 성격장애 중 하나로, 유병률은 2.1~7.9%로 추정된다. 강박성 성격장애는 남성에서 2배 더 많이 진단되는 것으로 나타난다. 강박성 성격장애의 경우 우울장애, 양극성장애, 섭식장애와 관련이 있다.

### (3) 원인

강박성 성격장애의 원인으로 부모의 과잉통제적인 양육행동이 제기되고 있다. 부모의 과잉통제는 바람직한 행동에 대해 처벌을 주로 받으며 성장하기 때문에 부정적인 처벌을 회피하기 위해서는 무엇을 하지 말아야 하는지를 학습한다. 이들은 부모에게 처벌당하지 않고 인정과 사랑을 받기 위해 철저하게 자신을 통제해야 하며 실수를 허용하지 않는 완벽주의를 추구하게 된다. 또한 부모의 규칙과 규율을 엄격하게 지키는 것을 내면화하여 일에 몰두하는 성취지향성과 더불어 도덕적인 고지식함을 갖게 된다.

인지적 입장에서는 강박성 성격장애 환자들은 흑백 논리, 의미 확대 및 의미 축소 등의 인지적 오류를 자주 범한다. 흑백 논리는 완벽 아니면 실패로 간주하기 때문에 지연행동, 경직성, 완벽주의적 행동에 영향을 미친다. 의미 확대나 의미 축소는 세부 사항에 과도한 중요성을 부여하여 집착하게 하는 한

편, 실제적으로 중요한 일은 그 의미를 축소하게 하여 전반적 판단을 어렵게 만드는 것을 의미한다(Beck & Freeman, 2015).

### (4) 중재

강박성 성격장애의 치료를 위해서는 신뢰로운 상담적 관계를 형성하는 것이 중요하나 이는 쉽지가 않다. 왜냐하면 이들은 정서적 표현을 잘하지 않고 경직되어 있으며 대인관계를 중요하게 생각하지 않는 경향이 있기 때문이다. 강박성 성격장애에서는 정신역동적 상담의 목표는 지나치게 엄격한 초자아를 수정하는 것이다. 다음으로 인지행동 치료 입장에서는 내담자가 호소하는 현재의 문제에 초점을 맞추어 구체적인 목표를 세우고 하나씩 해결해 나간다. 내담자로 하여금 자신의 부적응적인 신념을 탐색하고 부정적 결과를 확인하며 이해하도록 하고, 이러한 인지적 요인들이 내담자의 행동이나 감정을 더 이상 지배하지 못하도록 좀 더 유연하고 현실적인 신념으로 대체하게 한다.

표 8-2
**성격장애와 영화**

| 성격장애 유형 | | 영화 |
|---|---|---|
| A군 성격장애 | 편집성 성격장애 | falling down(1993), 컨스피러시(1997) |
| | 조현성 성격장애 | sex, lies, and videotapes(1989) |
| | 조현형 성격장애 | the ruling class(1972) |
| B군 성격장애 | 반사회성 성격장애 | 양들의 침묵(1991), 케이프 피어(1991), 프라이멀 피어(1996) |
| | 경계성 성격장애 | 위험한 정사(1987), 처음 만나는 자유(1999) |
| | 연극성 성격장애 | 욕망이라는 이름의 전차(1951), 원초적 본능(1991) |
| | 자기애성 성격장애 | 벅시(1971), 아메리칸 사이코(2000) |
| C군 성격장애 | 회피성 성격장애 | 유리 동물원 |
| | 의존성 성격장애 | what about Bob(1991) |
| | 강박성 성격장애 | 적과의 동침(1991), the odd couple(1968) |

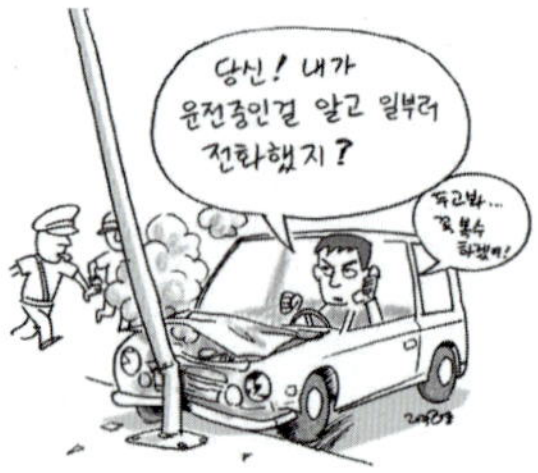

당신! 내가
운전중인걸 알고 일부러
전화했지?


편집성 성격장애

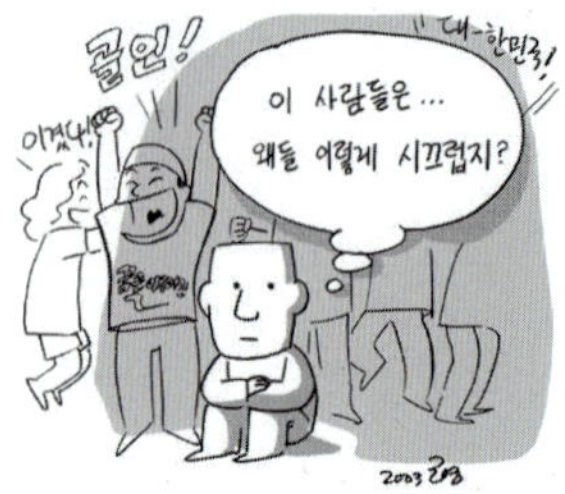

골인!
대-한민국!
이 사람들은…
왜들 이렇게 시끄럽지?


조현성 성격장애

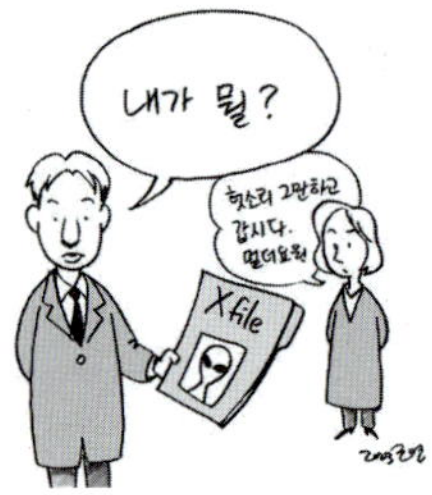

내가 뭘?
헛소리 그만하고
갑시다.
X file


조현형 성격장애

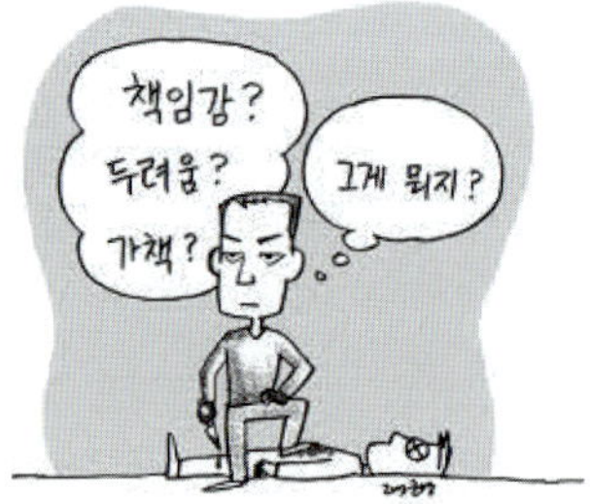

책임감?
두려움?
가책?
그게 뭐지?


반사회성 성격장애

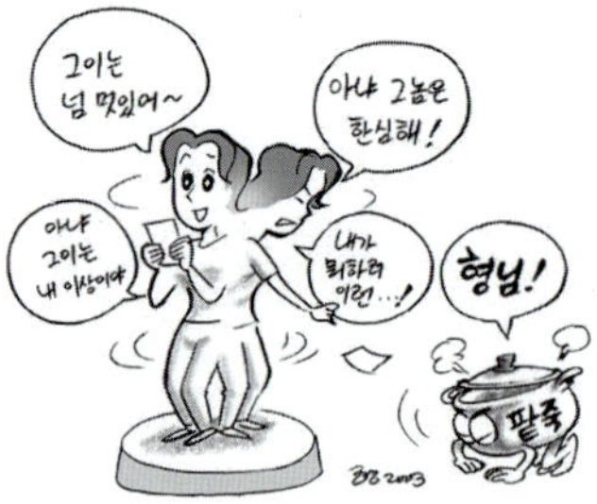

그이는
넘 멋있어~
아냐 그놈은
한심해!
아냐
그이는
내 이상이야
내가
뭐하려
이런…!
형님!
팥죽


경계성 성격장애

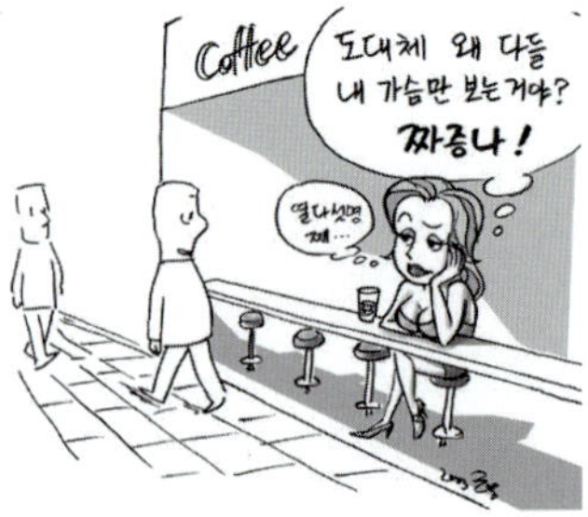

Coffee
도대체 왜 다들
내 가슴만 보는거야?
짜증나!


연극성 성격장애

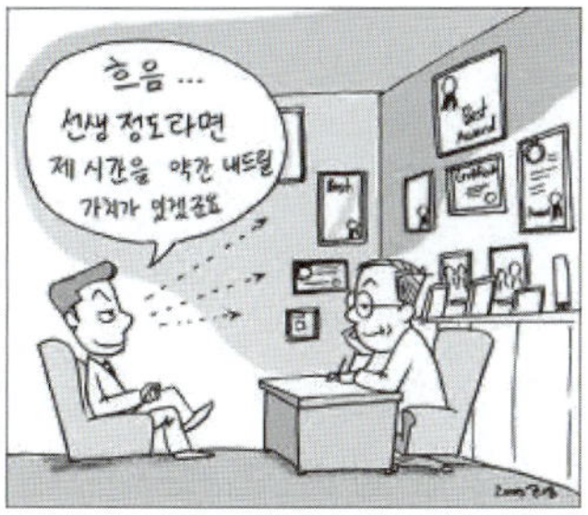
흐음...
선생 정도라면
제 시간을 약간 내드릴
가치가 있겠군요

자기애성 성격장애

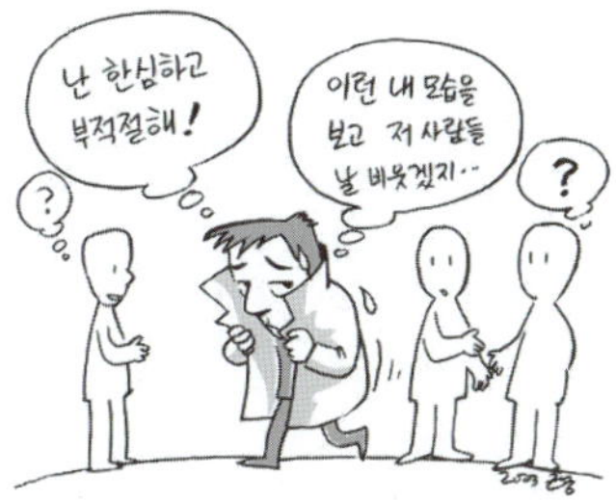
?
난 한심하고
부적절해!
이런 내 모습을
보고 저 사람들
날 비웃겠지...
?

회피성 성격장애

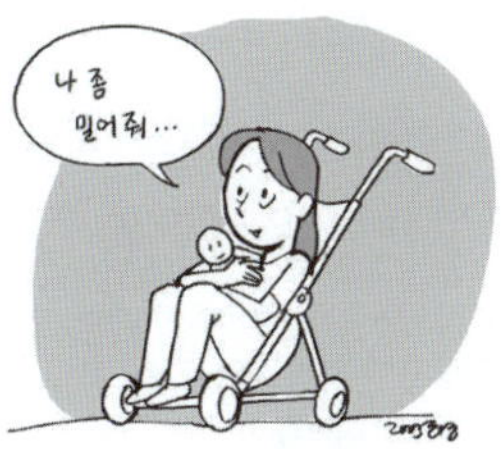
나 좀
밀어줘...

의존성 성격장애

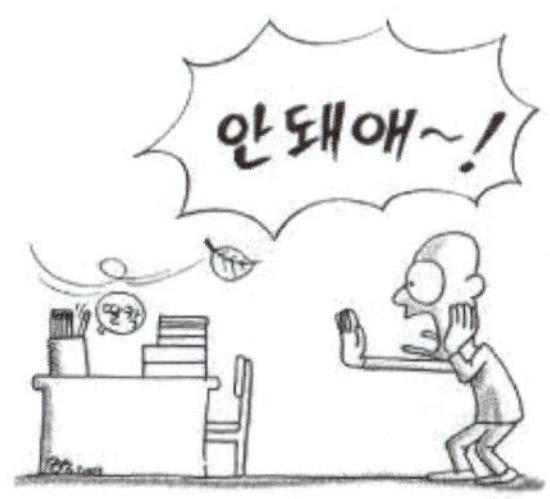
안돼애~!
딸칵
잎새에 이는 바람에도 그는 두려워 했다...

강박성 성격장애

참고: 구글(http://www.google.com)

그림 8-1
**성격장애의 상징화**

BOX
8-5

## 스타는 성격장애 때문에 뛰어난 예술가 됐다

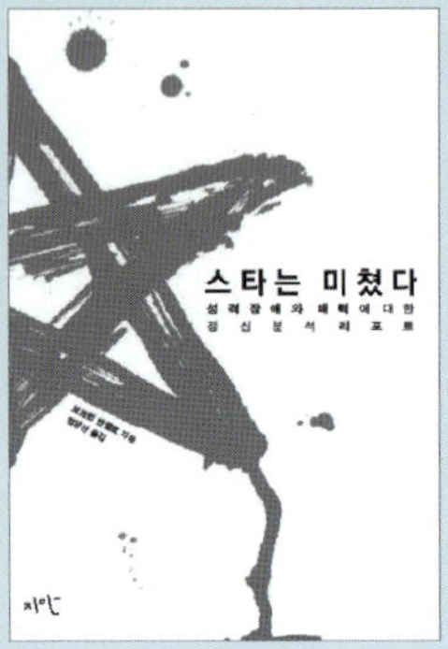


최근 연예인들이 자살했다는 뉴스가 잇따르고 있다. 그럴 때마다 우리는 사회·경제적으로 성공했고 화려하며 남부러울 것이 없어 보이는 그들이 무엇 때문에 쉽게 생을 포기하는지 의문을 갖는다. 때마침 스타와 예술가들이 왜 스스로 목숨을 끊고, 마약을 하고 섹스 스캔들에 휩싸이는지에 대해 정신병리학적으로 분석한 책이 출간돼 관심을 모은다. 정신장애 분야의 세계적인 석학으로 독일 괴팅겐 대학 의과 대학 교수이자 이 병원 정신과 전문의로 재직 중인 보르빈 반델로는 『스타는 미쳤다』를 통해 연예인과 아티스트들이 대중과 다른 어떤 결함이 있는지를 분석했다.

책에 따르면 대중은 스타의 화려한 삶을 동경한다. 수많은 사람의 사랑을 받으며 호화로운 생활을 하는 그들의 모습은 부러움의 대상이다. 하지만, 스타들의 삶이 늘 화려하지만은 않다. 특히 대부분의 할리우드 스타나 외국의 유명 가수들은 한 번씩 불미스러운 일로 사람들의 입방아에 오르내리곤 한다. 저자는 이와 관련 "스타는 심리적 장애 때문에 뛰어난 예술가가 된 것"이라고 설명한다. 최초의 백인 여성 록 가수로 평가받는 제니스 조플린(1943~1970)은 대단한 성공을 거뒀지만, 무대에서 50도짜리 알코올 음료를 병째로 마시는 알코올 의존증을 보였으며 심각한 헤로인 중독을 겪었다. 끊임없이 우울증을 앓았던 그는 혼자 있는 것에 대해 불안해하면서도 자기를 도와주려는 사람들에 대해 공격적인 태도를 보이기도 했다.

저자는 조플린의 이런 태도에 대해 '경계성 성격장애'의 전형적인 증상으로 진단하면서 빌리 홀리데이, 지미 헨드릭스 등 비슷한 증상을 보였던 스타들의 예를 통해 경계성 성격장애의 특징을 설명한다. 경계성 성격장애의 핵심에는 자아도취가 있다. 저자는 바로 이 자아도취가 성격장애를 겪는 스타들이 오히려 경쟁이 치열한 연예계 생활을 더 잘 견뎌 내는 요인 중의 하나라고 주장한다. 자아도취 증상이 있는 성격장애 환자들은 건강한 사람보다 훨씬 많은 에너지를 발산하며, 왕성한 에너지를 가진 추진력은 스타가 되는 데 필수적이다. 이는 경계성 성격장애 환자들에게서 행복 호르몬의 소비를 높이는 뇌 속의 보상 시스템과 같은 역할을 한다. 뇌 속의 보상 시스템이란 동물이나 사람은 섹스나 음식물 등으로 보상을 받으면 행복 호르몬인 엔도르핀이 분비돼 신경계가 행복감을 느끼게 되는 것이다. 뇌에는 아편제를 신경 세포와 연결해 주는 수용체가 있는데 엔도르핀은 체내에서 생성되는 자연적인 아편제로 볼 수 있다. 엔도르핀이 다른 인공 마약과 다른 점은 임무 수행을 마친 뒤 엔도르피나제라는 효소에 의해 바로 분해돼 중독증을 일으키지 않는다는 것이다. 경계성 성격장애 환자들은 알 수 없는 이유로 바로 이 체내 행복 호르몬이 제대로 분비되지 않기 때문에, 일반인이 보기에 '미친' 행동을 통해 행복 호르몬의 양을 늘리고자 하는 것이다.

저자는 또 성격장애를 가진 사람들이 유명해질 수 있는 또 하나의 요인은 대중들이 극단적인 성격을 가진 인물에 특별한 매력을 느끼기 때문이라고 지적한다. 천박한 섹스, 파렴치한 행동, 공격성, 도취, 무절제한 소비, 거침없는 과시욕은 인간의 동물적 충동을 자극하고 사람들은 자신이 하지 못하는 일들을 거침없이 하는 이런 스타들에게 매력을 느끼게 된다는 설명이다. 저자는 적절히 통제하고 조절할 수 있다면 경계성 성격장애는 남다른 인간적 매력과 성적 매력, 남다른 창조성, 성공을 향한 굳은 의지 같은 긍정적 에너지로 승화될 수 있다고 강조한다. 성격장애는 재앙이면서도 축복이라는 게 저자의 결론이다.

참고: 박태해(2009)

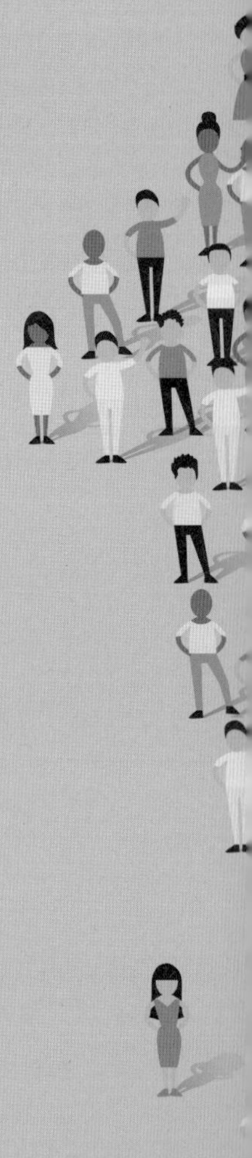

PART 3

# 현대 사회의 정신건강 이슈

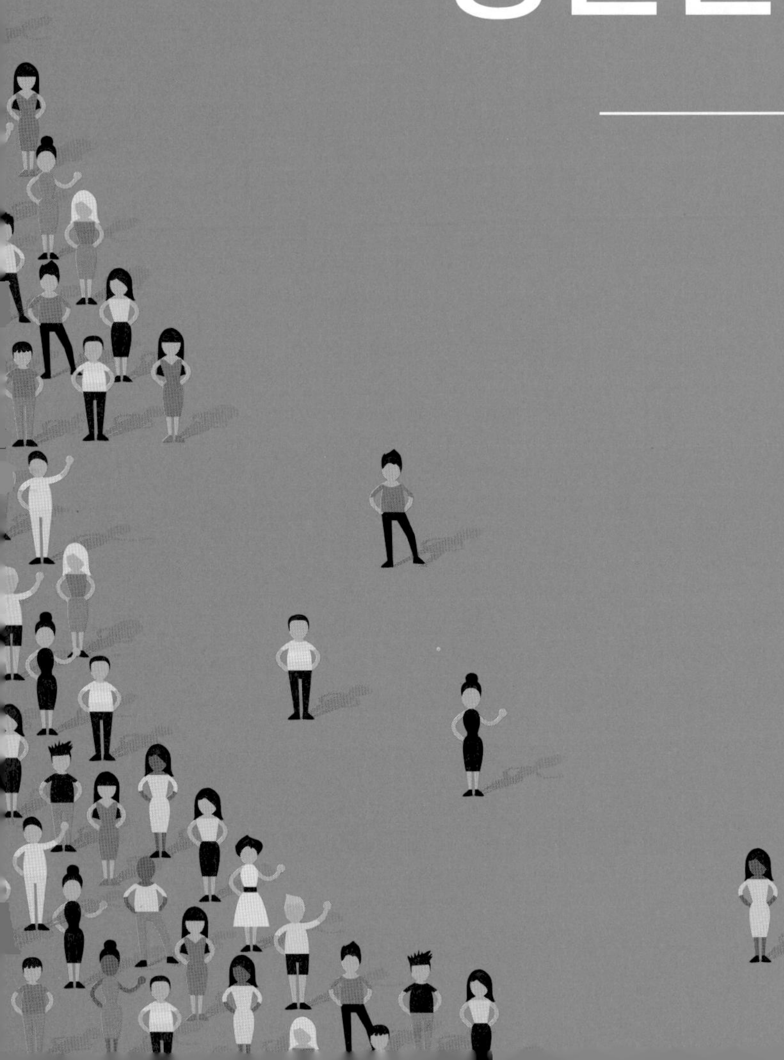

CHAPTER

# 09

# 중독과 정신건강

| 학습 목표 |

현대 사회에서 '중독'이라는 용어는 매우 익숙한 용어이고 일상에서 쉽게 사용하는 단어가 되었다. 스마트폰 중독, 게임중독, 카페인 중독, 알코올중독, 마약 중독, 음식 중독, 쇼핑 중독 등 다양한 형태의 중독이 나타나고 있다. 중독의 유형은 크게 물질 중독(substance addiction)과 행위 중독(behavioral addiction)으로 구분하며, 정신질환의 진단 및 통계 편람(DSM-5, Diagnostic and Statistical Manual of Mental Disorders-5)에서 제시하고 있는 물질 중독은 알코올중독, 그리고 행위 중독은 도박 중독과 인터넷중독이다. 본 chapter에서는 전반적인 중독의 이해를 돕고자 중독의 개념, 중독 유형에 따른 특징, 그리고 대표적 물질 중독인 알코올중독과 행위 중독인 도박 중독 및 인터넷중독을 알아보고자 한다.

# 1 중독의 개념

사전적으로 중독addiction은 크게 2가지의 의미가 있다. 우선, 중독은 라틴어 'addicene'에서 유래한 것으로 '에 동의하다, 양도하다'라는 의미를 가진다(Sussman, & Sussman, 2011; Simpson, & Weiner, 1989). 고대에서 노예가 된 사람을 묘사하는 것으로 누군가에 의해 자신의 권리를 양도당한 사람을 표현하는 데 사용한 단어가 '중독'이다. 현재는 자신을 알코올, 니코틴, 마약류와 같은 물질이나 도박, 인터넷, 스마트폰, 섭식, 쇼핑 등과 같은 행위에 자신의 의지를 내어 주고 강박적이고 조절되지 않는 삶을 사는 사람을 우리는 '중독되었다'라고 말한다. 반면에 국어사전(표준 국어대사전)에서 정의하는 중독(中毒)은 신체에 음식물이나 약물의 독성이 들어와서 신체 기능에 장애를 유발하는 것으로 설명한다. 즉, 국어사전에서 말하는 중독은 우리 체내에서 해결할 수 없는 수준의 해로운 독성 물질이 존재하는 상태로, 영어로 'intoxication'을 사용한다. 따라서 중독의 문제를 이해하기 위해서는 중독과 관련한 유사 용어의 의미를 이해하는 것이 필요하다. 대표적인 중독 관련 용어들을 정리하면 표 9-1과 같다.

중독의 진단은 정신질환의 진단 및 통계 편람(DSM-5)을 사용하고 있다. 특히, 2013년 개정된 DSM-5는 기존에 '남용'과 '의존'으로 분리되어 사용된 중독의 개념을 통합하고, '물질 관련 및 중독 장애substance-related and addictive disorders'라는 새로운 범주로 구분하고, 하위로 중증도에 따라 분류하였다. '충동 조절 장애'로 분류되었던 병적 도박pathological gambling도 '도박 장애gambling

**표 9-1**
**중독 관련 용어**

| 용어 | 의미 |
|---|---|
| 사용<br>(use) | 물질이나 특정 행동을 어떠한 부정적인 결과 없이 특정 행동이나 물질을 사용하는 것 |
| 오용<br>(misuse) | 특정 행동/물질을 사용 목적이나 규칙/규정을 따르지 않고 자의적으로 사용하는 것. 그 사용으로 인하여 부정적 결과를 경험 할 수 있는 것 |
| 남용<br>(abuse) | 특정 행동/물질의 사용 목적이나 규칙/규정과 다르게 의도적으로 사용하는 것. 그 사용으로 인한 부정적 결과를 경험하는 기회가 높아지는 것 |
| 의존<br>(dependence) | 특정 행동/물질이 신체 · 심리 · 사회적으로 부정적 결과를 초래하지만, 특정 행동이나 물질을 강박적으로 지속/사용하는 것 |
| 내성<br>(tolerance) | 물질이나 특정 행동을 반복적으로 사용하였을 때, 이전과 동일한 효과를 얻기 위해 점차 시간이나 양을 증가시켜야 하는 상태 |
| 금단 증상<br>(withdrawal symptoms) | 물질이나 특정 행동을 중단하는 경우 나타나는 신체적 · 심리적 증상 |
| 생리적/단기적 중독<br>(intoxication) | 물질을 과다하게 사용하여 해로운 독성 물질로 체내 존재하는 상태 |
| 중독<br>(addiction) | 물질이나 특정 행동이 해로운 결과를 초래하지만 스스로 조절하지 못하고 통제력을 상실하고 강박적으로 사용하는 상태로 내성과 금단 증상을 동반하는 증상 |

disorder'라고 개칭되면서 '물질 관련 및 중독 장애'로 재분류되었다.

DSM-5의 '물질 관련 및 중독 장애'의 범주는 '물질 관련 장애substance-related disorders'와 '비물질 관련 장애non-substance-related disorders'의 두 영역으로 구분된다. 물질 관련 장애는 알코올이나 마약류와 같은 특정한 물질을 과도하게 사용함으로써 발생하는 개인의 신체적·심리적·사회적 부적응을 초래하는 것을 의미한다. 반면에 비물질 관련 장애는 도박이나 인터넷 등의 특정 행동이 고통을 초래하게 되는 것을 의미한다.

# 2 중독의 특징

미국 국립약물중독연구소(NIDA)national institute of drug addiction는 '중독이란 개인과 주위에 폐해를 일으킴에도 불구하고, 강박적인 약물 추구와 약물 사용을 일으키는 만성 질병이며 자주 재발하는 뇌질환'으로 정의한다(최삼욱, 2004). 이 정의에서 나타나는 중독의 특징은 만성 질환chronic disease, 재발relapsing disease, 뇌질환brain disease이라는 특징을 가지고 있다. 만성 질환이라는 것은 일단 중독이 발생하게 될 경우, 당뇨병과 같이 오랜 기간 동안 치료와 관리가 필요하다. 따라서 중독은 발병 이전의 예방이 중요하다. 재발이란 중독 이전의 상태로 돌아가는 것을 말한다. 알코올중독에서 회복되었다고 할지라도 언제든지 다시 술을 마시는 이전의 상태로 되돌아갈 수 있다. 이러한 재발은 중독에서 매우 흔히 발생하는 회복 과정의 일부로 보고 있다. 마지막으로 뇌질환이란 중독적 물질 행동이 뇌의 화학적 의사소통 시스템에 영향을 주어 뇌의 보상회로reward pathway인 중뇌 변역계 도파민 회로를 과도하게 자극하는 것이다. 이러한 반복적 자극은 특정 물질과 행동이 있을 때만 뇌 기능을 유지할 수 있도록 내성과 금단의 신경 적응 상태neuroadaptation를 유발한다.

중독의 대상이 물질이거나 행위이거나 중독으로 인해 나타나는 특징은 유사하다. 이러한 일반적인 중독의 특징을 흔히 3C로 표현하는데, 통제력 상실loss of control, 강박성compulsiveness, 부정적 결과adverse consequences이다.

첫째, 통제력 상실이란 스스로 중독의 문제를 해결할 수 없는 것을 말한다.

알코올의 문제를 본인이 인식하고 스스로 그만두고자 노력해 보지만 스스로 통제하거나 그만둘 수 없는 것이다.

둘째, 강박성이란 중독적 물질이나 행동을 강박적이고 습관적으로 반복하는 것이다. 예를 들어, 알코올이나 게임에 대한 욕구가 너무 강해서 지속해서 찾고 하게 되는 것이다.

셋째, 부정적 결과란 통제 불능과 강박적 행동의 결과로 나타나는 개인적·사회적 문제이다. 도박이나 약물에 빠진 경우, 개인적으로는 신체 건강의 이상이나 가족 간의 불화가 발생할 수 있고, 사회적으로는 직업의 상실이나 관계의 상실 등이 발생하게 되는 것이다.

또한, 인터넷과 같은 행위 중독의 공통된 특징을 현저성silence, 기분 변화mood modification, 내성tolerance, 금단 증상withdrawal sym toms, 갈등conflict, 재발relapse의 6가지로 볼 수 있다(Griffith, 2005).

- 현저성: 도박과 같은 특정 중독 행위가 일상생활 중에 개인의 생각과 행동 대부분을 지배하는 것
- 기분 변화: 특정 행동이 개인의 기분에 미치는 영향으로 우울이나 불안한 기분이 게임을 통해 해소되는 것을 느끼거나 자신의 정서를 바꾸는 데 영향을 주는 것
- 내성: 이전의 감정 변화 효과를 얻어내기 위해서 행동의 양이나 시간 등이 증가하는 것으로 알코올의 양이나 게임의 시간이 증가하는 것
- 금단 증상: 사용 중인 중독물질이나 행위를 멈출 때 나타나는 불쾌한 신체적, 심리적 증상으로 행위 중독의 경우 심리적 증상으로 주로 나타남. 도박이나 게임을 못하게 될 때 심리적 불안이나 초조함을 경험하게 되는 경우

- 갈등: 중독 행위로 인하여 발생하게 되는 가족, 대인관계, 일 등과 관련한 문제들을 뜻함
- 재발: 중독적 행위가 중단되어 회복의 과정에 있다고 할지라도 이전 중독적 행동 양식으로 돌아가는 경향성을 말함

## 3 물질 중독

물질 중독substance addiction이란 중독의 대상이 물질이다. 알코올, 마약, 향정신성 약품psychoactive medication과 같은 물질substance이 인간의 체내에 유입되어 뇌의 중추 신경계(CNS)centeral nervous system에 작용하여 개인의 정서, 사고, 판단력, 인지 및 행동에 부정적 영향을 주는 것으로, 알코올중독, 니코틴 중독, 마약 중독 등이 대표적인 유형이다. 뇌의 중추 신경계에 유입된 물질은 뇌 기능을 활성화하거나 억제하면서 뇌의 보상 회로에 영향을 미친다. 뇌의 중추 신경계에 영향을 주는 중독적 물질은 매우 다양하다.

**표 9-2**
**물질의 분류**

| 분류 | 종류 |
|---|---|
| 중추 신경 억제제 (CNS depressants) | 알코올, 바비추레이트(barbiturates), 벤조디아제핀(benzodiaepines) |
| 중추 신경 흥분제 (CNS stimulants) | 니코틴, 카페인, 메스암페타민(methamphetamine), 암페타민(amphetamines), 코카인(cocaine) |
| 환각제 (hallucinogens) | LSD, 펜시클리딘(PCP), 엑스터시(MDMA), 케타민(Ketamine) |
| 아편류 (opioid) | 헤로인(heroin), 모르핀(morphine), 합성 아편류(methadone), 다양한 진통제(codeine and hydrocodone) |
| 대마류 (cannabinol) | 마리화나(marijuana) |
| 흡입제 (inhalants) | 휘발성 용매(volatile solvents), 에어로졸(aerosol), 가스(gases), 질산염(nitrates) |
| 기타 | 아나볼릭 스테로이드(anabolic steroid), 덱스트로메토판 하드로브로마이드(Dextromethorphan hydrobromide) |

## 1) 물질 중독의 진단

최근 개정된 DSM-5에 따른 물질 중독의 진단은 '물질 관련 및 중독 장애 substance-related and addictive disorders'로, 물질 관련 장애는 10가지 종류의 물질을 포함한다. 물질 관련 장애substance-related disorders는 '물질사용장애substance use disorders'와 '물질로 유발된 장애substance-induced disorders'의 두 그룹으로 나뉜다. '물질사용장애'는 알코올, 카페인, 대마, 환각제, 흡입제, 아편계, 진정, 수면제 또는 항불안제, 자극제(코카인, 암페타민류 물질들, 그리고 기타 자극제들), 담배, 그리고 기타 물질을 포함한다. '물질로 유발된 장애'는 중독, 금단, 그리고 물질/약물 치료로 유발된 장애를 포함한다.

**표 9-3**
**DSM-5에 따른 물질사용장애 진단 기준**

| 영역 | 증상 |
|---|---|
| 조절 능력 손상 | 1. 원래 의도했던 것보다 많은 양이나 더 오랫동안 물질을 사용한다.<br>2. 물질 사용을 중단하거나 조절하려는 지속적인 요구를 표현하지만, 물질 사용을 감량하거나 끊으려는 많은 노력에도 계속 실패한다.<br>3. 물질을 얻고 사용하고 또 물질 효과에서 벗어나기 위해 많은 시간을 할애한다.<br>4. 약물을 사용하고자 하는 강렬한 욕구인 갈망이 나타난다. |
| 사회적 손상 | 5. 반복적인 물질 사용으로 직장, 학교 혹은 집에서 해야 할 중요한 역할 수행에 실패한다.<br>6. 물질 사용으로 인해 발생하거나 악화되는 지속적이거나 반복되는 사회적 혹은 대인관계 문제가 있음에도 물질 사용을 지속한다.<br>7. 물질 사용 때문에 개인은 가족 활동과 취미 활동이 줄어든다. |
| 위험한 물질 사용 | 8. 신체적으로 해가 되는 상황에서도 반복적으로 물질을 사용한다.<br>9. 물질로 인해 지속되거나 반복되는 신체적 혹은 심리적 문제가 발생하거나 악화된다는 것을 알면서도 물질 사용을 지속한다. |
| 약물학적 진단 기준 | 10. 내성(다음 중 하나로 나타남)<br>1) 원하는 효과를 얻기 위해 현저히 많은 물질 사용량의 뚜렷한 증가가 나타난다.<br>2) 동일한 용량의 물질을 계속 사용할 경우 효과가 현저히 감소한다.<br>11. 금단(다음 중 하나로 나타남)<br>1) 물질의 특징적인 금단 증후군이 나타난다.<br>2) 금단 증상을 완화하거나 피하려고 물질을 사용한다. |

'물질사용장애'의 진단 기준은 4가지(조절 능력 손상, 사회적 손상, 위험한 사용, 약물학적 진단 기준) 영역의 11가지 증상에 대한 정도에 따라 경도(2~3개), 중등도(4~5개), 고도(6개 이상)의 심각도를 평가하게 된다.

## 2) 알코올중독

알코올은 유해 물질로 개인의 섭취하는 양과 패턴, 그리고 섭취 기간 등에 따

**표 9-4**
**혈중 알코올 농도에 따른 효과**

| 혈중 알코올 농도(g/dL) | 효과 |
|---|---|
| 0.020~0.059 | 가벼운 다행감, 이완, 유쾌함, 집중력 장애 |
| 0.060~0.099 | 탈억제, 기분, 성격, 행동의 변화, 협동 운동 장애 |
| 0.100~0.199 | 과잉행동, 공격성, 반응 시간 지연, 운동 실조, 불명료 언어 |
| 0.200~0.299 | 심각한 운동 장애, 의식의 소실, 기억 상실, 구턱, 구토, 감정의 기복 |
| 0.300~0.399 | 혼미, 중추 신경 마비, 요실금 |
| 0.400~0.500 | 혼수, 심각한 중추 신경 억제 |
| 0.500~ | 혼수, 호흡, 혈압, 체온 감소, 사망 |

참고: 한진희 외(2019)

라 다양한 형태의 위험을 증가시킨다(이해국, 2019; Babor, et al., 2003). 알코올의 주성분인 에탄올은 물에 잘 용해되는 특성이 있어 혈액으로 빠른 속도로 흡수되어 몸 전체에 퍼지게 되며 공복 또는 탄산음료와 함께 섭취 시 흡수 속도는 더 빨라진다. 체내에 흡수된 알코올의 농도는 일반적으로 45~60분 후에 절정에 이른다. 체내에 흡수된 알코올의 90%는 간에서 분해되는데, 일반적으로 시간당 10~34mg/dL의 알코올을 대사시킨다. 평균 1시간에 1잔의 알코올을 대사할 수 있어서 약 1시간에 15~20mg/dL의 혈중 알코올 농도가 감소한다.

고위험 음주는 알코올중독alcohol addiction*과는 구별되는 개념이다. 과음heave drinking이나 폭음binge drinking**과 같은 과도한 음주는 다양한 수준의 신체적, 심

* 2005년 미국 국가알코올남용및중독연구소(NIAAA, national institute on alcohol abuse and alcoholism)는 소주 1병 이상 미시는 것을 과음(heavy drinking)으로 규정한다.

** 2004년 NIAAA에서 권고한 혈중 알코올 농도는 0.08g 수준으로 상승시키는 음주 형태로 보통 남성이 2시간에 소주 8잔(순수 알코올 70g)을 섭취하는 수준이다(전영민, 2006).

표 9-5
알코올중독 진행 과정

| 단계 | | 내용 |
|---|---|---|
| 알코올중독 이전의 단계 | 전 알코올 증상 단계 | · 사교적 목적으로 음주를 시작하는 단계<br>· 긴장감과 스트레스 해소를 위해 술을 마시면서 긍정적 결과를 경험<br>· 지속적으로 술을 마심으로 알코올 내성이 증가함<br>· 일반적으로 5~10년이 지나면 다음 단계로 이동 |
| | 전조 단계 | · 음주가 일상적인 생활이 됨<br>· 문제성 음주 단계로 점차 술에 집착하고 의존<br>· 최초의 기억 상실 발생<br>· 부분적으로 신체증상(손떨림)이 나타남<br>· 음주 행동에 대한 죄책감을 느끼지만 술이 문제가 된다는 사실은 부인<br>· 수년이 지나면 다음 단계로 이동 |
| 알코올중독의 단계 | 결정적 단계 | · 초기 중독 단계로 음주 조절 능력의 상실<br>· 술 문제로 인하여 자존감 상실, 가족, 친구 및 직장 동료와의 갈등이 발생하지만 음주 행동을 합리화하고 사회적으로 고립<br>· 일정 기간 동안 단주를 시도하지만, 술을 한 모금이라도 마시게 되면 음주 문제가 반복됨 |
| | 만성 단계 | · 술에 완전히 집착하는 단계<br>· 장시간 술에 취한 모습이 발생<br>· 술을 1~2일 끊으면 알코올에 대한 내성과 금단 증상으로 고통을 겪으며 신체적 · 정신적 문제가 발생 |

리적, 행동적 문제를 경험하게 만드는 음주를 말하는 것으로 고위험 음주의 유형이다(한진희 외, 2019). 특정한 상황에서 과음heave drinking하거나 폭음binge drinking하는 음주 행동이 습관화될 경우 알코올중독으로 발전할 수 있는 위험성이 높아진다(박상규 외, 2017).

### (1) 알코올중독의 진행 과정

음주를 하는 사람들 모두가 알코올중독의 질병으로 진행하는 것은 아니다. 일반적으로 알코올중독은 진행성 질병으로 4단계의 과정을 거치면서 나타난다

(신성만 외, 2018; Jellinek, 1952). 알코올중독 이전의 단계prepathogenic period인 '전 알코올 증상 단계pre alcoholic symptomatic phase'와 '전조 단계prodromal phase', 알코올중독 단계period of pathogenesis인 '결정적 단계crucial phase'와 '만성 단계chronic phase'이다. 각 단계별 특징은 표 9-5와 같다(이영호, 2006; 신성만 외, 2018; McNeece & DiNitto, 1998).

### (2) 알코올중독의 원인

알코올중독의 원인은 명확히 밝혀지지 않고 있다. 현재까지는 단일 요인으로 설명하기보다는 개인의 생물학적·심리학적·사회·문화적 요인들의 복합적인 상호작용으로 발생하는 것에 동의하고 있다.

#### ① 생물학적 요인

생물학적 관점에서는 알코올중독을 하나의 질환에 의해 발생하는 신체적 현상으로 본다. 부모의 알코올중독은 그 자녀가 알코올중독으로 이어질 가능성이 일반인보다 4~5배 정도가 높아지는 것으로 알려졌다(한진희, 2019). 개인이 가진 알코올에 대한 생물학적 취약성은 알코올중독의 가능성을 높인다. 알코올은 도파민 수용체와 같은 뇌의 신경전달물질과 관련된 특정 유전자들과 관련이 있음이 보고되고 있다(한진희, 2019; Harold & Benjamin, 1998). 낮은 도파민 수준은 스트레스와 관련이 높은데, 알코올은 일시적으로 도파민을 증가시켜 쾌감을 느끼게 만들고 이러한 경험은 동일한 기분을 느끼기 위해 다시 알코올을 사용하는 갈망을 만들어 내는 과정을 통해 알코올중독이 발생한다고 본다.

② 심리학적 요인

아동기 발달 과정, 부정적 정서, 인지·학습적인 면에서 알코올중독의 원인을 설명하는 것이다. 정신역동 이론에 의하면 구강기의 고착은 불만족감을 해소하기 위하여 먹거나 마시는 행위에 집착하게 되고, 이러한 음주가 반복됨으로써 알코올중독으로 발전하게 된다는 것이다. 높은 스트레스, 불안, 낮은 자존감, 우울 등과 같은 부정적 정서를 해소하기 위해 알코올을 사용하게 되고 알코올중독으로 발전될 가능성을 높인다. 알코올에 대한 긍정적인 기대는 술을 계속해서 마시도록 하는 원인이 된다. '술을 마시는 것이 대인관계를 활발하게 해준다' 혹은 '술은 스트레스를 해소해 주는 유일한 방법이다' 등과 같은 왜곡된 신념이나 사고는 술을 더 많이 마시게 한다(조현섭, 2002). 반두라Bandura의 사회학습 이론social learning theory과 같이 부모 또는 타인이 술을 마시는 행동을 관찰하는 것으로도 술 마시는 것을 학습하게 된다. 특히, 청소년의 경우는 대중문화를 통한 간접적 학습과 관찰에 의해 술과 담배를 시도하는 경우가 높고, 이러한 반복적인 알코올의 탐닉은 알코올중독과 관련이 높다(신성만 외, 2018).

③ 사회·문화적 요인

알코올중독은 그 사회가 술을 어느 정도 허용하는가와 밀접한 관련이 있다(김기태, 안영실, 최송식, 이은희, 2005; 신성만 외, 2018). 종교적으로 술을 금하고 있는 이슬람 문화권보다는 허용하고 있는 가톨릭이나 기독교권에서 알코올 문제가 높으며, 사회·경제적 수준이 높을수록, 도시 거주자 일수록 알코올중독의 문제가 높은 것으로 나타난다(이영호, 2006).

### (3) 알코올중독의 평가 도구

DSM-5에서는 남용abuse, 의존dependence, 중독addiction의 개념을 사용 장애use disorder 범주로 통합하여 알코올 사용 장애alcohol use disorder로 명하고 있다. 따라서 DSM-5에서 설명하는 알코올 사용 장애는 일반적으로 알고 있는 알코올중독alcoholism, alcohol addiction과 동일한 의미로 볼 수 있다(한진희 외, 2019). DSM-5는 알코올중독을 다음과 같은 기준으로 제시하고 있다. 그 밖에도 알코올중독을 선별할 수 있는 검사로 국내에서 주로 사용되고 있는 CAGEcutdown, annoyed, guilty-feeling, eye-opening와 AUDIT-Kalcohol use disorder identification test-korea가 있다.

**【 알코올 사용 장애의 DSM-5 진단 기준 】**

임상적으로 현저한 손상이나 고통을 일으키는 문제적 알코올 사용 양상이 지난 12개월 사이에 다음의 항목 중 최소한 2개 이상으로 나타난다.

1. 알코올을 종종 의도했던 것보다 많은 양, 혹은 오랫동안 사용함
2. 알코올 사용을 줄이거나 조절하려는 지속적인 욕구가 있음. 혹은 사용량을 줄이거나 조절하려고 노력했지만 실패한 경험들이 있음
3. 알코올을 구하거나, 사용하거나 그 효과에서 벗어나기 위한 활동에 많은 시간을 보냄
4. 알코올에 대한 갈망감, 혹은 강한 바람, 혹은 욕구
5. 반복적인 알코올 사용으로 인해 직장, 학교 혹은 가정에서의 주요한 역할 책임 수행에 실패함
6. 알코올의 영향으로 지속적으로, 혹은 반복적으로 사회적 혹은 대인관계 문제가 발생하거나 악화됨에도 불구하고 알코올 사용을 지속함
7. 알코올 사용으로 인해 중요한 사회적, 직업적 혹은 여가 활동을 포기하거나 줄임
8. 신체적으로 해가 되는 상황에서도 반복적으로 알코올을 사용함
9. 알코올 사용으로 인해 지속해서, 혹은 반복적으로 신체적, 심리적 문제가 유발되거나 악화될 가능성이 크다는 것을 알면서도 계속 알코올을 사용함

10. 내성, 다음 중 하나로 정의됨
  a. 중독이나 원하는 효과를 얻기 위해 알코올 사용량의 뚜렷한 증가가 필요
  b. 동일한 용량의 알코올을 계속 사용할 경우 효과가 현저히 감소
11. 금단, 다음 중 하나로 나타남
  a. 알코올의 특징적인 금단 증후군
  b. 금단 증상을 완화하거나 피하기 위해 알코올(혹은 벤조디아제핀 같은 비슷한 관련 물질)을 사용

참고: APA(2013)

### ① CAGE

CAGE는 4문항으로 구성된 가장 간략한 선별 도구이다. 각 문항에 대해서 예(1점)' 또는 '아니요(2점)'로 점수를 처리하여 3점 이상이면 '알코올 의존', 2점 이상은 '알코올 의존 가능성', 1점 이상은 '조심해야 함'을 평가한다.

**【CAGE 문항】**

1. 귀하께서는 술을 반드시 끊어야 한다고 생각한 적이 있습니까?
2. 귀하께서 술을 마시는 것에 대하여 다른 사람들이 비난한 적이 있습니까?
3. 귀하께서 술을 마시는 것에 대하여 스스로 죄책감을 느낀 적이 있습니까?
4. 귀하는 신경을 안정시키거나 숙취 증상(구토나 멀미, 어지러움, 두통 등)을 없애려고 아침에 일어나자마자 해장술을 마신 적이 있습니까?

### ② AUDIT-K

AUDIT은 세계보건기구(WHO)가 개발한 척도를 한국형으로 타당화한 것이다. 10개의 문항으로 총 40점에서 25점 이상은 '알코올중독자', 15점 이상은 '문제 음주자', 12점 이상은 '상습적 과음주자'로 평가한다.

**【 AUDIT-K 문항 】**

1. 얼마나 술을 자주 마십니까?
2. 술을 마시면 한 번에 몇 잔 정도 마십니까?
3. 한 번에 소주 한 병 또는 맥주 4병 이상 마시는 경우는 얼마나 자주 있습니까?
4. 지난 1년간 한번 술을 마시기 시작하면 멈출 수 없었던 때가 얼마나 자주 있었습니까?
5. 지난 1년간 평소 같으면 할 수 있었던 일을 음주 때문에 하지 못한 적이 얼마나 자주 있었습니까?
6. 지난 1년간 술을 마신 다음 날 해장술을 마신 적은 얼마나 자주 있었습니까?
7. 지난 1년간 음주 후에 죄책감을 느끼거나 후회한 적이 얼마나 자주 있었습니까?
8. 지난 1년간 음주 때문에 전날 밤에 있었던 일이 기억나지 않았던 적이 얼마나 자주 있었습니까?
9. 음주로 인해 자신이나 다른 사람을 다치게 한 적이 있습니까?
10. 친척이나 친구, 의사가 당신이 술 마시는 것을 걱정하거나 당신에게 술 끊기를 권유한 적이 있었습니까?

## 4 행위 중독

인간은 일상생활에서 음식을 먹고, 인터넷을 사용하고, 성행위를 하며, 운동하고, 쇼핑한다. 이러한 행위들은 일상생활을 유지하기 위해서 당연히 할 수 있는 것들이다. 행위 중독behavioral addiction은 물질 중독과 달리 물질이 뇌에 직접적으로 들어가지 않음에도 불구하고, 일상생활에서 필수적이거나 당연한 행동들이 물질 중독과 유사하게 뇌의 보상 회로와 그와 관련된 영역에 영향을 주어 중독 증상을 나타내는 것을 의미한다.

행위 중독은 2013년 DSM-5의 개편에서 충동 조절 장애로 분류된 도박 중독을 중독성 질환으로 재분류하면서 공식적으로 인정되고 있다(최삼욱, 2014).

**표 9-6**
**물질과 행위 중독의 진단 기준 비교**

| 진단 기준 | 물질 중독 | 도박 중독 | 인터넷 게임중독 |
|---|---|---|---|
| 내성 | ○ | ○ | ○ |
| 금단 증상 | ○ | ○ | ○ |
| 조절력 상실 | ○ | ○ | ○ |
| 집착, 현저성 | ○ | ○ | ○ |
| 관계, 직업 혹은 학업의 손해 | ○ | ○ | ○ |
| 부정적 결과에도 불구하고 지속적 사용 | ○ | ○ | ○ |
| 다른 관심, 취미, 유희의 상실 | ○ | | ○ |
| 갈망 | ○ | | |
| 의도한 것보다 더 많이 사용 | ○ | | |
| 위험한 상황에서도 반복적 사용 | ○ | | |
| 중요한 역할에 충실하지 못함 | ○ | | |
| 속임과 거짓말 | | ○ | ○ |
| 부정적 정서로부터 위로받거나 회피하고자 사용 | | ○ | ○ |
| 추격 도박 | | ○ | |
| 금전적으로 도움을 받음 | | ○ | |
| 기간/기준 | 12개월<br>(2개 이상) | 12개월<br>(4개 이상) | 12개월<br>(5개 이상) |

참고: 최삼욱(2014)

행위 중독의 유형은 도박 중독, 인터넷·게임중독, 스마트폰 중독, 음식 중독, 성중독, 쇼핑 중독, 일 중독 등 다양하게 나타나고 있다. 여기에서는 DSM-5에서 명시하고 있는 도박 중독과 인터넷중독을 중심으로 보고자 한다.

## 1) 도박 중독

도박이란 결과를 예측할 수 없고 우연에 의해서 결정되는 결과에 내기를 거는 행위이다(임혁, 채인숙, 2011; 최삼욱, 2014; Bolton & Boyd, 1968). 도박은 서양은 물론이고 동양에서도 고대부터 즐겨왔던 인간의 대표적인 유희 활동 중 하나이다. 국내의 경우 7가지의 사행 산업으로 국가적으로 허용된 도박이 있다. 바로 카지노, 경마, 경륜, 경정, 복권, 체육진흥투표권, 소싸움이다. 도박의 역기능적 결과가 바로 도박 중독이다. 도박 중독gambling addiction이란 지속적이며 반복적으로 나타나는 부적응적인 도박 행위로, 개인적, 사회적, 직업적 측면에서 심각한 결과를 일으키는 장애disorder이다(최삼욱, 2011; APA, 2013).

### (1) 도박 중독의 원인

도박 중독의 원인은 다양하지만 크게 신경생물학적 요인, 심리·행동적 요인, 사회·문화적 요인으로 나누어 설명할 수 있다(신성만, 2018; 한국정신의학회, 2019; Dowling et al., 2017).

#### ① 신경생물학적 요인

뇌의 상태가 도박 중독의 원인은 아니다. 도박 중독자의 반복적인 행동은 인간의 보상 체계를 관여하는 도파민과 충동성을 조절하는 세로토닌과 관련성이 높다. 반복적인 도박 중독 행동은 자연 보상물에 의한 도파민 분비를 감소시킨다. 그 결과 도박 관련 자극에 과도하게 민감해지고 도박 행동에 대한 갈망이 일어난다. 세로토닌은 충동성과 자극 추구를 억제하는 효과가 있는데, 도박 중독자의 경우 세로토닌의 수준이 낮은 것으로 나타났다.

**② 심리·행동적 요인**

이흥표(2003)는 도박 중독에 빠지는 사람들은 사교 동기, 유희 동기, 금전 동기, 회피 동기, 흥분 동기 등 5가지 심리 동기적 특성을 가진다고 설명한다. 성격/기질적으로 충동성이나 감각 추구 성향이 높고, 정서적으로 불안정하여 스트레스에 취약한 성격 특성이 중독을 촉진한다고 본다. 또한 인지적으로 갖고 있는 비합리적 신념이나 기대는 도박의 확률을 통제할 수 있다는 인지적 오류 및 왜곡을 갖게 하고, 이는 도박 행동의 직접적 원인이 되기도 한다. 행동주의적 관점에서 도박을 통해 돈을 따는 긍정적 경험은 도박 행동을 유지하게 하는 정적 강화물로 작용하며, 도박 행동을 통해 우울감, 스트레스 등의 불쾌한 정서를 해결한 경험은 부적 강화물로 작용하여 지속적인 도박 행동을 유지하게 한다.

**③ 사회·문화적 요인**

일반적으로 남성들이 여성들에 비해 도박 시작 연령이 낮고, 교육 수준이 낮다. 또한 직업이 없을 경우 도박 중독 문제에 취약할 수 있다. 여성의 경우 도박을 시작하는 나이가 남성에 비해 늦으나 보다 빨리 문제성 도박으로 진행되는 경과를 보인다. 도박을 하는 가족이나 친구가 있는 도박 친화적 환경과 도박을 접할 기회가 많은 도박 수용적 환경에서 도박 문제로 발생할 가능성이 높아진다.

### (2) 도박 중독의 진행 과정

커스터(Custer, 1984)는 도박 중독은 따는 단계winning phase, 잃는 단계progressive-loss phase, 절박한/절망 단계desperate/hopeless phase인 3단계로 진행된다고 제안하였다(최삼욱, 2013). 그러나 각 단계는 이론적인 설명이기 때문에 현실에서는 발생 순서나 진행 과정이 변화할 수 있다. 따라서 돈을 잃는 단계가 먼저 발생할 수도 있고 돈을 따는 과정이 없을 수도 있다.

**① 돈을 따는 단계**

도박을 경험하는 초기에 많은 금액의 돈을 따거나 많은 금액을 잃지 않는 경험은 도박에 대한 황홀감 또는 만족감으로 기억에 남게 된다. 언젠가는 더 많은 돈을 따거나 잃은 돈을 회복할 수 있다는 왜곡된 생각을 갖게 된다. 일부 사람들은 도박 행위를 통해 문제로부터 도피하는 심리적 경험을 얻기도 한다.

**② 돈을 잃는 단계**

지속적으로 돈을 잃는 경험을 한다. 도박의 횟수나 금액이 계속 증가하기 시작하며, 주로 혼자서 도박을 하러 간다. 잃은 돈을 만회하려는 생각으로 도박 행위를 통제할 수 없게 된다. 사람들에게 도박에 대한 사실을 숨기거나, 도박을 그만두겠다는 조건으로 가족이나 주변 사람들에게 경제적 도움을 받기도 한다.

**③ 절박한 단계/절망 단계**

도박 문제로 인한 가정 문제와 금전 문제를 경험한다. 잃은 돈을 만회하려는 시도가 반복되면서 돈을 빌리거나, 공금을 사용하거나, 카드 사기 등 범죄 행위로 인한 직업상실, 이혼, 자살 생각, 체포 등을 경험하기도 한다. 돈이 없어 억지로 도박을 못하는 상황에서는 금단 증상을 경험하기도 한다. 일반적으로

이 단계까지는 15년 정도가 걸리나 경우에 따라서는 1~2년 내에 발생하는 경우도 있다.

BOX 9-2

### 도박 중독에 대한 오해 10가지

1. 도박 중독자는 사교적으로 능수능란하고 근심·걱정이 없는 성격이다.
2. 도박 중독 문제는 중년층의 남자에게만 나타난다.
3. 도박 중독은 만성 질환이기 때문에 아무런 희망도 없고, 평생 불행하게 살게 된다.
4. 도박을 계속하는 이유는 오로지 도박 빚 때문이므로 빚만 갚아 주면 도박하지 않을 것이다.
5. 도박만 끊게 되면 아무런 문제가 없을 것이다.
6. 도박 중독은 의지가 약하거나 무책임한 사람들에게 생기는 것이다.
7. 청소년들은 소액으로 도박을 한다.
8. 청소년 도박 문제는 몇 명의 문제 청소년에게만 해당하는 이야기이다.
9. 지금껏 계속 돈을 잃었으니 이제는 딸 때가 되었다.
10. 게임의 규칙을 연마하고, 실력을 닦으면 이길 확률이 높아진다.

참고: 한국도박문제관리센터(https://m.kcgp.or.kr)

## (3) 도박 중독의 평가 도구

도박 중독 측정은 DSM-5의 진단 기준 이외에도 도박 중독을 선별screening하기 위한 간단한 도구로 SOGSsouth oak gambling screen, CPGIcanadian problem gambling index, GA 20gamblers anonymous 20을 사용한다.

### ① DSM-5 도박 장애

지난 12개월 동안 9가지의 항목으로 0~9점의 범위를 가지며 4점 이상일 경우 도박 문제가 있는 것으로 진단한다. 도박 장애의 진단 기준은 다음과 같다.

**【 도박 장애의 DSM-5 진단 기준 】**

A. 다음 중 4개(또는 그 이상) 항목에 해당하는 도박 행동이 비적응적인 성격을 띠고 지속적이고 반복적으로 일어난다.

1. 도박에 집착한다. 예를 들면 과거의 도박 경험을 계속 떠올리고, 다음에 돈을 걸었을 때 승산을 예상하거나 계획하고, 도박을 해서 돈을 벌 수 있는 방법에 집착한다.
2. 같은 흥분감을 느끼기 위해 돈의 액수가 점점 커진다. 따라서 자신이 바라는 흥분감을 얻기 위해 돈의 액수를 계속 늘리면서 도박을 한다.
3. 스스로 도박 행동을 조절하거나 줄이거나 중지하려는 노력이 거듭 실패로 돌아간다.
4. 도박 행동을 줄이거나 그만두려고 시도할 때 안절부절 못하거나 과민해진다.
5. 무기력감, 죄책감, 불안감, 우울감 등과 같은 정신적 문제에 부딪쳤을 때 여기에서 탈출하기 위한 수단으로 도박을 하거나, 불쾌한 기분을 벗어나기 위한 수단으로 도박을 한다.
6. 도박으로 돈을 잃고 나서 이를 만회하기 위해 다음 날 다시 도박을 한다.
7. 자신이 도박에 빠져 있는 정도를 숨기기 위해 가족, 치료자, 다른 사람들에게 거짓말을 한다.
8. 도박으로 인해 중요한 대인관계가 위태로워지거나, 직업이나 교육의 기회, 출세의 기회를 잃어버리게 돈다.
9. 도박으로 인한 절망적인 경제 상태에서 벗어나기 위해 다른 사람에게 돈을 빌린다.

B. 도박 행동이 조증 삽화 때문에 더 잘 설명되지 않는다.

경증(mild): 4~5개
중등도(moderate): 6~7개
중증(severe): 8~9개

참고: APA(2013)

### ② SOGS(Lesieur & Blume, 1987)

도박 중독에 대한 최초로 표준화된 평가 도구로서 전 세계적으로 가장 많이 사용되고 있다. DSM-III-R을 기반으로 개발되어 현재 개편된 DSM-5의 진단 준거와는 차이가 있는 제한점이 있다. 총 20문항으로 구성되어 있으며 0점은 비도박자, 1~2점은 저위험 도박자, 3~4점은 문제성 도박자, 5점 이상은 도박 중독자 추정probable pathological gambler으로 분류한다. 본 질문지의 내용을 다음과 같다.

**【SOGS 질문지】**

1. 원래 의도했던 것보다 더 많이 도박을 하게 되셨습니까?
2. 도박으로 인해 사람들에게 비난을 받거나 평판이 나빠진 적이 있습니까?
3. 자신의 도박을 하는 방식이나 도박 때문에 벌어진 여러 일들로 인해 죄책감을 느낀 적이 있습니까?
4. 도박을 끊고 싶지만 끊지 못할 것 같다고 느낀 적이 있습니까?
5. 배우자나 아이들, 가족, 친구 등 당신의 인생에서 중요한 사람들에게 마권이나 베팅 전표, 복권, 도박할 돈과 같이 도박한다는 것이 들통나거나 표날 만한 물건을 숨긴 적이 있습니까?
6. 돈을 관리하는 방식 때문에 배우자 등 좋아하는 사람들과 다툰 적이 있습니까?
7. 돈 문제로 다툰 원인이 주로 도박에 있습니까?
8. 도박 때문에 돈을 빌리고 갚지 못한 적이 있습니까?
9. 도박으로 인해 직장에서 일할 시간을 빼앗긴 적이 있습니까?
10. 도박할 돈이나 도박 빚을 갚기 위해 돈을 구한 적이 있습니까?

**③ GA 20(Toneatto, 2008)**

GA 20는 단도박 모임에서 자주 사용되는 것으로, 지나친 도박 이용으로 인한 경제적, 개인적, 사회적 문제를 평가한다. 총 20문항 중 7문항 이상일 때 도박 중독으로 전문적 치료가 요구된다. 본 검사지의 내용은 다음과 같다.

【GA 20 질문지】

1. 당신은 일이나 공부를 하지 않고 도박으로 시간을 보낸 적이 있습니까?
2. 도박을 함으로써 가정생활을 불행하게 만든 적이 있습니까?
3. 도박이 당신의 평판에 나쁜 영향을 끼쳤습니까?
4. 도박을 하고 나서 후회하거나 양심의 가책을 느낀 적이 있습니까?
5. 당신은 빚을 갚기 위해서나 돈 문제를 해결하기 위해서 도박했던 적이 있습니까?
6. 도박이 당신의 야망을 좌절시키거나 능력을 감소시키는 원인이 되었습니까?
7. 당신은 도박으로 잃은 돈을 가능한 한 빨리 도박으로 다시 되찾아야겠다고 생각했습니까?
8. 돈을 많이 따고서도 또다시 도박판에 가서 돈을 더욱 많이 따야겠다는 강한 충동을 느껴 본 적이 있습니까?
9. 당신은 대체적으로 가지고 있던 돈이 완전히 떨어질 때까지 도박을 했습니까?
10. 도박을 하기 위해 돈을 빌린 적이 있습니까?
11. 돈이 될 만한 것을 팔아서 도박을 한 적이 있습니까?
12. 당신은 '도박 밑천'으로 쓰기 위해 생활비를 쓰는 것조차 아깝게 생각한 적이 있습니까?
13. 도박이 당신과 가족의 생활조차 소홀하게 했습니까?
14. 당신이 계획했던 시간보다 더 많은 시간 동안 도박을 해 본 적이 있습니까?
15. 당신은 불안함이나 걱정거리를 피하기 위해 도박을 했던 적이 있습니까?
16. 당신은 도박 밑천을 마련하기 위해 나쁜 일을 하려고 마음먹었거나 해본 적이 있습니까?
17. 도박이 당신의 수면을 어렵게 했던 적이 있습니까?
18. 당신은 부부싸움, 의견 대립, 실망, 좌절 때문에 도박하고 싶은 충동을 느낀 적이 있습니까?
19. 당신은 짧은 시간 동안 도박으로 한밑천 잡아 보겠다는 강한 충동을 느낀 적이 있습니까?
20. 당신은 도박 문제 때문에 자살이나 자해 행위를 하려고 생각해 본 적이 있습니까?

### ④ CPGI(Feriss & Wynne, 2011)

일반인의 도박 중독 유병률을 측정하기 위해 DSM-IV와 SOGS의 준거들을 근거로 개발되었다. 도박 관여gambling involvement 4문항, 문제성 도박 수준problem gambling severity index 12문항, 문제성 도박의 공존 요인problem gambling correlates의 15문항으로 총 31문항으로 구성되어있다. 일반적으로 문제성 도박 수준(PGSI) 중 점수화가 가능한 9개 문항이 사용되고 있다. 9개 문항에 대한 점수화는 0점은 비문제성 또는 비도박자, 1~2점은 저위험, 3~7점은 중위험, 8점 이상은 문제성 도박자로 평가한다.

### 2) 인터넷중독

인터넷중독internet addiction의 개념은 골드버그(Goldberg, 1996)의 '인터넷중독 장애(IAD)internet addiction disorder', '병리적 컴퓨터 사용pathological computer use'과 영(Young, 1996, 1998)의 '인터넷중독interent addiction'이라는 용어 설명으로 처음 소개되었다. 골드버그는 인터넷중독의 현저성, 내성, 금단, 주변 사람과의 갈등, 재발 등을 특징으로 인터넷중독을 설명하였다. 반면, 영은 DSM-IV의 병적 도박 진단 기준을 근거로 인터넷에 대한 강박적 사고, 내성, 금단, 지속적 사용 욕구, 다른 활동에 대한 흥미 감소, 인터넷 사용의 부정적 결과에 대한 무시 등을 특징으로 제시하였다. 현재는 '인터넷 의존', '인터넷중독 장애', '문제성 인터넷 사용', '문제성 온라인 게임 사용', '인터넷 게임중독', '인터넷 과몰입', '인터넷 과의존' 등 인터넷중독의 어떤 면을 강조하느냐에 따라 다양한 용어로 인터넷중독을 명칭하고 있다.

2013년 DSM-5의 개정에서 정식 진단명에는 포함되지 않았으나, 추후 연구가 필요한 'Section III'에 '인터넷 게임 사용 장애internet gaming disorder'라는 용어로 진단 기준이 제시되었다. 또한, 2019년 세계보건기구(WHO)의 제11차 국제질병 진단 분류(ICD)international classification of disease의 개정에서 게임중독gaming disorder을 알코올, 마약, 니코틴과 같은 중독으로 분류하고 질병 코드(6C51)를 부여하였다. ICD-11에 따르면 게임중독은 '게임에 대한 통제 능력을 상실하고, 다른 일상생활보다 게임을 중요하게 여기는 동시에, 이를 인지하면서도 게임을 12개월 이상 지속하는 것'을 말한다.

### (1) 인터넷중독의 요인

인터넷중독의 유발 가능성을 높이는 요인은 사회 환경적 요인, 인터넷 관련 요인, 개인 요인으로 구분할 수 있다(박상규 외, 2018; 한국중독정신의학회, 2019).

#### ① 사회·환경적 요인

- 또래 문화: 특정 친구나 교우관계, 놀이 문화의 부족 등에 의해 인터넷에 빠지는 상황
- 접근 용이성 증가: 자기 방에 컴퓨터가 설치된 경우와 같은 접근 환경의 변화
- 고위험 상황: 집에 혼자 있거나 방학이나 휴일 등 인터넷 의존의 위험이 증대되는 상황
- 인터넷 매개 학습: 인터넷을 통해 숙제를 하려다가 웹 강의를 듣는 등 인터넷 매개 학습의 경우
- 가족 문제: 가족사의 부정적인 문제나 가족들이 스트레스원이 되어 인터넷상에서 도피처를 찾는 경우

#### ② 인터넷 관련 요인

- 콘텐츠 자체의 매력: 재미나 흥미, 호기심 등을 채워 주는 게임이나 각종 콘텐츠의 매력
- 컴퓨터 관련 취미: 홈페이지 만들기, 프로그래밍 등 인터넷 관련 취미

| 동기 유형 | 내용 |
|---|---|
| 성취형 | 게임의 레벨이 올라가거나 순위가 올라가는 것에 큰 만족도를 얻음 |
| 분노-공격형 | 게임에서 지는 것을 용납하지 않고 상대방이 마음에 들지 않으면 욕을 하고 나가거나 중간에 컴퓨터를 끄거나 로그아웃 |
| 탐색형 | 게임을 특별히 잘하는 것이 아니지만, 게임 잡지 등을 보면서 다양한 게임의 흐름을 파악하고 게임의 장단점을 분석하고 있음 |
| 사교형 | 게임으로 사람을 사귀고 커뮤니케이션을 위해 게임을 선택. 게임에 있는 채팅창 기능을 활용하고, 게임 동호회(길드) 등을 통한 만남 자체를 선호 |

참고: 한국중독정신의학회(2019)

표 9-7
**인터넷 게이머의 게임 동기 유형**

- 다른 취미 생활 통로: 팬클럽 활동과 같이 홈페이지를 통해 취미 생활을 할 수 있는 경우

### ③ 개인 요인

- 성격적 특성: 몰입하는 성격 등 개인의 성격적 측면
- 대인관계 문제: 대인관계 실패나 문제를 인터넷의 익명성, 대인관계 형성의 용이함의 특성을 통해 해결하면서 인터넷에 몰두
- 보상 경험: 인터넷을 통한 스트레스 해소, 현실 도피, 재미없는 일상 탈출 등의 경험

## (2) 인터넷중독의 증상

인터넷중독의 가장 일반적인 증상은 거짓말이다. 가족과 주변 사람들에게 과다하게 사용하는 것을 숨기려고 한다. 밤늦은 인터넷 사용으로 인해 잦은 지각과 결석을 하는 현상이 나타나며, 과다한 인터넷 사용을 지속한다. 반항적이고 폭력적인 행동과 태도가 발생하기도 하며, 경제적 문제 해결을 위한 게임

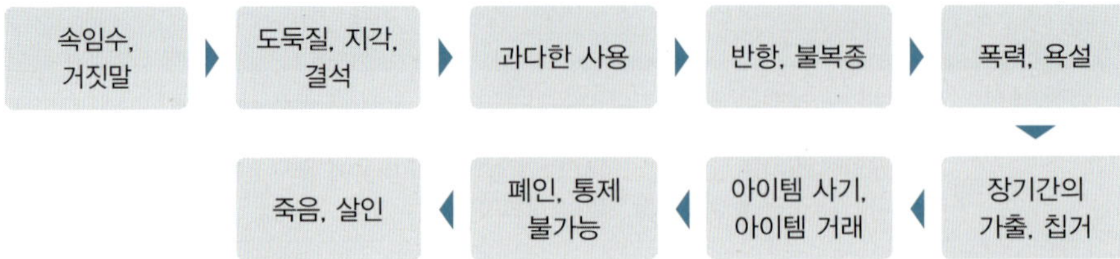


**그림 9-1**
**현실에서 나타나는 인터넷중독의 현상**

참고: 한국중독정신의학회(2019)

상의 거래를 하기도 한다. 최후에는 극단적인 행동인 폭력, 살인, 죽음까지도 발생 가능하다. 과다한 인터넷 사용과 함께 나타나는 증상은 다음과 같다(한국정신의학회, 2019).

- 과도한 사용과 사용에 대한 집착
- 시간 왜곡의 경험(1분만 더 증후군)
- 인터넷 활동에 대한 미련, 생각, 백일몽에 빠지기
- 인터넷 활동을 방해받을 때 나타나는 짜증, 공격성
- 인터넷에 필요한 활동을 하기 위한 준비에 시간을 들이는 것
- 인터넷 활동에 필요한 돈이나 장비, 관련 물품을 과도하게 사들이는 것
- 가족이나 친구들과 만남을 줄이고, 외출을 꺼리기 시작하는 것
- 인터넷 활동이 뜻대로 되지 않을 때 분노를 표출하고 화풀이하는 것
- 은어나 욕설의 사용이 늘고, 주변과 대화가 불편해진다고 느끼는 것
- 인터넷에서 알게 된 사람 혹은 관계를 맺은 사람과 과도한 친분을 느끼는 것
- 본인 자신에 대해 거짓말을 하거나 과장되어 표현하는 습관이 생기는 것
- 현실에서의 활동이 거추장스럽고 불편하다고 느끼는 것

### (3) 인터넷중독의 평가 도구

인터넷중독의 유형이 다양하게 사용되고 있는 만큼 인터넷중독을 측정하는 평가 도구도 다양하다. 가장 보편적으로 사용되는 평가 도구는 DSM-5 진단 기준에 따른 9가지 항목, 한국정보화진흥원에서 개발하고 보급한 게임중독 척도(K-척도, 유아동용, 청소년용, 성인용), DSM-IV의 병적인 도박 장애 진단 기준을 근거로 영(Young, 1998)이 개발한 인터넷중독 검사internet addiction test가 있다.

#### ① DSM-5 인터넷 게임 사용 장애(IGD, internet gaming disorder)

【 인터넷 게임 사용 장애의 DSM-5 진단 기준 】

지난 12개월 동안, 지속적이고 반복적인 인터넷 게임 사용이 임상적으로 심각한 장애 혹은 고통을 야기하며, 다음 기준 중 5개 이상인 경우

1. 인터넷 게임에 대한 집착(이전에 하던 게임을 생각하거나 혹은 다음 게임하는 것을 기대하거나 혹은 인터넷 게임이 생활을 지배하는 상태)
2. 인터넷 게임을 못하게 되면 금단 증상(전형적으로는 짜증, 불안, 슬픔, 약물 금단의 신체적 징후는 나타나지 않음)
3. 내성(점점 더 많은 시간을 인터넷 게임에 써야 함)
4. 인터넷 게임을 조절하려는 시도가 실패
5. 인터넷 게임 외에 이전의 취미나 오락 활동에 흥미를 잃음
6. 심리 사회적 문제가 있다는 것을 알고 있지만 계속 과도한 시간을 인터넷 게임에 이용
7. 인터넷 게임에 쓰는 시간에 대해 가족, 치료 담당자 또는 다른 사람들을 속임
8. 부정적 기분에서 벗어나고자, 또는 그런 기분을 줄이기 위해 인터넷 게임을 이용(예: 무력감, 죄책감, 불안)
9. 인터넷 게임으로 인해 중요한 관계, 직업, 교육/경력 등의 기회를 잃을 위기를 겪거나 혹은 잃음

인터넷 도박, 인터넷을 이용하는 성적 활동, 비즈니스나 전문적 활동을 위한 인터넷 사용, 오락이나 사회적 인터넷 사용은 제외

참고: APA(2013)

### ② IAT(Young's internet addiction test)

【 IAT 】

다음의 질문에 5점 척도로 응답하고 합산한 접수를 3단계로 나눔

1. 원래 마음먹은 생각보다 더 오랫동안 인터넷을 하게 된 적이 있나요?
2. 인터넷 때문에 가족 일을 소홀히 한 적이 있나요?
3. 가족과의 관계보다 인터넷에서 더 흥미를 느낀 적이 있나요?
4. 인터넷상에서 친구를 만들어 본 적이 있나요?
5. 인터넷 사용 때문에 잔소리를 들은 적이 있나요?
6. 인터넷 사용 때문에 성적이나 학교생활에 문제가 생긴 적이 있나요?
7. 해야 할 다른 일을 하기 전에 이메일을 점검하곤 하나요?
8. 인터넷 때문에 잘 하던 일을 못하게 된 적이 있나요?
9. 인터넷에서 무엇을 했느냐는 질문을 받았을 때 숨기거나 변명을 하며 얼버무린 경험이 있나요?
10. 인터넷에 대한 생각으로 인해 현재 고민되는 문제를 잊었던 적이 있나요?
11. 인터넷 사용 후 다시 온라인에 접속할 때까지의 시간이 기다려진 적이 있나요?
12. 인터넷이 없는 생활은 따분하고 공허하며 재미없을 것이라고 생각한 적이 있나요?
13. 온라인에 접속했을 때 누군가가 방해를 하면 소리를 지르거나 화를 내거나 귀찮은 적이 있나요?
14. 밤늦게까지 온라인에 접속하고 있느라 잠을 못잔 적이 있나요?
15. 인터넷을 하지 않을 때 인터넷에 대해 생각을 하거나 온라인에 접속해 있는 듯 한 환상을 느낀 적이 있나요?
16. 인터넷에 접속해 있을 때 '몇 분만 더'라고 말하며 더 시간을 허비한 적이 있나요?
17. 인터넷 사용 시간을 줄이려고 노력했지만 실패한 적이 있나요?

18. 인터넷 사용 시간을 숨기려 한 적이 있나요?
19. 외출하는 것보다 인터넷을 하기 위해 집에 남아 있겠다고 한 적이 있나요?
20. 인터넷을 하지 않을 때는 우울하고 침울하며 신경질적이 되었다가 다시 인터넷을 하면 기분이 나아지는 경험을 한 적이 있나요?

31~49점 가벼운 문제적 사용자
50~79점 중등도 문제적 사용자
80~100점 심각한 문제적 사용자

### ③ K-척도(인터넷중독 척도: 청소년용)

【 K-척도 】

다음의 내용에 4점 척도로 응답하고 합산한 점수를 3개의 군으로 구분

1. 게임을 하는 것이 친한 친구들과 어울리는 것보다 더 좋다.
2. 게임 공간에서의 생활이 실제 생활보다 더 좋다.
3. 게임 속의 내가 실제의 나보다 더 좋다.
4. 게임에서 사귄 친구들이 실제 친구들보다 나를 더 알아준다.
5. 게임에서 사람을 사귀는 것이 더 편하고 자신 있다.
6. 밤늦게까지 게임을 하느라 시간 가는 줄 모른다.
7. 게임을 하느라 해야 할 일을 못한다.
8. 갈수록 게임을 하는 시간이 길어진다.
9. 점점 더 오랜 시간 게임을 해야 만족하게 된다.
10. 게임을 그만두어야 하는 경우에도 게임을 그만두는 것이 어렵다.
11. 게임을 하는 시간을 줄이려고 노력하지만 실패한다.
12. 게임을 안 하겠다고 마음먹고도 다시 게임을 하게 된다.
13. 게임 생각 때문에 공부에 집중하기 어렵다.
14. 게임을 못한다는 것은 견디기 힘든 일이다.
15. 게임을 하지 않을 때에도 게임 생각을 하게 된다.

16. 게임으로 인해 생활에 문제가 생기더라도 게임을 해야 한다.
17. 게임을 하지 못하면 불안하고 초조하다.
18. 다른 일 때문에 게임을 못하게 될까 봐 걱정된다.
19. 누가 게임을 못하게 하면 신경질이 난다.
20. 게임을 못하게 되면 화가 난다.

37점 이하 일반적인 게임 이용자
38~48점 잠재적 위험을 가진 게임 이용자
49점 이상 고위험 게임 이용자

CHAPTER

# 10

# 스트레스와 정신건강

| 학습 목표 |

현대 사회에서 사람들은 스트레스라는 용어를 일상적인 대화나 저서에서 그 의미나 본질을 정확하게 이해하거나 특별히 의식하지 않은 채 많이 사용하는 듯하다. 스트레스 관련 연구나 저서에서 스트레스가 신체 및 정신건강과 밀접한 영향이 있다는 것을 지속해서 보고하고 있다. 스트레스는 주로 부정적인 측면으로 이해되는 경향이 있지만, 적절한 스트레스는 인간 행동의 동기나 성취를 돕기도 하는 주변 자극에 대한 자연스러운 반응의 의미도 있다. 본 chapter에서는 스트레스에 대한 본질적 이해와 인간의 건강은 스트레스에 의해 어떤 영향을 받는지, 스트레스에 어떻게 대처하는 것이 건강에 도움이 되는지에 초점을 두어 살펴보고자 한다.

# 1 스트레스의 개념과 본질

스트레스stress를 어떻게 정의하는지에 대한 논쟁은 오랫동안 지속해서 이어지고 있지만, 스트레스를 설명하는 기준이 모호하여 정의 내리기가 쉽지 않다. 스트레스라는 용어는 수 세기 이전부터 다양한 영역에서 광범위하게 사용되다가 17세기에는 고난, 역경 혹은 고통과 같은 의미로 사용되기 시작하였다. 그러고 나서 19세기 말부터는 스트레스와 질병 간의 관계를 언급하며 생물학적 과정에서의 투쟁-도피 반응fight or fight responses을 의미하는 스트레스 용어를 처음 사용하였다(Cannon, 1929). 투쟁-도피 반응으로서의 스트레스 예는 동물이 공격하려고 달려들거나 누군가 음식을 빼앗아 전속력으로 도망가는 등 갑작스런 응급 상황에 대처하고 적응하기 위해 발생하는 신체의 생리적 자동반응을 들 수 있다. 이와 같은 맥락에서, 우리가 걱정하게 되는 일상의 많은 스트레스 상황에 대해서도 같은 방식으로 생리적 현상이 나타나며, 흔히들 이를 스트레스라 칭한다. 이러한 현상을 셀리에Selye는 일반 적응 증후군(GAS) general adaptation syndrome으로 설명하며 스트레스의 개념을 대중화시켰다. 일반 적응 증후군은 유기체가 위협을 받게 되면 위협에 대해 투쟁할 것인지 도피할 것인지 그 반응을 결정하고 이 과정을 지속하며, 위협 상황에 적응하기도 하고 실패하기도 한다. 셀리에는 스트레스를 지속적으로 받게 되면 나타나는 신체적 반응에 대해서 3가지 단계로 구분하였다.

스트레스를 처음 받기 시작했을 때 입안이 헐거나 두통이 생기고 피곤함을 느끼는 등의 경고 반응 단계stage of alarm reaction, 지속되는 스트레스 반응을 완화하려고 부신 피질 호르몬 분비가 증가되면서 초기 증상이 사라지는 저항 단계stage of resistance, 신체의 저항에도 불구하고 스트레스가 지속되면 탈진하여 초기의 증상들이 다시 나타나고, 회복되지 못해 질병으로 이르는 소진 단계 stage of exhaustion가 나타난다. 즉, 만성적인 스트레스를 경험하게 되면 결국 질병이나 죽음의 원인이 된다. 셀리에가 설명하는 스트레스는 생활이나 주변 환경에서 경험하는 위협에 대한 신체적 변화 혹은 적응 형태와 기능의 소진 등을 의미한다.

한편, 스트레스는 종종 개인의 항상성(신체가 여러 가지 환경 변화에 대응하여 내부 상태를 일정하게 유지하는 현상)을 위협하는 자극 자체이거나 이 자극에 대한 반응을 내포하는 양면성을 가진 의미로 이해된다. 즉, 문제를 내포하는 자극에 대한 반응이기도 하고, 문제 자체가 되는 원인이기도 하기에 스트레스는 자극도 반응도 아닌 총체적인 의미로 정의된다. 또한, 스트레스는 좌절이나 고통distress의 부정적인 측면과 상쾌한 기분을 이끄는 성취와 도전의 긍정적인 측면이 양면적으로 존재한다. 하지만, 많은 경우에 스트레스는 만성적으로 불균형을 이루어 고통을 수반하는 부정적인 측면의 반응이나 자극으로 인식하게 된다. 따라서, 스트레스의 본질을 정확히 이해하고 대처하는 것은 스트레스를 극복하며 스스로 통제할 수 있는 건강한 삶으로 이어질 수 있는 기초가 될 것이다.

### 1) 스트레스의 본질

'스트레스'는 매우 흔하게 사용되고 일상생활의 부분이 되어 의식적인 정의 없이도 사람들 대부분 그 자체로 이해하고 사용하는 용어가 되었다. 사람들은 용어의 정의를 찾거나 그 의미를 올바르게 이해하려는 노력보다는 사회적 경험으로 그 개념을 받아들이기가 쉽다. 우리는 출생 이후부터 어떠한 전문적 학습 없이 자연스럽게 스트레스 개념을 받아들이지만 이런 식의 이해는 스트레스 가득한 삶에 대처하는 데 있어서 별로 좋은 현상은 아니다. 이렇듯, 스트레스는 그 정확한 의미를 누군가 정의하기보다는 사회적 경험과 맥락에서 인식하는 대표적인 개념이다. 사전에는 스트레스stress(심적 고통)로 표기되어 있고, '스트레스는 몸에 해로운 자극을 받을 때 몸 안에 발생하는 심리적, 신체적 피로를 의미한다. 또한, 심리학 혹은 생물학에서 스트레스 요인에 대항하려는 변화 과정을 의미한다. 이런 반응은 외부에서 위협당하거나 도전받을 때 신체를 보호하고자 일어난다.'라고 설명되어 있다(위키백과, 2020). 즉, 스트레스에 대한 심리학 관련 영역에서의 가장 대표적인 정의는 '개인의 심리적 고갈이나 취약함을 유도하는 반응 체계를 활성화하도록 그 방아쇠를 당기는 역할을 하는 외부와 내부의 자극, 힘, 체계 간의 상호작용 등의 모든 과정'이다(Wheaton, 1996). 이렇듯, 스트레스를 정의 내리는 데 유용한 2가지 대표 기준은 크게 심리학에서의 측면과 생리학에서의 측면이다. 이 두 영역은 스트레스를 받는 다양한 경험에 대한 적응의 수단과 스트레스의 본질을 이해하기에 유용하다.

우리는 대개 화가 나고, 걱정되거나 우울할 때, 방어적인 태도가 될 때, 어려움에 닥치거나 패배했다고 느낄 때 삶에 얼마나 스트레스가 많은지, 어떻게 하면 그 스트레스를 막을 수 있을까를 이야기한다. 이러한 스트레스 현상을 설명하는 이론은 크게 자극 중심stimuli-based 이론, 반응 중심response based 이론과 상호작용 중심interactional based 이론으로 구분할 수 있다.

### (1) 자극 중심 이론

스트레스는 권태감이나 피로감 등의 심리적 고통이나 개인의 취약성을 유발하는 환경적 자극 그 자체로, 직계 가족의 죽음, 이별, 실직 등의 사회 맥락적 변화나 슬픔, 좌절, 불안, 갈등 등의 정서적 변화 등을 유발하는 생활 속 사건 등이 될 수 있다. 지속해서 발생하는 생활 속의 스트레스는 개인의 건강을 손상시킨다. 스트레스가 될 수 있는 77개의 생활 사건을 조사한 연구(Miller & Rahe, 1997)에 의하면, 사람들은 부정적인 사건뿐 아니라 결혼, 입학 등의 긍정적인 생활 사건들도 스트레스로 인식했다. 이런 생활 사건들은 불안감과 걱정의 유발 원인이자 트라우마와 같은 심리적 상처가 되는 스트레스 자극 자체이기도 하면서 스트레스 반응이기도 하다. 그러나 이러한 생활변화에 대해서 개인이 갖는 신체적 능력, 심리적 인지적 능력 등에 따라서 어떤 사람은 적응하기도 하고 더 큰 좌절을 경험하기도 하기에, 단순히 자극을 받으면 스트레스를 받는다고 보는 자극 중심 이론stimuli-based model으로 스트레스를 정의하는 것은 한계가 있다. 자극 중심 이론에서는 스트레스를 개체 적응의 실패로 인식하는 수밖에 없다.

### (2) 반응 중심 이론

앞서 언급했듯이, 셀리에(1976)는 활성화-고갈 모델activation-exhaustion model을 통해 생리적 현상에 초점을 두어 스트레스를 설명하였다.

첫째, 어떠한 자극에 의해 과정이 활성화되는지, 둘째, 활성화 과정에서 어떤 생리적 현상이 일어나는지, 셋째, 같은 상황에서 누구는 고갈되고, 누구는 적응하는지에 대한 기준으로 스트레스 과정을 제시하였다(그림 10-1).

우리의 몸에 자극이 들어오면 신체가 스트레스에 대처하기 위해서 시상 하부 뇌하수체 부신 축(HPA axis)hypothalamic-pituitary-adrenal axis 체계가 활성화된

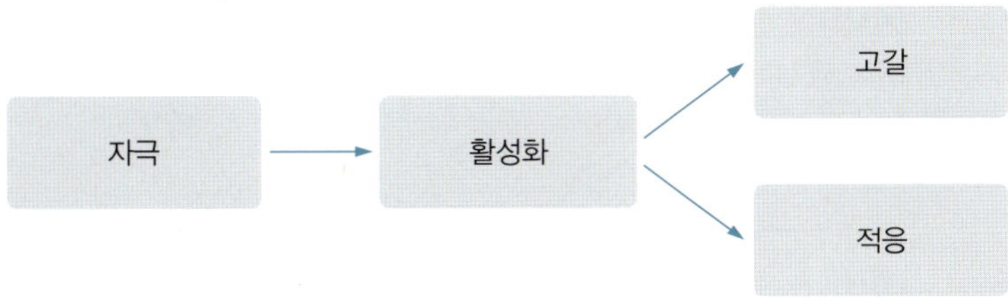


그림 10-1
셀리에의 스트레스 모델

참고: Linden(2005)

다. 이러한 반응 과정은 부적응이라는 부정적인 의미보다는, 오히려 생존에 필수적인 투쟁 반응fight-fight으로 해석할 수 있다. 위협이 가해졌을 때 감각적 예민함을 유지하고 신체를 보호하기 위해 호르몬을 분비시키며 근육 에너지를 사용하는 반응이 일어나는 것은 생존을 위한 긍정적 반응이다. 그러나 이러한 활성화가 오랜 기간 지속될수록 에너지가 소진되고, 투쟁할 신체 내 자원이 고갈되면 건강을 해치게 되는 것이다. 이러한 셀리에의 반응 중심 모델response-based model은 외부 자극을 생리적 반응을 활성화하는 방아쇠 역할로 설명하고 있다.

### (3) 상호작용 중심 이론

셀리에의 이론을 확장하여 레비Levi가 제안한 취약성-스트레스 모델stress-diathesis model은 스트레스가 건강에 영향을 미치는 바를 자극(환경)에 대해 반응하는 개인차(유전)로 설명한 상호작용 중심 모델interaction-based model이다(그림 10-2). 이 관점에 의하면 자극에 대한 인간의 반응은 일반적이지 않고, 스트레스원과 맥락에 따라 달라진다. 즉, 스트레스 반응은 개인이 자극을 어떻게 인식하는지, 대처할 수 있다고 믿는지에 따라 다르게 나타날 수 있다고 본다. 개인의 취약성과 환경으로부터의 자극에 따른 사회심리적 스트레스가 상호작용하여 정신장애 등이 유발된다. 스트레스는 적응하는 데 필요한 개인의

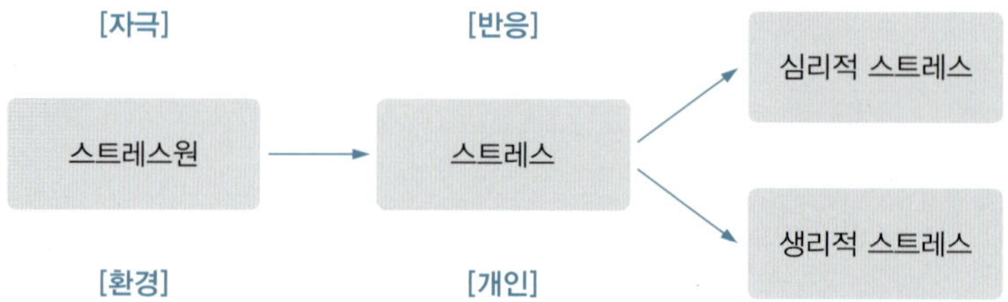


그림 10-2
**취약성-스트레스 모델**

참고: Levi(1972)

자원보다 환경 내의 스트레스원이 지나치게 많을 때 경험하게 되는 반응이고, 스트레스에 대처하는 개인의 특성이 어떤지에 따라 심리적 스트레스나 생리적 스트레스로 나타나며 그 적응 정도에 차이가 발생한다.

## 2) 스트레스 유발 과정

기존의 생리학과 심리학에서 다루는 스트레스 연구의 내용에 의하면, 스트레스 유발 과정은 크게 3가지 기본 단계를 거친다.

- 1단계: 스트레스 자극원을 경험하는 단계
- 2단계: 내적인 반응 단계로, 인지(스트레스 자극에 대한 평가, 인식 등), 행동, 생리학적 활성화 등이 일어나는 단계
- 3단계: 내적 대처가 실패하고, 생리적인 스트레스 반응이 일어나 소진되며, 부정적인 정서와 행동 등 질병을 경험하게 되는 단계

이 모든 단계는 개인이 소유한 적응 자원, 유전적 특성, 기존 학습 내용, 개인 특성 등의 영향을 받게 되고, 사회적 지지, 신체 운동량, 영양, 삶에서의 가

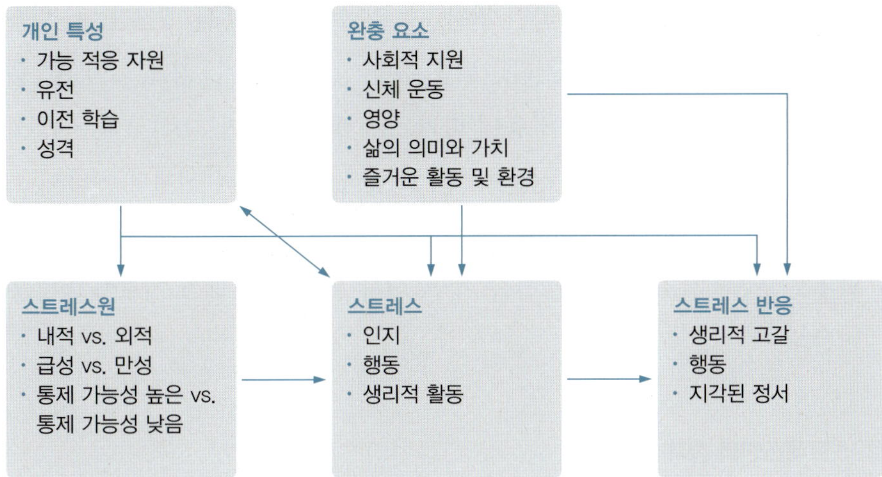


참고: Linden(2005)

그림 10-3
**스트레스 유발 과정 모델**

치, 환경적인 즐거움과 활동 등에 의해서 스트레스 유발 정도가 완충된다(그림 10-3). 즉, 각 스트레스 원인이 되는 자극을 경험하게 되면 개인은 각자 스트레스 원인에 대해 대처하게 되는데, 자신의 통제 능력이 높고 다양한 대처가 가능한 윤택한 환경 조건을 가진 경우에는 스트레스 반응이 덜 위험하다. 특히, 제한된 적응 자원은 부정적인 효과를 극대화할 수 있는 열악한 환경(예: 직장에서의 어려움, 낮은 사회적 지지)에서 오는 심리적 고통을 약화시킬 수 있다. 가령, 평소 운동을 많이 하는 사람은 스트레스 자극에 노출이 되더라도 더 빨리 회복될 수 있는 완충 효과가 나타난다.

## (1) 스트레스원

### ① 스트레스원의 수준

- 스트레스의 정도는 각자 처한 상황에 따라 구분될 수 있다. 예를 들어, 지켜야 하는 마감일이나 시간적 압박이 많은 직업(예: 회계, 금융), 낮은 통제 가

능성(예: 공장의 벨트 조립 라인 직원), 높은 수준의 막중한 책임감(예: 수술 의사, 비행기 수리 혹은 관제탑), 위험 수반 상황 직업(예: 경찰, 소방관, 응급실), 야간 근무(예: 간호사) 등에 따라 스트레스 정도가 다르다. 낮은 통제 가능성, 높은 수준의 요구 정도, 낮은 보상, 높은 수준의 신체적 에너지 소모 등의 조건은 보상과 노력의 불균형으로 스트레스가 높아지게 된다.

- 환경적 조건(예: 소음, 밀도, 감금, 잦은 이사 등)은 스트레스 정도에 영향을 미친다.

**② 스트레스원의 통제 가능성**

- 행동적 통제: 다양한 행동을 선택할 기회의 여부와 관련된다. 예를 들어, 교통 체증으로 길에 갇힌 운전자가 심각한 재해 뉴스 내용이 나오는 라디오 채널을 클래식 음악이 나오는 채널로 바꾸는 행동으로 스트레스 상황을 통제할 수 있는 가능성을 의미한다.
- 인지적 통제: 스트레스 자극이 우리에게 위협을 가하는지, 손실을 일으키는지, 혹은 도전인지에 대해 해석하게 되며, 이 해석에 따라 스트레스원으로 인식하게 된다. 인지적으로 통제할 가능성을 의미한다.
- 의사 결정 통제: 주어진 스트레스원에 대해 대처 전략의 선택 여부를 결정할 수 있는가에 따라 달라진다. 예를 들어, 근무 시간에 대해 스트레스가 많은 직업을 포기하고, 정규 시간을 지키는 다른 직장을 선택할 수 있는 통제 가능성 조건을 의미한다.
- 정보적 통제: 스트레스원의 본질에 대한 지식이 부족한 상황에서 정보를 얻음으로써 통제 가능성을 높인다. 예를 들어, 수술을 앞둔 환자가 수술 과정에 대한 정보를 구하거나 자녀의 장애 판정을 받은 부모가 자녀의 장애에 관한 정보를 인터넷으로 구하면서 스트레스를 줄일 수 있다.

### (2) 개인 특성(경향성)

① 사회·경제적인 지위: 계속 변화될 수 있는 상태이면서 지속해서 건강에 영향을 미치는 요소로, 교육, 지식, 건강 관리에 접근하는 방식 등에 차이를 보이게 된다. 통제력 부족, 정서와 인지 반응의 결과에 영향을 미친다.

② 이전 학습: 어린 시기의 심리적 트라우마는 현재 경험하는 스트레스에 대한 민감성에 부정적인 영향을 미친다.

③ 성격 특성: 잘 변화되지 않는 특성으로 스트레스에 취약한 성격이나 자신에 대해 부정적인 귀인을 하여 더욱 좌절하게 만드는 부정적인 요소로 작용한다. 미국의 심장 전문의 프리드먼Friedman과 로젠만Rosenman은 성격 유형을 Type A와 Type B로 구분하여 제안하였다. 그중 Type A는 경쟁적이고 지나치게 성취지향적이며, 인내심이 부족하고 시간 압박에 놓여 생활하며 적대심을 보이는 성격 특성으로 공통적으로 스트레스에 취약한 위험 요인으로 알려져 있다. Type B는 상대적으로 느긋하고, 덜 공격적이며 자율을 중시하고 낙천적이다. 하지만, Type A 성격 유형이 모두 스트레스에 취약한 것은 아니고, 오히려 질병에서 회복하고 생존 의지가 강하다는 연구 결과도 있다. 즉, 적대심이 많은 성격 특성이 스트레스나 질병에 대해 더 위험한 요인이다(Chesney, Black, Chadwick, & Rosenman, 1981).

### (3) 스트레스 단계: 내적 대처 단계

내적 대처 단계stress stage: internal coping에서는 스트레스원에 대해서 개인의 인지, 행동 기술에 따른 내적 대처가 일어 나는 스트레스 경험 단계이다.

① 인지: 역기능적 사고에 관한 인지 이론에 의하면(Ellis, 1962), 인지적 왜곡을 일으키는 잘못된 신념에 의해 불필요한 고통을 경험한다. 즉, ABC

이론에서 이야기하는 Aantecedent(스트레스원)-Bbelief(인지적 반응)-Cconsequence(정서 상태나 질병)의 과정을 경험한다. 불필요한 불안감을 증가시키거나 우울감을 일으키는 역기능적 사고가 작용하게 된다. 흑백 논리, 임의적 추론(증거 없이 부정적인 방식으로 단정짓기), 자책, 독심술, 과잉 일반화, 선택적 추상화 등으로 스트레스를 더욱 경험한다.

② 행동 기술: 스트레스 상황에서 자신의 감정이나 생각을 주장할 수 있는 의사소통의 기술(예: i message, 자신감 있는 비언어적 대화, 이해하기 쉽도록 주장할 말하는 기술 등)은 스트레스를 줄일 수 있는 개인의 능력이다. 그 외에도 시간을 조절할 수 있는 기술, 문제를 해결할 수 있는 사회적 기술 등이 포함된다.

### (4) 완충 요소

① 운동: 지속적인 신체 운동은 급성 스트레스 각성을 줄여 주는 효과가 있다. 특히, 걷고, 뛰고, 수영하고, 자전거 타는 등의 큰 근육을 사용하는 유산소 운동은 스트레스를 줄여 주고, 근육량을 늘려 주는 운동은 심리적인 변화에 도움을 준다. 운동은 불안, 분노, 긴장, 혼란 등을 줄여 주고, 생활 사건에 의한 부정적인 효과를 조절해 준다.

② 영양 상태: 음식과 스트레스 간의 관계 관련 연구는 비일관적이기는 하지만, 스트레스를 경험하는 사람들은 건강한 식습관을 형성하기 어려우며(Vitaliano, Zhang, & Scanlan, 2003) 제한적 식습관이나 폭식성 식습관 등을 보이기도 한다. 건강을 위해서 단백질, 지방, 탄수화물, 비타민, 미네랄 등 영양분이 골고루 필요하다.

③ 사회적 지지: 타인에게 보살핌을 받고 사랑받는다고 느낄 수 있는 정서적 지지, 직접 몸을 움직이거나 실제 도움이 필요한 내용을 도움 주는 도구적

지지(예: 이사할 때 짐을 옮겨줌), 타인이 잠재적 가능성을 믿어주거나 문제에 대해 충고나 정보를 제공하는 정보적 지지(예: 자녀에게 문제가 생겼을 때 신뢰할 수 있는 상담사나 의사 정보를 제공하기) 등이 포함된다. 사회적 지지를 받고 있다고 느끼는 사람들은 부정적 스트레스의 효과가 완화된다.

④ 삶의 가치와 낙천적인 관점: 낙천적인 긍정 심리 상태는 스트레스를 완충해 준다.

### (5) 생리적 스트레스 반응: 회복 혹은 고갈

① 수면: 활성화와 이완의 건강한 균형을 유지하는지를 살펴볼 수 있는 대표적인 생리적 자기조절 체계 지표는 수면이다. 충분히 자지 못하는 수면 주기 리듬은 스트레스 반응이다.

② 물질 의존성: 심리적인 기분의 균형을 위해 카페인, 니코틴, 알코올과 같은 물질에 의존하는 성향이 높아지는 스트레스 반응이 일어난다.

ACTIVITY
10-1

## 본인의 스트레스 측정해 보기

본인의 우울, 불안 및 스트레스 수준을 테스트해 봅시다.

* 지난 한 주 동안, 아래의 문항이 귀하에게 어느 정도 해당하는지 0, 1, 2, 3번에 체 크하십시오. 정답이 있는 것이 아니므로 오래 생각하지 마시고 답을 하십시오.

0: 전혀 해당되지 않음
1: 약간 또는 가끔 해당됨
2: 상당히 또는 자주 해당됨
3: 매우 많이 또는 거의 매일 해당됨

| 문항 | 응답 | | |
|---|---|---|---|
| 1. 나는 안정을 취하기 힘들었다. | | | |
| 2. 입이 바싹 마르는 느낌이 들었다. | | | |
| 3. 어떤 것에도 긍정적인 감정을 느낄 수가 없었다. | | | |
| 4. 숨쉬기가 곤란한 적이 있었다(예: 빠르게 숨을 쉬어야 하거나, 의식적인 노력 없이는 숨을 쉬지 않음) | | | |
| 5. 무엇인가를 시작하는 것이 어려웠다. | | | |
| 6. 어떤 상황에 과잉 반응을 보이는 경향이 있었다. | | | |
| 7. 몸이 떨리는 것을 느꼈다(예: 손 떨림) | | | |
| 8. 모든 일에 신경을 너무 많이 쓴다고 느꼈다. | | | |
| 9. 내가 너무 당황해서 웃음거리가 될까 봐 걱정했다. | | | |
| 10. 나는 기대할 것이 아무것도 없다는 생각이 들었다. | | | |
| 11. 자꾸 초조해졌다. | | | |
| 12. 나는 진정하는 것이 어려웠다. | | | |

| 문항 | 응답 | | |
|---|---|---|---|
| 13. 기운이 처지고 우울했다. | | | |
| 14. 내가 하는 일에 방해가 되는 것을 용납할 수 없었다. | | | |
| 15. 내 자신이 심한 불안 상태까지 도달했음을 느꼈다. | | | |
| 16. 어떤 것에도 몰두할 수가 없었다. | | | |
| 17. 나는 사람으로서 가치가 없다고 느꼈다. | | | |
| 18. 내가 꽤 신경질적이라고 느꼈다. | | | |
| 19. 가만히 있을 때 심장이 두근거리는 것이 느껴졌다(예: 심장이 심하게 빨리 뛰는 느낌, 불규칙한 심장 박동). | | | |
| 20. 아무 이유 없이 무서움을 느꼈다. | | | |
| 21. 산다는 것이 의미가 없다는 생각이 들었다. | | | |

참고: Lovibond & Lovibond(1995), DASS(https://www.psy.unsw.edu.au)

ACTIVITY
10-1(1)

## 본인의 스트레스 측정해 보기: 점수 매기기

위에서 활동하며 체크한 본인의 스트레스 정도를 점수 계산을 해봅시다. 우울, 불안 및 스트레스 수준의 점수를 다음과 같이 계산해 봅시다.

| 문항 | 해당 영역 | | |
|---|---|---|---|
| | 우울 | 불안 | 스트레스 |
| 1. 나는 안정을 취하기 힘들었다. | ● | ● | |
| 2. 입이 바싹 마르는 느낌이 들었다. | ● | | ● |
| 3. 어떤 것에도 긍정적인 감정을 느낄 수가 없었다. | | ● | ● |
| 4. 숨쉬기가 곤란한 적이 있었다(예: 빠르게 숨을 쉬어야 하거나, 의식적인 노력 없이는 숨을 쉬지 않음) | ● | | ● |
| 5. 무엇인가를 시작하는 것이 어려웠다. | | ● | ● |
| 6. 어떤 상황에 과잉 반응을 보이는 경향이 있었다. | ● | ● | |
| 7. 몸이 떨리는 것을 느꼈다(예: 손 떨림) | ● | | |
| 8. 모든 일에 신경을 너무 많이 쓴다고 느꼈다. | ● | ● | |
| 9. 내가 너무 당황해서 웃음거리가 될까 봐 걱정했다. | ● | | ● |
| 10. 나는 기대할 것이 아무것도 없다는 생각이 들었다. | | ● | ● |
| 11. 자꾸 초조해졌다. | ● | ● | |
| 12. 나는 진정하는 것이 어려웠다. | ● | ● | |
| 13. 기운이 처지고 우울했다. | | ● | ● |
| 14. 내가 하는 일에 방해가 되는 것을 용납할 수 없었다. | ● | ● | |
| 15. 내 자신이 심한 불안 상태까지 도달했음을 느꼈다. | ● | | ● |

| 문항 | 해당 영역 | | |
|---|---|---|---|
| | 우울 | 불안 | 스트레스 |
| 16. 어떤 것에도 몰두할 수가 없었다. | | ● | ● |
| 17. 나는 사람으로서 가치가 없다고 느꼈다. | | ● | ● |
| 18. 내가 꽤 신경질적이라고 느꼈다. | ● | ● | |
| 19. 가만히 있을 때 심장이 두근거리는 것이 느껴졌다(예: 심장이 심하게 빨리 뛰는 느낌, 불규칙한 심장 박동). | ● | | ● |
| 20. 아무 이유 없이 무서움을 느꼈다. | ● | | ● |
| 21. 산다는 것이 의미가 없다는 생각이 들었다. | | ● | ● |

참고: Lovibond & Lovibond(1995), DASS(https://www.psy.unsw.edu.au)

DASS(depression anxiety & stress scale): 우울, 불안, 스트레스 척도를 측정할 수 있는 척도로, 우울, 불안, 스트레스 별로 각 7개 문항으로 구성되어 있고, 0~21점 범위 내 점수를 얻게 되며 다음 표의 점수별로 각 증상의 수준임을 알 수 있다. 중간 수준 이상일 경우에는 증상이 나타나고 있기에 자신의 상태를 돌보고, 전문가의 도움을 찾는 적극적인 대처로 정신건강 상태를 유지하도록 하는 것이 좋겠다.

| 분류 | 우울 | 불안 | 스트레스 |
|---|---|---|---|
| 정상 | 0~4 | 0~3 | 0~7 |
| 미미한 수준 | 5~6 | 4~5 | 8~9 |
| 중간 수준 | 7~10 | 6~7 | 10~12 |
| 심각한 수준 | 11~13 | 8~9 | 13~16 |
| 매우 심각한 수준 | 14+ | 10+ | 17+ |

# 2 스트레스와 정신건강

스트레스와 건강 간의 관계를 설명하는 관점은 스트레스와 관련된 요인들이 질병의 원인이 되는 직접 경로 모델과 개인이 가지는 다양한 요인들이 스트레스에 반응하는 방식이 상호작용되어 건강 위험에 영향을 미치는 간접 경로 모델로 구분될 수 있다. 즉, 스트레스를 받으면 병이 생긴다고 흔히들 말하는데 스트레스 그 자체가 질병을 유발하기도 하지만, 앞에서 설명한 스트레스 유발 과정처럼 스트레스원에 대해 스트레스를 내적으로 극복하지 못하고 적응하지 못했을 때 스트레스 반응인 질병으로 이어지게 된다. 특히, 극복 기간이 길어지면 길어질수록 개인이 경험하게 되는 소진 정도는 높아지고 신체의 고갈과 손상 정도가 심해지게 된다. 개인이 스트레스에 직면하여 내적인 스트레스 극복 과정이 원활하게 이루어지지 않으면 불안하게 되고 부정적인 정서가 유발되며 생리적으로 특정 이상 징후(예: 혈압 상승, 호르몬 분비, 근육 경직 등)가 나타나 피곤함을 느끼게 된다. 또한, 스트레스를 받게 되면 개인에 따라 선택한 극복 전략 행동이 음주, 흡연, 약물 사용 및 수면 문제 등 건강을 해칠 수 있는 경우에 질병의 위험을 증가시킬 수 있다. 여기에서는 스트레스와 다양한 정신적 건강 상태와의 관계에 대해 살펴보고자 한다.

### 1) 스트레스와 우울

이혼, 빈곤, 학대, 산후 우울이나 질병 등의 누적된 생활 사건은 자신을 사랑받지 못하고 사랑받을 수 없는 존재로 여기는 역기능적 신념을 일으키고 이에 따라 우울 증세가 시작된다. 우울과 관련된 특정 증상이 잠재되어 주별로 혹은 월별로 반복되어 자동적인 주기 현상으로 나타난다. 스트레스와 우울의 관계는 하나의 세트처럼 밀접한 관계가 있다. 삶의 스트레스원을 많이 경험하는 사람들은 우울감에 더 많이 빠지게 되고, 우울한 사람들은 스트레스원에 더욱 의미를 두어 두드러지게 받아들이게 되는 경향이 있다. 이러한 밀접한 관계의 이유가 정확하게 무엇인지 밝혀지지는 않았지만, 인지 모델로 설명하자면, 통제 가능성과 예측 가능성이 부족한 특정 맥락, 좌절을 표현하고 분출할 창구 손실, 지지 자원 부족, 인생이 계속 나빠진다는 인식 등의 조건 안에서 심리적인 우울감을 더 경험한다는 것이다. 이는 '학습된 무기력learned helplessness' 현상으로, 아무리 노력해도 자신이 통제할 수 있는 일이 없다고 느끼는 통제 불능 상태를 직면하게 되면 무기력해지고 우울감을 경험하게 되는 상태를 말한다. 인간은 자극이 주어졌을 때 자신이 시도한 대처 방법이 별로 효과가 없다고 인식되면 그 대처 행동의 빈도를 감소시키는 경향이 있다. 자신이 원하는 바를 얻지 못한 전략 행동을 다시 시도할 동기가 일어나지 않으며, 이러한 행동 패턴은 학습되어 인지 왜곡이 된다. 통제 불가능한 상태에 대해 학습하게 되면 불쾌감, 불안과 좌절하게 되고 부정적인 정서 결합이 발생하게 된다. 이렇듯 정신적으로 이롭지 않은 불안감을 경험이 만성적으로 발생하면 정상적인 정서 반응을 해치게 되고 결국 우울증이 발생하며 정신건강을 해치게 된다. 한편, 극심한 스트레스가 아니더라도 만성적으로 경험하게 되면 흥미와 즐거움을 상실하게 되면서 우울감을 경험한다.

## 2) 스트레스와 노화

스트레스는 노화 과정을 촉진할 수 있다. 스트레스를 반복적으로 받게 되면 스트레스원과 싸우기 위해서 내적 스트레스 대처 과정이 작용하게 되고, 그 과정에서 신체 기관은 소진되고 노화가 일어난다. 특히, 노인은 젊은 사람들보다 스트레스에 취약하고 신체적, 정신적으로 회복이 느려 스트레스에 효과적으로 대처하기 힘들어진다. 스트레스를 받으면 항상성 유지를 위해서 내적 스트레스 대처를 하게 되는데, 노인들은 항상성을 다시 유지하는 데 더 많은 시간이 걸린다. 노인들은 스트레스가 많은 상황에서 행동의 기능이 더욱 떨어졌으며, 스트레스 반응에 사용되는 자원이 충분하지 않기 때문에 잘 대처하지 못한다. 또한, 호르몬 분비와 같은 스트레스 반응은 스트레스원이 사라진 이후에도 지속되는 경향이 있어서 신체가 스트레스 상황에서 다시 정상적인 상황으로 돌아오는 데 더 많은 시간이 걸리며 소진되게 된다. 따라서, 스트레스 상황에 노출되면 노화가 빨리 진행될 수 있으며, 노인들은 스트레스 상황에 취약한 상태라 주의해야 한다.

## 3) 스트레스와 기억

인간의 기억 능력은 학습과 인간생활의 적응을 위해 필수적인 능력이다. 기억 과정에서 약간의 단기간의 스트레스는 기억을 더 잘하게 돕기도 한다. 예를 들어, 생존해야 하는 긴장되는 순간에 숨을 장소를 기억하거나 먹을 걸 숨겨둔 장소를 기억하거나 위험 장소를 기억하거나 도망칠 입구를 기억해야 할 때는 더 잘 기억하게 된다. 즉, 긴장하게 되는 약간의 스트레스원은 혈류량을 증가시키고 더 많은 에너지가 뇌로 공급되면서 뉴런의 활동을 활성화시키며 기억을 더 잘하게 된다. 그러나, 스트레스가 길게 유지되면 오히려 기억력을 잃게 된다. 장기간의 스트레스는 기억과정에서 혈류 내 관련 호르몬(예: 당질 코르티코이드glucocorticoids)의 활동을 파괴하고 기억을 담당하는 해마의 뉴런 활동을 손상시키면서 쉽게 잊어버리게 만든다.

## 3 스트레스에 대한 대처

앞에서 살펴봤듯이, 스트레스원을 경험하면 스트레스에 자동적으로 반응하게 되면서 호르몬 분비, 뇌의 각성 등 항상성 유지를 위한 생리적 반응 체계가 활성화된다. 그러나, 이러한 신체의 자동적인 생리적 반응도 통제될 수 있다. 예를 들어, 어린 자녀가 예방 주사를 맞을 때 주사라는 스트레스원에 의해 혈압이 올라가고 근육이 경직되는 등 스트레스의 자동반응이 일어나지만, 부모가 옆에서 부드럽게 쓰다듬어 주거나 안정시켜 주면 이러한 생리적 반응은 줄어들게 된다. 즉, 신체의 생리적 스트레스 반응은 심리적 요인에 의해서 통제될 수 있음을 시사한다. 대부분의 스트레스 반응은 심리적인 요인에 좌우되는 경우가 많다. 스트레스에 대처할 수 있다는 것은 예측 가능한 상황으로 만들고, 스스로 통제할 수 있는 상황을 경험하게 하면 스트레스 반응에 대처할 수 있다. 다양한 방식으로 스트레스에 대처하여 정신건강을 유지할 방안들을 살펴보고자 한다.

## 1) 스트레스 조절 기술

스트레스를 받으면 심장 박동이 빨라지고, 근육은 경직되고 가슴이 올라가며 감각은 더 예민해지고 고통에 무감각해지게 되는데, 스트레스 상황에서 나타나는 이러한 생리적 반응은 침투한 자극에 투쟁하려고 준비하는 적절하고 건강한 반응이다. 그러나 우리는 편안하게 일에 집중하고, 누군가와 대화를 하는 등 일상적인 생활을 해야 하기에 이러한 생리적 반응을 통제하고 스트레스를 적절한 행동으로 조절해야 한다. 스트레스가 지속되면 호르몬(예: 노르에피네프린)이 과다 분비되고, 끊임없는 불안감과 불면증, ADHD 등 기억력과 주의력결핍 등의 정신장애가 나타나기도 한다. 따라서, 스트레스를 조절하고, 신경계 시스템이 만성적으로 활성화되는 것을 막고, 자신을 이완되고 편안한 상태로 유지하며 반응을 통제하는 기술을 이해하는 것이 필요하다.

### (1) 운동

앞에서 언급했듯이, 신체적 운동은 정신적, 신체적인 스트레스 반응을 줄이도록 돕는다. 운동은 스트레스에 반응할 때 분비되는 호르몬(예: 노르에피네프린)의 수치, 감염 가능성과 스트레스의 부정적 효과를 전반적으로 낮춘다. 또한, 신체적 운동은 우울한 기분을 줄여 주는 효과가 있어 스트레스 상황에 노출된 사람들의 정신건강에 도움을 주는 것으로 나타났다.

BOX 10-1

### 스트레스를 줄이기 위한 운동 Tips

- 다리 근육을 쓰는 운동을 하기
- 제자리 뛰기
- 계단 오르기 혹은 stepper 사용하기
- 빠르게 산책하기
- 걷는 기계(treadmill)를 사용하여 걷는 유산소 운동
- 학교에서 배운 맨손 체조하기

### (2) 마사지

마사지와 스킨십은 우울감과 스트레스 관련 호르몬(예: 글루코코르티코이드, 에피네프린) 수치를 낮춘다. 마사지는 고통을 줄여 주며 더 편안하게 휴식할 수 있도록 도우며 활동에 집중할 수 있도록 돕는다.

### (3) 심호흡하기

호흡을 통한 산소 공급은 생명을 유지하고, 신체를 편히 이완시킬 수 있는 완벽한 방법이다. 호흡은 불수의적으로 작동하는 신체 기능이기도 하지만, 우리가 의식적으로 통제할 수도 있다. 우리 자신을 다시 균형 상태로 되돌리는 데 호흡만큼 더 편안한 방법은 없을 것이다. 누구나 두려울 때 빠른 호흡을 진정시키거나, 걱정되는 일을 앞두고 의식적으로 심호흡 몇 번을 하는 것이 도움이 되는 경험을 누구나 했을 것이다.

### (4) 심리적인 기술

스트레스에 대처하기 위해서는 감정을 통제하는 능력, 예측 가능성, 좌절을

분출할 수 있는 창구, 사회적 관계성, 모든 일이 잘되거나 잘되지 않는다고 느끼는 인식 등이 중요하다는 것은 앞에서 살펴보았다. 이와 관련해 스트레스에 대해 정신적으로 대처할 전략이 필요하다.

① 삶에서의 좌절을 분출할 수 있는 창구를 찾기: 본인이 정말 즐겁게 즐길 수 있는 활동을 한다. 그림 그리기, 음악 연주나 음악 감상, 산책, 등산, 운동, 뜨개질 등을 할 수 있다. 어떤 사람들은 종교 생활에 참여하는 활동이 도움이 된다. 이러한 활동을 할 때 중요한 점은 가족이나 주변인의 방해를 받아서는 안 되며 다른 사람에게 스트레스를 제공하지 않도록 해야 한다는 것이다.

② 아무리 나쁜 스트레스 상황에서도(단, 죽음이 아닐 때) 나아질 수 있다는 가능성을 부정하지 않고, 희망적이면서도 합리적인 사고를 할 수 있도록 하기: 스트레스에 성공적으로 대처하는 사람은 현재의 문제를 통제하려고 애쓰기보다는 그 문제는 지나가도록 하고, 미래에 다가올 문제를 더 적절하게 해결할 방법을 찾아 준비한다.

③ 사회적으로 소속될 수 있는 자원을 찾기: 인간은 사회적 동물로 사회에 속해 있을 때 스트레스에 잘 대처할 수 있는 내적 힘이 생긴다. 친구들을 사귀면 웃게 되고, 사회적 지지망 안에서 스트레스 대처 기술을 학습하게 된다. 혹은 애완동물을 키우면 언어, 비언어적 사용, 추론 능력, 기억 능력 등을 활성화하는 기회가 높아져 인지 기능이 회복된다. 친구의 지지 여부는 신체의 스트레스 반응 시 분비되는 호르몬 수치를 낮추는 등 정서적 지지의 긍정적인 효과가 높다.

④ 명상: 숨을 고르고, 몸의 리듬을 느끼며 좋은 소리를 듣는 명상을 매일 하면 신체의 변화를 느낄 수 있다. 명상을 통해서 사고와 정서를 통제하여 스

트레스를 줄일 수 있다. 다음은 사고와 정서를 통제하여 스트레스를 줄일 방법의 예이다.

- 문제를 기회로 생각하고 해결할 수 있는 일들로 조각내어 하나씩 해결한다.
- 모든 일을 개인적인 일로 받아들이지 않는다(사적인 일과 공적인 일로 구분해서 모든 일을 내 문제로 받아들이지 않는다).
- 모든 문제에 답할 책임은 없다.
- 완벽한 세상이 아니라고 생각한다.
- 어떤 일들은 그냥 지나쳐 버린다.
- 부정적인 생각을 떨쳐 버린다.
- 내 주변에서 일어나는 일들에 대해 일반화하는 것을 그만한다.
- 다른 사람을 통제하지 말고, 나 자신을 통제한다.

⑤ 감각 기관을 통해 스트레스 완화하기: 인간이 가진 5가지 감각 기관 중 본인이 더 집중할 수 있고 기분이 좋아지는 감각을 찾아 스트레스를 완화하는 방법으로 선택하는 것이 도움이 된다. 좋은 풍경이나 그림을 보거나, 좋은 음악을 듣거나 풍경 소리를 듣거나, 향수를 뿌리고 좋은 향초를 피우거나, 초콜릿을 혀에 녹이며 음미하거나, 밖으로 나가 운동하거나, 부드러운 인형을 만지거나 안고 있거나 하는 등의 활동 중 본인을 가장 편안하게 만들어 주는 감각 활동을 찾아서 스트레스가 느껴지는 순간에 시도해 본다.

### 2) 유머를 통한 스트레스 대처

유머는 정서 중심 대처 반응으로서 자극을 받고 일어나는 정서에 대처할 수 있는 성공적인 수단이 될 수 있음은 치료사와 상담사들을 통해 강조되고 있

**BOX 10-2**

### 의식적인 호흡하는 방법 단계

- (날)숨을 완전히 내뱉는다.
- 코를 통해서 천천히 숨을 들이쉰다.
- 폐의 아래부터 숨을 채우는 듯 배를 팽창시키며 호흡한다.
- 폐의 아래부터 위까지 채우며 가슴을 팽창시킨다.
- 끝으로, 공기의 마지막 양을 채우기 위해서 어깨를 들어올린다.
- 잠시 숨을 멈춘다.
- 다음에 입에 가득 숨을 머물고, 편안히 그리고 천천히 부드럽게 숨을 뱉는다.
- 마지막 숨을 내쫓듯 위를 잡아당긴다.
- 몇 초간 빈 상태(공기가 빠져나간 상태)를 느낀다.
- 다른 숨을 시작한다.
- 이런 과정을 몇 번 시도하고, 숨의 소리와 감각에 집중한다.
- 처음에는 고개를 약간 들어서 하고, 그 후에는 정상적으로 심호흡한다.

다. 유머는 자신이나 자신이 처한 문제를 객관적인 관점으로 거리를 두어 느낄 수 있는 건강한 방법으로 자아의식을 보존할 방법으로 지나친 감정 표현을 억제하고, 농담으로 승화시킬 수 있다.

## 3) 적대적인 생각, 기분, 행동을 조절하는 스트레스 대처

적대적인 생각, 기분, 행동은 생애 전반의 긍정적인 발달을 방해하고, 신체 및 정신건강에 위협이 될 수 있는 심리·사회적인 위험 요인이다. 적대적인 생각을 개선하는 개입은 건강을 해치는 것을 막는 데 매우 효과가 있는 것으로 밝혀지고 있다. 인지행동 치료나 행동치료 등의 접근으로 사회적 기술을 훈련하고,

## 오감각

ACTIVITY 10-2

* 오감각을 느낄 수 있는 자료를 준비합니다(풍경 사진, 그림, 향초, 향수, 초콜릿, 부드러운 인형, 지압봉, 음악 CD 플레이어 등).

1. 각 그룹은 사전에 오감각을 느낄 수 있는 자료를 준비합니다.

2. 준비한 자료를 자유롭게 탐색하며, 본인이 어떤 감각에 집중하고 있을 때 가장 기분이 좋아지는지를 파악합니다.

3. 그룹원끼리 자신이 느낀 바를 공유하고, 평상시 스트레스를 받았을 때 어떤 활동을 하게 되는지를 이야기 나눕니다. 자신이 찾은 선호 감각과 연결이 되는지를 생각해 봅니다.

4. 자신에게 맞는 스트레스 해소를 위한 선호 감각을 찾아서 스트레스가 발생할 때 어떤 방식으로 스트레스를 완화할지에 대해 이야기 나눕니다.

실제 스트레스 상황에서 부정적인 정서를 일으키는 점에 대해 대처하는 방법을 학습할 필요가 있다. 자동적 반응을 줄이기 위해서 근육 이완법을 훈련하고, 역기능적인 자동 사고를 긍정적인 방향으로 의식적으로 전환하는 방법을 훈련하는 게 도움이 된다. 타인이나 자신이 처한 상황을 신뢰하지 못하는 시니컬한 특성, 분노가 많고, 공격적인 행동을 하는 적대적 성격 유형을 개선하기 위한 훈련 방법은 오랜 기간 연구되어 왔다(Williams & William, 1993; 1997). 국외의 프로그램 〈life skills workshop〉의 예를 살펴보면, 부정적인 정서를 조절하고, 일상의 스트레스에 더 잘 대처하고, 긍정적인 대인관계를 형성할 수 있는 가장 효과적인 8가지 대처 기술을 제시하고 있다.

크게 2가지의 하위 영역으로 나눌 수 있다. 첫 번째 대처 기술 영역은 자기 자신과 타인을 이해하는 기술로 a) 생각과 기분을 정의하기, b) 부정적인 생각과 기분을 평가하고 조절하기, c) 효과적으로 말하기와 경청 기술로 대화하기, d) 공감 능력이 포함된다. 두 번째 대처 기술 영역은 효과적으로 행동하기 위한 기술로 a) 문제 해결 기술, b) 자기 의견 주장하기, c) 수용하기(자기 자신이나 타인이 다치지 않는 한에서), d) 대인관계에서의 긍정적인 경험을 늘리기 등이 포함된다. 다양한 상황에 대해서 만화 스크립트를 채우면서 긍정적인 사고를 하는 이야기를 꾸미거나 올바르게 대처하는 방식으로 대화하는 상황에 대한 비디오 시청 등의 방법을 통해 훈련할 수 있다. 이러한 기술 향상은 스트레스를 해소하는 능력을 통해 적대적인 사고를 줄이고, 긍정적인 대인관계를 형성하며 정신적으로 건강해질 수 있다.

## ACTIVITY 10-3

### 인생의 분노

* 다음 중 분노(화)가 당신의 인생에 어떻게 영향을 미치고 있나요? 무엇이 당신을 스트레스 받게 하나요? 무엇이 당신을 화나게 하나요?

활동 방법: 아래에 제시된 파이 차트(pie chart)의 각 영역별로 0~10의 점수를 매긴다 생각하고, 각 영역이 당신을 화나게 혹은 스트레스 받게 하는 정도를 빗금으로 그려 보세요.

0: 전혀 내 인생에 영향을 미치지 않음
10: 내 인생에 아주 강하게 영향을 미치고 있음

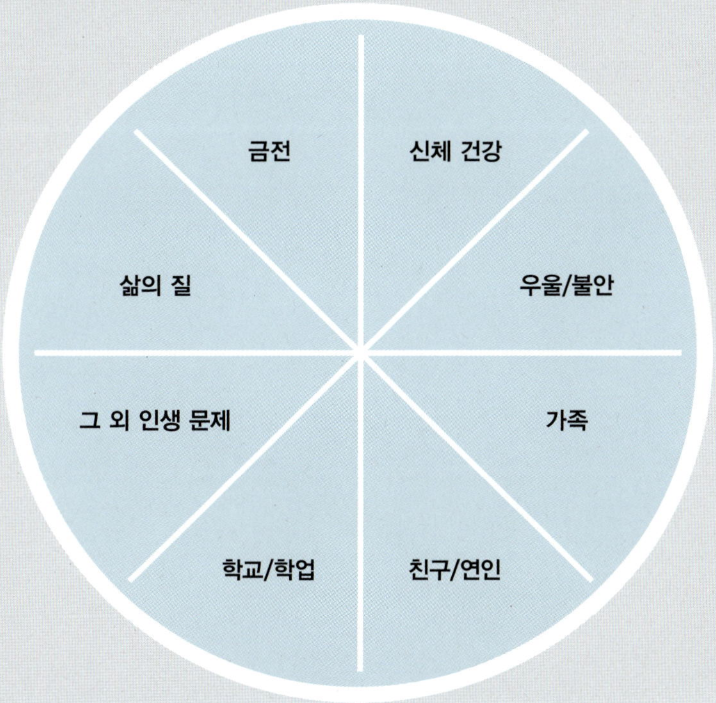

11. 중재와 예방

12. 정신건강 사업의 이해

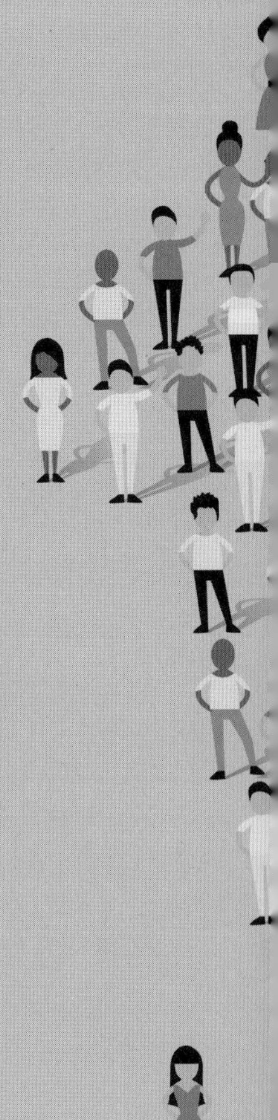

PART 4

# 정신건강 지원 서비스

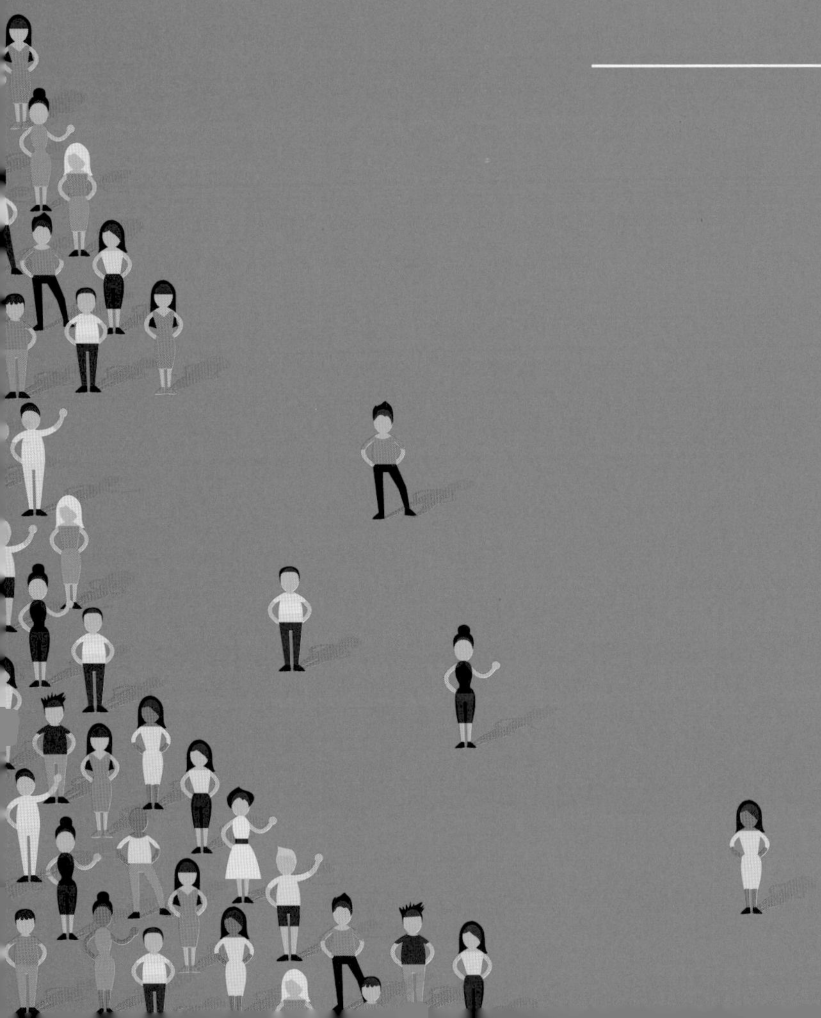

CHAPTER

# 11

# 중재와 예방

| 학습 목표 |

근래 정신건강에 이상이 생긴 사람들을 위해 수백 가지 이상의 심리 치료가 사용되고 있다. 임상가들은 가장 효과적인 중재 방법을 고민하게 되는데, 이를 위해서는 정신건강 문제를 발생시키는 원인은 무엇이고, 문제가 어느 발달단계부터 시작되었는지, 또한 이러한 문제를 악화시키는 위험 요인은 무엇인지 이해하는 것이 중요할 것이다. 본 chapter에서는 중재와 관련된 5가지 주요 치료 접근법인 정신분석적 접근, 인본주의적 접근, 행동주의적 접근, 인지적 접근, 그리고 가족체계적 접근을 살펴보고, 예방과 관련된 프로그램과 최근 더 관심을 받고 있는 긍정심리학을 다루어 살펴보고자 한다.

# 1 통합적 발달정신병리학적 중재 모형

인간의 정신건강에 이상이 생기고 장애가 생기면, 발달적 이행에 취약한 부분을 극복하고 다시 적응 경로에 들어설 수 있도록 효과적인 중재를 제공해야 한다. 특히, 생애주기 중 전환 시기(예: 입학, 결혼, 출산)에 작동하는 취약함과 기제에 특별히 주의를 기울일 필요가 있다. 발달정신병리학의 관점에 의하면, 정신건강 이상의 발병 과정에 대한 이해를 통해 중재 계획을 세우는 것이 매우 중요하다. 발달상 나타나는 인지, 정서, 대인관계, 인지 영역에서의 부적응은 대인관계의 문제를 해결하는 방식에 대한 이해와 지식, 기술의 결핍, 인지 왜곡, 자아존중감 부족, 정서 표현의 부족 등에 의한 것이다. 중재 전략은 발달 과정에서 나타나는 변화 과정에서 나타나는 문제를 교정해 주는 접근으로 이루어져야 한다. 이때 정상발달에 대한 이해를 토대로 중재하고, 정서경험을 통한 교정이 통합적 발달정신병리학적 중재 모형의 가장 중요한 초점이다. 여기에서는 셔크Shirk와 러셀Russell(1996)이 제시한 5가지의 통합 이론 모형을 토대로 구체적으로 모델과 변화 과정을 살펴보도록 하겠다.

## 1) 정신분석적 접근

### (1) 고전적 정신분석 이론

고전적 정신분석 이론에 따르면 성숙 과정에서 해결되어야 하는 핵심 갈등이 심리 성적 단계에 뿌리를 두고 있고, 심리 성적 불안을 방어하는 기제가 발생하면서 정신장애가 발생하게 된다. 정신분석 중재의 핵심은 방어 과정을 되돌려 본연의 상처에 직면하게 함으로써 문제를 해결하도록 하는 것이다. 과거에 저항할 수 없던 부정적 감정이 되살아나고, 현재의 성숙된 관점에서 그 문제를 통찰하고 연습하도록 한다. 대표적인 치료 기법은 자유 연상 기법으로, 성인은 언어로, 아동은 투사적 놀이로 실시한다. 마음에 떠오르는 것을 자유롭게 말하거나 표현하도록 함으로써 자기 인식과 정서적 성장을 방해하는 방어기제를 통찰하도록 한다. 방어기제를 극복하기 위해서는 심리 치료사가 내담자의 전이와 저항을 분석하고 방어기제들에 대한 정확한 해석을 하는 것이 중요하다.

### (2) 자아심리학

에릭슨Erikson의 관점을 따르고 발달상 건강하고 현실 지향적인 측면을 강조하는 자아심리학 접근은 각 자아 발달단계에서 해결해야 하는 과업들을 살펴보고, 중재 접근을 시도한다. 치료 과정은 내담자에게 갈등을 극복하는 숙달감을 획득하는 기회를 제공하는 것으로, 안전한 환경에서 감정을 행동으로 드러내도록 독려한다. 자아심리학에서의 대표적인 치료 방법인 놀이 치료는 주로 아동을 대상으로 하며 놀이를 매개로 발달단계의 결핍을 회복하도록 촉진한다.

### (3) 정신역동적 발달 치료

최근 발달한 정신역동적 발달 치료(Fonagy & Target, 1996)는 보울비Bowlby의 영향을 받았다. 불안한 자아 발달은 부모와 초기 애착 관계 실패로 일어나는데, 이는 긍정적이고 왜곡되지 않은 주변의 사회 경험을 받지 못하게 되어 정신건강에 이상이 생기는 것으로 보았다. 정서 반응이나 애정적인 태도가 부족한 부모의 자녀들은 마음 이론이 제대로 발달하지 못해 정서를 조절하고 충동을 통제하는 능력, 세상을 탐색하고 행동하도록 이끄는 사회화, 자신과 타인에 대한 안정적인 표상이 부족하게 된다. 치료 과정의 초점은 건강한 발달 경로의 진행을 방해하는 장애물을 제거하고, 교정 경험을 통해서 자신과 타인에 대한 건강한 표상을 발달시키는 것이다. 치료 과정을 통해 반성적 과정을 반복하며 자신의 감정을 관찰하고 이해하고 명명화하여 통제하고 인식하도록 돕는다. 또한, 타인이 가지고 있는 행동의 동기를 이해하는 등의 자기와 타인에 대한 인식과 이해를 돕는다.

## 2) 인본주의적 접근

내담자 중심 혹은 비지시적인 접근으로, 상담자는 상담 과정에 개입하지 않고, 행동 수정 접근의 상담자처럼 문제 해결 방안을 직접적으로 제시하지도 않는다. 다만 내담자에 대한 판단을 하지 않고, 내담자 스스로 성장할 수 있는 분위기를 조성하기 위해서 노력한다. 내담자는 무조건적이고 긍정적인 존중을 받으면서 스스로 존중받을 가치가 있음을 이해하게 되며 부족했던 가치감과 인정의 욕구를 채우게 된다. 상담 과정에서는 정서적 반영과 공감을 충분히 하여 내담자가 존중받고 수용받고 있음을 느끼게 해준다. 이를 통해서 의식하기 꺼리던 문제의 감정의 세계를 탐색하면서 분리되었던 자아가 하나로 통합된다. 대표적인 인본주의적 접근 중재 방법 중 하나는 아동 중심적 놀이 치료이다.

### 3) 행동치료 접근

행동치료는 현재의 관찰 가능한 행동에 초점을 두고, 중재 전과 후의 행동 변화에 대한 객관적인 측정치에 주의를 기울여, 행동 변화를 일으키는 중재 방법이다. 이 방법은 현재 행동에 초점을 맞춘다는 점에서 실용적이다. 과거의 근원을 부정하지는 않지만, 현재 진행되는 행동을 수정하여 미래의 결과를 변화시킬 수 있다는 점을 강조한다. 행동의 선행 사건과 후속 사건 간의 관계를 파악하고 선행 사건을 수정하여, 행동 변화를 일으키는 원리이다. 예를 들어, 체계적 둔감화 방법을 통해 불안과 연관된 문제에 대해서 별일이 일어나지 않는다는 것을 다시 학습하도록 하거나, 정적 강화, 부적 강화, 정적 처벌, 부적 처벌, 토큰 경제 방법 등을 통해 바람직한 행동의 강도를 증가시키거나 부적절한 행동을 줄인다. 또한 올바른 행동을 보여주거나 적절한 피드백을 해주는 모방 관찰 학습을 통해서도 행동을 변화시키기도 한다.

### 4) 인지치료 접근

인지치료는 자극과 반응 사이를 매개하는 정신과정에 초점을 둔다는 점에서 자극과 반응간의 관계만을 강조하는 행동치료와는 구분된다. 문제 행동을 강화하는 환경적 요인보다는 행동을 일으키는 역기능적이고 부적응적인 인지 왜곡을 변화시키는 것이 중요하다고 본다. 그렇지만 행동치료와 인지치료 사이의 구분은 명확하지 않다. 예를 들어, 행동치료의 대표적인 치료 방법인 둔감화 기법에서, 인지적으로 다른 상황을 상상하고, 부정적인 사고가 활성화되지 않도록 돕는 방식을 통하면 인지치료 과정이 된다. 인지치료는 우울증, 약물 남용, 과잉행동 장애, 불안, 행동 장애, 불안, 강박장애 등을 위한 중재 방법으로 사용된다.

### 5) 가족체계 접근법

가족체계 접근은 가족 맥락 속에 있는 개인 한 명에 집중하여 치료하는 다른 접근과는 차별화된다. 가족체계 접근은 가족 전체를 하나의 체계로 간주하여 그 안에 있는 모든 하위체계들의 역동적 관계를 탐색한다. 기능적이지 못한 가족은 경계가 느슨하거나 경직되어 있고, 삼각화가 일어나 특정 가족 구성원들 간에 연합이 이루어져 가족체계가 건강하지 못하게 나뉘어져, 일부 가족원을 소외하는 현상이 일어난다. 이러한 건강치 못한 현상은 한 번 성립되면 변화되기 어렵다. 가족 문제는 가족 내의 변화를 싫어하고 그대로 유지하려는 항상성 유지 기능이 발생하기 때문이다. 따라서, 문제 자체가 가족체계 내에서 존재한다고 보는 가족체계 접근에서는 개인 한 명을 치료하는 것은 효과적이지 않고, 가족 전체에 치료 초점이 맞추어져야 한다고 본다. 치료 과정은 치료자가 가족 내부에 참여하여 치료 체계를 계획한다. 인류학자와 흡사하게 가족 내부에 참여하며 가족 고유 문화를 존중하며 가족의 언어와 가족이 느끼는 문제를 함께 느끼면서 상호교류 양상을 관찰한다. 가족이 어떻게 대화하고, 어떤 문제에 민감한지, 어떤 방식으로 개입하는지, 어느 가족 간에 상호작용이 활발한지 등을 파악한다. 본격적인 치료 과정이 시작되면 재구조화restructure 기법을 사용하여 기존에 형성된 가족의 상호작용 패턴을 수정한다. 예를 들어, 대화 과정에서 한 가족원이 특정 가족원과는 대화하려 하지 않고, 치료자를 통해서만 그 가족에게 의사를 전달하려고 시도한다면, 치료자는 의도적으

**표 11-1**
**중재의 통합 이론**

| 이론 | 모델 | 발병 과정 | 변화 과정 |
|---|---|---|---|
| 정신분석 이론 | 내적 갈등 | 수용되지 못한 충동과 충동의 표출에 대한 방어 간의 갈등 | 해석과 통찰 |
| | 자아 결핍 | 정서적 요구에 따른 환경적 대처가 적절하지 않았을 경우 | 교정적인 정서 경험 |
| 인본주의 이론 | 낮은 자존감 | 부적절감, 낮은 자존감, 자기 수용 부족으로 발생 | 인정과 정서적 지지 |
| | 정서적 방해 | 표현되지 못하거나 수용되지 못하는 감정에 의해 발생 | 정서 표현의 격려 |
| 행동주의 이론 | 부적응적 조건화 | 문제 행동은 자극과 반응의 부적응 관계에 의해 발생 | 적응적인 반응을 일으키는 조건화 형성 |
| | 부적절한 유관성 | 부적절하게 이루어진 강화, 처벌, 그리고 모방에 의해서 발생 | 환경상 유관성(가족, 또래, 학교, 사회 등의 환경 내의 사람들이 강화자, 처벌자, 모델 역할을 하며 아동의 특정 행동을 감소시키거나 문제 행동에 기여하며 환경이 변화됨) 변화를 위한 조건 재조성 |
| 인지 이론 | 인지적 결핍 | 문제에 대처하기 위해 필요한 인지적 기술 부족 | 기술 발달 |
| | 인지적 왜곡 | 왜곡되고 비합리적인 해석에서 발생 | 인지 도식 변형 |
| 체계적 이론 | 관계망 해체 | 지나치게 경직되거나 모호한 경계는 가족 구성원의 개별화를 방해함 | 경계 강화 혹은 경계 이완의 재구조화 |
| | 삼각화 | 개인이 적절하게 발달하지 못하게 삼각화, 가족간 연합이 발생 | 탈삼각화*, 부부 간 제휴 강화 |

* 탈삼각화: 두 구성원의 감정 영역에서 제3의 구성원을 분리시키는 과정

로 눈을 마주치지 않거나 가족원에게 서로 직접 이야기하라고 말하며 가족 간의 대화 경로를 수정하며 재구조화를 시도한다. 이런 과정을 통해서 가족 구성원들이 스스로 자신들의 문제에 대한 관점을 새롭게 형성하도록 돕고, 자신의 문제를 돌아보도록 중재한다.

## 2 예방적 접근 : 긍정심리학

정신건강에 이상이 생기는 발병률은 세계적으로 높음에도 불구하고 증상에 적합한 치료 방법을 찾고 경험하는 개인의 비율은 30~40% 정도로 알려져 있다. 주변에서 직장 동료나 친구, 기관에서 업무를 보는 사람들 사이에서 부정적 상호작용을 일으키는 사람들은 꽤 흔히 볼 수 있지만, 신체적인 건강처럼 적절한 치료를 받는 경우는 매우 적다. 이러한 현상이 일어나는 문제의 대표적인 원인은 주변의 낙인 때문일 것이다. 정신 치료를 받게 되면 사회 활동을 원활히 할 수 없다는 사회적 편견 때문에 일종의 낙인이 되고, 사회적으로 수용받지 못하는 경향이 여전히 남아 있다. 따라서 정신건강에 어려움이 생기면 적절한 중재 방법으로 치료하는 것도 중요하지만 가급적 이른 시기부터 부적응적 문제가 나타나지 않도록 예방하는 것이 더 중요하다. 정신건강을 위한 가장 좋은 예방법은 평소에 정신을 건강하게 유지할 수 있는 대처 전략을 학습하는 것이고, 이를 보여주는 가장 대표적인 접근 방법이 긍정심리학일 것이다. 사람은 추구하는 바가 무엇이고 무엇에 가치를 두는지에 따라 느끼는 심리적 고통이 다른데, 개인의 강인함을 개발하는 노력은 우리를 더욱 행복하게 만들 것이다. 여기에서는 정신건강을 위한 예방적인 접근으로 긍정심리학에 대해 살펴보고자 한다.

### 1) 예방의 정의

예방 효과는 연속선상에서 개념화되어 이해될 수 있다. 연속선상의 한쪽 끝은 1차 예방으로 문제가 전개되기 이전에 1차적인 문제가 시작되는 것을 막는 프로그램을 의미한다. 예를 들어, 예비 부모 교육을 통해서 아동 학대 가능성을 사전 예방하는 프로그램이 1차 예방에 속할 수 있다. 2차 예방은 초기 문제를 진단하는 데 초점을 두어 문제가 진행되어 자리 잡는 것을 예방하는 것이다. 그 예로는 취약 조건(예: 우울증 모, 장애 자녀의 부모 등)을 가진 스트레스 높은 부모들을 대상으로 문제 해결을 위해 필요한 기술을 습득하도록 교육하는 프로그램이 속한다. 3차 예방은 이미 시작된 문제가 더욱 심각해지거나 재발하는 것을 예방하는 다소 늦어진 개입이다. 3차 예방은 치료 중재와의 경계가 분명하지 않다. 둘 다 문제가 심각해지거나 재발하는 것을 막는 것을 목적으로 하기 때문이다.

## 2) 예방적 접근으로서의 긍정심리학

### (1) 긍정심리학

긍정심리학은 새롭게 대두되고 관심받는 심리학의 영역이다(Seligman & Csikszentmihalyi, 2014). 긍정심리학은 좋은 삶이 무엇인지를 명시하며, 무엇이 인생을 건강하고 가치 있는 삶을 만드는지에 대한 이해를 추구하는 학문이다. 특히, 개인에 초점을 두고, 개인의 심리적 안녕감을 이끄는 행동 양식과 성격 발달, 개인의 자율성 등의 발달을 목표로 둔다. 긍정적 경험을 통해서 즐거운 정서를 경험하며 정서 능력을 발달시킴으로써 개인 스스로 안녕감을 습득해 나갈 수 있는 전략을 발달시키는 것을 강조한다. 긍정심리학에서 강조하고 있는 주관적인 경험과 가치들은 안녕감, 만족감, 즐거움, 희망, 낙관주의, 의미 추구, 몰입, 사랑, 열정, 용기, 대인관계, 창의성, 독착성, 지혜, 이타심, 지원 등이다. 긍정심리학은 인본주의 심리학과 동일한 주제를 연구하여 중첩되는 부분이 많다. 개인이 무엇이 될 수 있고, 무엇이 가능한지에 대한 문제를 제기하며, 사람들이 실현할 수 있는 그 무엇에 도달하지 못해 우울, 약물 남용, 공격성 등 병리적인 상황에 빠져든다고 인식한다. 따라서 긍정심리학은 병리 현상을 치유하는 노력을 강조하며 주로 사전 예방적인 차원에서 개인의 힘과 유능성 확립을 위해 적극적으로 노력하는 것을 강조한다. 즉, 개인의 취약함을 벗어나 강점을 개발하고 이를 강화할 수 있는지에 대한 방향성을 강조한다. 긍정심리학은 문제를 가진 사람들의 취약점보다는 더 나아질 수 있는 잠재된 강점에 초점을 두어 괴로워하는 사람들을 치유하는 건강한 삶을 목표로 한다.

BOX 11-1

## 셀리그만이 제시하는 PERMA 훈련법

셀리그만은 긍정적 정서, 몰입, 긍정적 관계, 삶의 의미, 성취 등의 행복을 위한 중심 요소를 찾아 제시하고 있다. 일상에서의 작은 행복을 음미하는 과정을 통해서 심리적인 건강을 찾을 수 있다고 제안하고 있다.

| 구분 | 내용 |
|---|---|
| 긍정적 정서 (positive emotion) | 기쁨, 희열, 따뜻함, 자신감, 낙관성 |
| 몰입 (engagement) | 시간 가는 줄 모르고 깊이 빠져들어 자각하지 못하는 것, 자발적으로 업무에 헌신 |
| 관계 (relationship) | 타인과 함께 하는 말할 수 없이 기뻤던 순간, 성취에 엄청난 자긍심을 느꼈을 때 생각해 보면 거의 타인과 함께한 순간임 |
| 의미 (meaning) | 자신보다 더 중요하다고 믿는 어떤 것에 소속되고 거기에 기여하는 것에 기초함 |
| 성취 (accomplishment) | 남을 이기기 위해서 혹은 돈을 벌기 위해서가 아닌 성취 그 자체가 좋아서 추구하는 것임 |

참고: M. Seligman(2011)

### (2) 긍정적 삶을 위한 강점 특성

정신이 건강한 좋은 삶을 가능하게 하는 개인의 강점 특성은(Peterson, 2006) 다양하지만, 다음 몇 가지 대표적 특성으로 제시될 수 있다.

① 현명함과 지식wisdom & knowledge: 지식을 이용하고 습득하는 인지적인 강점

- 창조성: 새롭고 생산적인 방식으로 사고하는 능력으로 제한이 없는 예술적인 성취를 의미함

- 호기심과 세상을 향한 관심: 계속되는 경험에 관심을 가지고, 흥분하고 탐색할 주제와 대상을 찾기
- 판단과 비판적 사고: 모든 측면에서 바라보고 사고하기, 쉽게 결론을 내리지 않기, 증거를 통해서 다른 사람의 생각을 변화시키기, 모든 근거는 공정하게 제시하기
- 학습 열망: 새로운 기술, 주제, 지식 등 습득을 즐기기, 아는 것을 체계적으로 묘사하고 설명하는 것을 즐기기
- 관점: 현명한 방법으로 타인에게 생각을 전달하기, 자신과 타인의 입장을 고려하여 세상을 바라보기

② 용기: 반대 입장, 외부, 내부에서 발생하는 목표를 성취하려는 정서적 강점

- 용감: 위협, 도전, 어려움, 고통 등에 주눅들지 않기, 반대가 있더라도 옳은 것에 대해서는 목소리를 내기
- 지속성: 시작한 것은 끝을 내기, 방해물이 있더라도 행동을 계속하기, 과업을 완수하는 기쁨을 가지기
- 진실성: 진솔한 방식으로 진실을 이야기하기, 척하지 않기, 감정과 행동에 책임지기

③ 사랑: 타인에 대해 부드러운 대인관계적 강점

- 친밀감: 타인과 친밀한 관계에 가치 두기, 상호적인 보살핌과 나눔을 즐기기, 타인과 가까이 지내기
- 친절함: 타인을 위해 좋아하는 행동하기, 타인을 돕기, 타인을 보살피기
- 사회적 지능: 타인과 자신의 동기와 감정을 지각하기, 다양한 사회적 상황에 대한 적절한 행동이 무엇인지 알기, 타인을 괴롭히는 행동을 알기

④ 정의: 건강한 지역사회 삶을 위한 시민 정신

- 시민의식: 집단의 구성원으로서 역할하기, 집단에 충성하기

- 공평성: 모든 사람을 공평하게 대하기, 개인의 편향된 감정으로 타인을 대하지 않기, 모든 사람에게 공정한 기회를 제공하기
- 리더십: 집단 내의 좋은 관계를 촉진하는 동시에 집단의 구성원이 원하는 바를 얻을 수 있도록 격려하기, 집단의 활동을 조직화하기

⑤ 절제: 넘치는 것을 예방할 수 있는 강점

- 용서/자비: 잘못한 사람을 용서하기, 사람들에게 만회할 기회를 주기
- 겸손: 다른 사람이 성취한 바를 이야기할 수 있도록 기회를 주기, 주인공이 되기를 갈구하지 말기
- 주의: 선택에 항상 조심하기, 위험을 수반하지 말기, 후회할 수 있는 말이나 행동을 하지 않기
- 자기조절: 기분을 조절하기, 규칙에 맞춰 행동하기, 식욕이나 정서를 통제하기

⑥ 초월

- 아름다움과 특별함에 대한 감사: 모든 인생 영역에서 이루어내는 아름다움, 특별함, 능력을 알아차리고 감사하기, 일상에서 경험하는 모든 주변의 자연, 과학 등에 대해 감사하기
- 감사: 일어나는 모든 좋은 일에 대해 알아차리고 감사하기, 감사함을 표현하는 시간을 가지기
- 희망: 희망찬 미래를 기대하고 이루기 위해서 노력하기, 좋은 미래에 대해 믿기
- 유머: 웃고 장난치는 것을 좋아하기, 다른 사람에게 미소 짓기, 농담하기
- 정신: 우주의 더 높은 목적과 가치 등에 대한 믿음을 가지기, 인생의 가치와 믿음을 추구하기

### (3) 개인의 긍정적 발달

긍정심리학은 인본주의와 마찬가지로 개인의 긍정적인 발달에 초점이 되어 있고, 긍정적인 삶을 추구하기 위한 개인의 강점을 강조한다. 개인의 자기실현은 인간 고유의 발달 추구 성향이다. 자기실현은 개인의 재능과 능력, 잠재력의 실현을 의미한다. 자기실현은 크게 자신을 신뢰하고, 자신의 사고, 감정, 행동 등을 조절할 수 있는 능력을 증가시키고자 하는 자율성과 주변 환경에서의 정보나 경험을 왜곡하지 않고 받아들이는 개방성을 통해서 이루어진다. 개인은 궁극적으로 행복감을 느끼기 위해서는 자신이 가진 잠재력을 이용해서 하고 싶은 욕구가 실현되어야 한다. 추구하는 욕구가 결핍되면 개인은 좌절감을 경험하고 개인의 세계가 혼란스러워지며 고통받을 수 있다. 따라서 개인은 결핍된 욕구가 무엇이고, 그 욕구가 사회에서 요구하는 것인지(예: 성공 지향, 물질주의 등), 자신을 진정으로 행복하게 할 욕구인지를 파악하고 올바른 방향으로 자아실현을 추구할 필요가 있다.

**BOX 11-2**

#### 올바른 자기실현을 돕는 긍정적인 행동

**1. 성장을 위한 선택하기**

인생 동안 성공 혹은 실패의 결과를 가져오는 선택 과정을 끊임없이 경험하는데, 그 선택은 자아실현을 위한 과정이다. 무언가를 쉽게 얻는 과정보다는 어렵고 실패하더라도 실력을 키우고 성장할 기회를 선택한다.

**2. 솔직하기**

타인과 똑같이 행동하려 하지 말고, 인기에 연연하지 말고 과감해진다. 자신이 선택한 결과에 책임을 진다. 예를 들어, 유행하는 옷을 선택하기보다는 자신에게 어울리는 옷을 구입한다.

**3. 방어적 태도를 버리기**
자신의 방어적 태도를 파악하고, 이런 태도를 보이지 않도록 용기를 낸다. 예를 들어, 자신을 거짓으로 그럴듯하게 꾸미고, 들통날까 봐 불안에 휩싸이기보다는 자신을 개발하는 데 시간을 쓴다.

**4. 자신을 드러내기**
자신에 집중하여 내적 갈등이 무엇인지 인식한다. 자신의 행동에 대해 타인이 어떻게 하라고 말해 주기를 기다리지 말고, 자신이 원하는 것이 무엇인지 이해하려고 애쓰며 원하는 바를 타인에게 이야기한다.

**5. 개방성을 갖추기**
위축되거나 방어적인 태도가 아닌 열린 마음으로 삶을 살아간다. 때로는 즉흥적이고 독창적이고 개방적으로 행동하고 삶에 몰입하고 열정을 보인다.

### (4) 대인관계를 통한 긍정적인 자기 발달

개인이 긍정적으로 발달하고 적응하는 정도는 대인관계의 질과 관련이 깊다. 자신의 의도를 상대방에게 강요하고, 자신의 가치를 강조하고 상대의 가치를 떨어뜨리는 관계는 통제적 분위기를 조성하여 심리적 불편감을 주기 쉽다. 반대로, 개인의 자율성 강화를 위해 필요한 기회와 지원을 제공하면 지지적 관계 형성과 더불어 개인의 정신건강에 긍정적인 영향을 미친다. 대인관계 내에서의 따뜻함, 진실됨, 공감, 상호 간의 수용, 자기결정권을 상대방에게 허용하는 방식은 대인관계의 질을 높일 수 있는 중요한 요소이다.

#### ① 타인 돕기

건설적인 도움을 제공하는 대인관계는 사람들을 성숙하게 돕고 자아를 통합시킨다. 여기에서의 '도움'은 상대방이 자아를 발견하고 진실된 자기 자신이 되는 것이 가능하도록 지원하는 것을 의미한다. 즉, 상대방이 원하는 바를 인정하고 존중하면서 타인이 원하는 방향으로 지원하는 도움을 제공하는 방식으로 긍정적인 관계를 유지한다.

**② 타인과 관계 맺기**

건강한 사회 심리적 발달의 중요한 지표는 개인이 사회적 관습을 수용하고 문화적 가치를 내면화하여 이를 실천하고, 타인을 존중하며 배려하는지의 여부이다. 건강한 개인은 사회 안에서 타인과 조화를 이루며 이기적이거나 독단적이지 않은 자기실현자이다.

### (5) 안녕감을 얻기 위한 전략

긍정심리학의 관점에서 개인이 장기적으로 안녕감을 향상하기 위한 전략은 건설적인 사고와 행동을 하도록 돕는 것이다. 임상 과정에서 상담사들은 삶의 고통을 맞딱드린 내담자에게 '걱정을 잘하도록' 자기 스스로를 돕는 방법을 알려준다. 이 전략은 자신의 문제를 이야기하게 하고, 미래를 바라보고, 미래의 자신이 어떤 모습이기를 원하는지를 이야기하도록 고취한다. 문제를 수정하고 고치기보다는 원하는 바를 찾게 하고 격려하는 등 긍정적인 생각하기에서부터 접근한다.

개인의 안녕감은 삶의 만족도와 관련이 깊은 행동과 신념이다. 사회적 지지는 삶의 만족과 관련이 깊어, 기혼이면서 집단에 속해 있는 경우에 그렇지 않은 사람들보다 삶에 대한 만족도가 높은 것으로 나타났다. 또한 다양한 건강문제 발병이 적으며 질병에 대한 회복도 빠른 것으로 나타났다. 따라서 안녕감을 위해서는 친구들을 사귀고 사회로 뛰어들어 자신을 사회인으로 만드는 것이 필요하다. 안녕감을 습득할 수 있는 또 다른 방법은 조금은 도전적인 일을

**표 11-2**
**효과적인 안녕감 습득 방법**

| 분류 | 설명 |
|---|---|
| 마음을 다스리고 주도하기 | 자신의 내면에 집중하여 명상하고 진정 원하는 것을 찾기 |
| 자기 수용 | 자기에 대해 관대하게 바라보기, 타인 지향적 사고를 멈추기, 과도한 자의식적 사고를 멈추고 흘려 보내기 |
| 신체적 활동/자연 | 걷기, 운동, 신체 움직임, 뛰기, 요가, 산림욕, 맨발로 걷기 |
| 사회적 지지 | 공감해 주는 타인의 지지, 가까운 친구, 사회적 유대 |
| 반영 | 타인의 유사한 문제를 통해서 학습하기, 재사고화, 자기 분석, 집단 치료 |
| 균형 | 거절하는 방법 배우기, 훈육, 우선시해야 하는 일을 분류하기, 현재에 초점 두기 |
| 타인 | 타인의 이야기에 경청하기, 사랑을 베풀기 |
| 신뢰 | 주장적이기, 두려움과 마주하기, 위험을 감수하기, 실행하기, 자기 신뢰하기 |
| 표현하기 | 기분을 이미지로 표현하기, 행동으로 보이기, 음악, 시, 조각 등 예술품으로 표현하기 |
| 미래 | 자신이 원하는 미래를 분명히 명시하기 |
| 긍정성 | 성공하는 것을 기억하기, 긍정적인 결과를 기대하기 |
| 목적 | 옳은 것을 하기, 더 큰 목적을 추구하기 |

**표 11-3**
**안녕감 습득에 효과적이지 않은 방법**

| 내용 | |
|---|---|
| · 누군가를 강하게 격려하고 설득하는 행동 | · 책 읽기 |
| · 문제에 대해서 이야기하기 | · 분석하기 |
| · 계획 짜기 | · 시간 조절하기 |
| · 충고 | · 부정적인 피드백 |
| · 정서를 분출하기 | · 문제에 집착하기 |
| · 아무것도 하지 않기 | |

경험하는 것이다. 즉, TV 보기 보는 등의 수동적인 활동이 아닌 신체적인 움직임을 포함해 에너지를 쓰는 일에 시간을 보내는 것이 도움이 되기도 한다.

한편, 안녕감 습득을 위해 별로 도움이 되지 않는 전략은 “힘내”, “사랑해” 등의 지나친 설득이나 격려를 담고 있는 행동이다. 또한, 어떤 문제에 마주하게 되면 사람들은 그 문제를 어떻게 해결하면 될지 방법을 찾기 위해 글을 읽거나 다른 사람에게 이야기하거나 문제의 원인을 분석하고 해결할 계획을 열심히 짜는 방식을 택하기가 쉬운데, 이러한 방법은 오히려 별로 도움이 되지 않는 것으로 나타났다. 즉, 현재의 문제에 대해 너무 매달리고 집중하기보다는 미래에 초점을 두고, 변화될 것에 관심을 두는 방식이 안녕감 습득에 긍정적인 효과가 나타났다.

### (6) 개인의 인생 목표와 행복감

개인이 이루고자 하는 인생의 방향성은 각자 가진 동기에 의해서 결정된다. 모든 사람들이 동일한 목적이나 관심과 가치를 공유하지 않기 때문에, 같은 상황이더라도 모두 각자가 선택한 방식에 따라 다른 방식으로 인생이 흘러가게 된다. 어떤 사람들은 행복감과 만족감이 가득한 성공적인 삶을 살고, 어떤 사람은 그렇지 못한 것은 그 사람이 가지는 동기와 관련된 심리적 메커니즘으로 설명될 수 있고, 이는 긍정심리학에서 강조하는 주된 개념이다. 동기는 개인의 성격 특성이기보다는 환경에서 각 개인이 어떤 피드백을 받고 어떤 만족감을 얻었는지, 개인이 필요로 하는 바와 형성된 가치에 비해 환경에서 얻어진 결과가 어땠는지 등의 연관성에 의해서 만들어지는 것이다. 즉, 자신이 가진 성격적 특성과 이전에 학습된 환경의 경험 등이 상호작용해서 다음 행동을 결정하는 하나의 심리적 힘이 동기이다.

동기는 개인의 목표로도 이해될 수 있는데, 원하는 목표를 얻기 위해 스스로 지속적인 노력을 투자하는 과정을 의미한다. 동기를 측정하기 위해서는 개인이 가진 목표, 과제, 마음속에 가진 노력 여부 등을 먼저 물어봐야 한다. 개인이 가진 목표들은 교육, 직업, 가족, 자녀, 자기 자신, 여가 활동 등의 삶의 영역과 성취, 힘 등의 기본적인 동기 등을 포함한다. 개인의 목표와 그들의 행복감에 대해서 사람들이 느끼는 관련성은 다음과 같다.

- 자신의 목표가 자신의 욕구와 일치한다고 보고하는 사람들은 그렇지 않은 사람들보다 더 높은 행복감을 경험한다.
- 내적 목표(예: 자기 수용, 공동체감, 소속감)가 있다고 보고하는 사람들은 외적인 목표(예: 재정적 성공, 물질주의, 외모)를 보고하는 사람들보다 더 높은 행복감을 경험한다.
- 높은 수준으로 헌신하고 목표를 위한 개입을 실천하는 사람들은 더 큰 행복감을 경험하고 덜 고통받는다.
- 자신의 목표를 이루는 과정이나 방식을 통제할 수 있다고 생각하는 사람들은 개인의 통제 능력에 대한 믿음이 부족한 사람들보다 안녕감 수준이 더 높다.
- 자신이 세운 목표를 잘 이루고 있다고 평가하는 사람들은 높은 행복감과 낮은 스트레스 수준을 보고하는 반면에, 자신이 세운 목표가 잘 진행되고 있지 않다고 평가하는 사람들은 낮은 안녕감과 높은 수준의 스트레스와 우울증 증상을 보고한다.
- 현실적이고 실현 가능한 목표를 선택하면 높은 수준의 안녕감을 경험한다. 목표에 의한 갈등은 높은 수준의 부정적 정서를 유발하고, 목표 간의 상호적 촉진 작용은 높은 수준의 안녕감과 관계가 있다. 즉, 세운 목표들을 이루면서 각 목표의 결과가 상호호혜적인 결과를 유도할 수 있게 된다.

- 타인으로부터 충분하고 의미 있는 지원을 받는 사람들(예: 배우자, 학급 친구들, 동료들)은 지원을 받지 못하는 사람들보다 더 높은 수준의 안녕감을 보고한다.

다시 말해, 사람들이 자신의 삶이 가치 있다고 평가하거나 행복하다고 평가하거나, 혹은 불만족스럽다고 평가하는 상황들은 복잡하게 얽혀 있어 행복감을 언제 느끼는지 한 가지로 설명하기는 힘들다. 대체로 자신의 목표가 욕구와 일치하고, 목표에 전념하며 스스로 통제할 수 있다고 믿거나 목표가 기대했던 바대로 잘 이루어지고 있다고 추정하는 사람들은 높은 행복감을 느낀다. 즉, 자신의 내적 욕구로부터 비롯되는 목표가 달성될 가능성에 대해 낙관적이고 긍정적으로 생각하는 것은 행복감을 느낄 수 있는 토대를 제공한다. 또한, 삶의 동기에 대한 접근 방식은 각 개인이 갖는 욕구와 기회에 대해 상황과 목표를 자신이 얼마나 조정할 수 있는지에 따라 달라진다. 전 생애 과정 동안 사람들은 많은 역할의 전환을 경험하는데, 자신에 대한 지나친 집중은 문제가 될 수 있다. 예를 들어, 싱글일 때 살던 삶의 목표와 결혼 후 부모로서의 삶의 목표는 조정이 될 필요가 있음에도 불구하고, 자신에게만 지속하여 집중하면 행복감이 떨어질 수밖에 없다. 따라서, 행복감을 느끼기 위해서는 각자가 처한 상황에서 대처할 가능성에 대해서 낙천적으로 사고하며 목표를 조정할 수 있어야 한다. 또한, 자기중심적 목표보다는 더불어 행복할 수 있는 관계 지향적 목표를 늘리면서 타인과 함께 긍정적 삶을 공유하는 행복감을 늘리는 것이 중요하다.

사람들은 대부분 자신의 미래를 긍정적으로 이끌 수 있는 목표 설정에 관심이 부족하거나 목표 달성 방법에 대한 정보나 지식이 부족할 수 있다. 부모의 조언, 역할 모델 혹은 지원이 부족할 수도 있고, 사회적 기회가 계속 변화되어

ACTIVITY 11-1

## 목표 설정 연습하기

**1단계:** 목표의 기초가 되는 가치가 무엇인지 명확히 하자. 다음 'SMART' 기준에 따라 목표를 설정해 봅시다.

- Specific(특정화하기): 특정 수행 작업, 시기와 장소, 누가 함께 할 것인지 등을 정하기. 예를 들어, "친구 ○○와 더 많은 시간을 보내야겠다", "○○와 매일 11시부터 11시 30분까지 책을 함께 읽겠다."(예: 비특정적 목표는 "친구와 좋은 시간을 보내겠다.")
- Meaningful(의미화하기): 개인적으로 의미가 있는 목표를 설정하기. 단순히 경직된 규칙을 따르거나 다른 사람을 기쁘게 하나 고통을 피하려는 목표가 아닌 진정으로 자신이 원하고, 자신이 정한 가치관에 따라 의미있는 목적을 정하기
- Adaptive(적응적): 본인이 예상하기에 그 목표로 자신의 삶이 더 나은 방향으로 향상될 수 있는지를 생각하기
- Realistic(현실 적용 가능): 현실적으로 달성 가능한 목표를 정하기. 본인의 건강 상태, 시간, 재정 상태, 성취 능력 등이 있는지 그 가능성을 생각하고 목표 정하기
- Time bound(시간 제한): 목표의 특정 날짜, 시간을 하루로 설정하기, 그게 어렵다면 구체적으로 시간 제한을 설정하기

**2단계:** 내 목표를 다음 기준으로 적어 봅시다.

- 즉시 목표 (작고 간단하며 수행하기 쉬운 것, 향후 24시간 내에 할 수 있는 것을 적어 봅시다.)

- 단기 목표 (향후 며칠 혹은 몇 주 동안 할 수 있는 일을 적어 봅시다.)

- 중기 목표 (향후 몇 주 및 몇 개월 동안 수행할 수 있는 일을 적어 봅시다.)

- 장기 목표 (향후 몇 개월 및 몇 년 동안 할 수 있는 일을 적어봅시다.)

참고: Harris(2014), the happiness trap(http://www.thehappinesstrap.com)

적응하는 것이 어렵기도 하다. 그렇기에 전문가의 개입에 의한 진로 계획, 계획을 세우고 계획에 대해 긍정적인 태도를 보이고 적극적인 목표설정을 실천하는 방법 등을 의식적으로 훈련하는 프로그램이 필요하다. 행복은 저절로 이루어지는 것이 아니라 적극적인 목표 의식과 실천과정을 통해 훈련된다.

### (7) 긍정심리학을 이용한 예방 프로그램

긍정적인 정서와 성격 특성은 안녕감을 증진하고 정신건강을 촉진하며, 사회적 관계성을 증진한다. 정신 질병과 고통을 극복하기 위해서는 긍정심리학에서 강조하는 개인의 강점과 긍정적 측면으로 초점을 전환하여 정서적 상태를 더 나은 방향으로 옮기는 것이 좋다. 긍정심리학을 근거로 한 몇 가지의 예방 프로그램을 살펴보면 다음과 같다.

#### ① 자살 예방 프로그램

긍정적 사고와 정서를 경험할 기회를 높여 안녕감과 희망을 증진하는 자살 예방 프로그램이 가능하다(Tugade & Fredrickson, 2004). 예방 프로그램에 포함되는 이론으로 첫 번째는 확장 및 건설 이론broaden and build theory이다. 부정적 정서는 주의를 기울이지 않고, 긍정적인 정서를 확장하는 새로운 기술과 자원을 발달시키도록 돕는다. 두 번째는 희망 이론hope theory이다. 치료 과정에 포함되는 긍정심리학의 구성 요소는 희망으로, 대부분 동기와 목적 지향적인 요소에 의한 문제로 희망 없이 무기력감을 경험하는 자살 위험자들에게 잘못된 삶의 목표를 긍정적인 방향으로 수정하여 희망이 없다고 느끼는 부분을 수정해 주는 방식이다. 세 번째는 자기결정 이론self-determination theory이다. 인간의 동기는 유능감(자기 효율성), 자율성, 관계성 등의 내적인 심리적 욕구의 만족을 위해서 생성되며 이런 요소들이 결핍되었을 때 자살로 이어질 수 있다. 따라서, 이러한 3가지 요소를 경험할 수 있는 예방 프로그램 전략은 효과가 있다.

**② 행복 훈련 프로그램**

개인의 행복감을 강화시키기 위해 긍정심리학에서 강조하는 행복 훈련 심리치료 내용은 다음과 같다(Seligman, Steen, Park, & Peterson, 2005).

- 감사함 전하기: 평소 감사함을 미처 표현하지 못한 대상에게 감사 카드를 작성하고 직접 전달해 본다.
- 3가지의 좋은 일 찾아내기: 가장 잘된 일 3가지를 매일 일기처럼 적고, 그 원인이 무엇인지 확인한다.
- 전성기의 자신이 되기: 본인이 가장 잘 기능했던 때에 대해 적는다. 그런 일을 가능하게 했던 자신의 자원에 대해 성찰한다.
- 자신만의 강점 찾기: 자신이 가진 강점 5가지 정도를 찾고, 그 강점을 어떻게 새롭게 활용할 수 있는지 찾아본다.
- 미래 일기 쓰기: 미래 원하는 바를 생각해 보고, 목표하는 바를 생각해 보며, 눈을 감고 그 미래를 떠올리며 장면을 생각한다. 그리고 마치 그 미래가 현실이 된 것처럼 상상하며 일기를 쓴다.

BOX
11-3

## 긍정적인 사고를 하는 사람이 되기 위한 6가지 제안

1. 낙천주의자가 되지는 말고 현실적인 낙관주의자가 되자: 세상을 장밋빛으로 바라보기보다는 현실적인 판단과 반성적 사고를 할 수 있는 현실적인 낙관주의(긍정적 사고)로 효과적인 적응을 추구하자.

2. 알아차림을 연습하자: 부정적인 측면에서 긍정적인 측면을 찾기 위해서는 관찰력이 필요하다. 긍정적인 사고를 하는 사람은 자신이 하는 부정적인 자동적 사고를 했다는 점을 알아차릴 수 있다.

3. 긍정적인 행동을 늘리자: 긍정적인 행동을 강화해서 습관화시키도록 노력하자. 부정적인 정서를 없앨 수 있는 활동을 더 많이 하자.

4. 자기 자신을 북돋는 말을 스스로에게 하자: 자기 비난을 한 번도 하지 않은 사람은 없다. 단지 차이점은 부정적인 말들을 실행 가능한 긍정적인 말로 바꾸어서 말하는 것이다.

5. 스스로 생각을 명명화하지 말자: 너무 쉽게 '좋다' 혹은 '나쁘다'로 판단하지 말자.

6. 긍정적인 사람을 주위에 두자: 행복은 전염된다. 긍정적인 사람은 긍정적인 사고를 하는 사람들로 둘러싸여 행복감이 옮겨가도록 한다.

참고: big life journal(https://biglifejournal.com)

ACTIVITY
11-2

## 활동하기

**활동 1.** 감사한 사람 한 명을 떠올려 보세요. 그 사람에게 표현하지 못한 감사 편지를 작성해 봅시다.

**활동 2.** 어제 한 일 중에서 3가지의 잘한 일을 떠올려 봅시다. 무엇을 잘했고, 왜 잘하게 되었는지를 적어 보고 옆의 팀원과 공유해 보세요.

**활동 3.** 자신이 가장 잘 기능했던 시기를 떠올려 보세요(예: 공부를 가장 잘했어요. 춤을 가장 잘 췄어요. 친구들에게 인기가 많았어요 등). 그렇게 될 수 있었던 이유가 무엇이며, 자신이 가졌던 어떤 자원 때문인지를 생각해 보고 옆 팀원과 공유해 보세요.

**활동 4.** 본인의 강점은 무엇인지 다음 목록에서 5가지 정도를 찾아보세요.

| 강점 목록 | |
|---|---|
| · 행복 | · 앎에 대한 열정 |
| · 즐거움 | · 지혜 |
| · 탄력성 | · 진솔함 |
| · 몰입 능력 | · 굳셈 |
| · 개인적 통제 | · 자기결정성 |
| · 낙관주의 | · 용서 |
| · 희망 | · 연민 |
| · 자기효능감 | · 공감 |
| · 목표 설정 | · 이타성 |
| · 의미 찾기 | · 유머 |
| | · 영성 |

**활동 5.** 위에서 찾은 강점을 통해 본인이 새롭게 할 수 있을 만한 일들을 생각해 보세요. 미래의 자기 모습에 관해 이야기해 보세요.

**활동 6.** 미래 모습을 상상하며 그 내용을 토대로 미래 일기를 써 보세요.

## 긍정적인 사고 카드 만들기

**ACTIVITY 11-3**

준비물: 부정적인 사고를 담은 문장이 적힌 카드들을 준비

활동 방법: 2명씩 짝을 이루고, 한 사람은 부정적인 사고를 담은 문장이 적힌 카드들을 가지고 문장을 읽어 주면, 다른 한 사람은 그 문장을 긍정적인 것으로 바꾸어 말하기 게임을 한다.

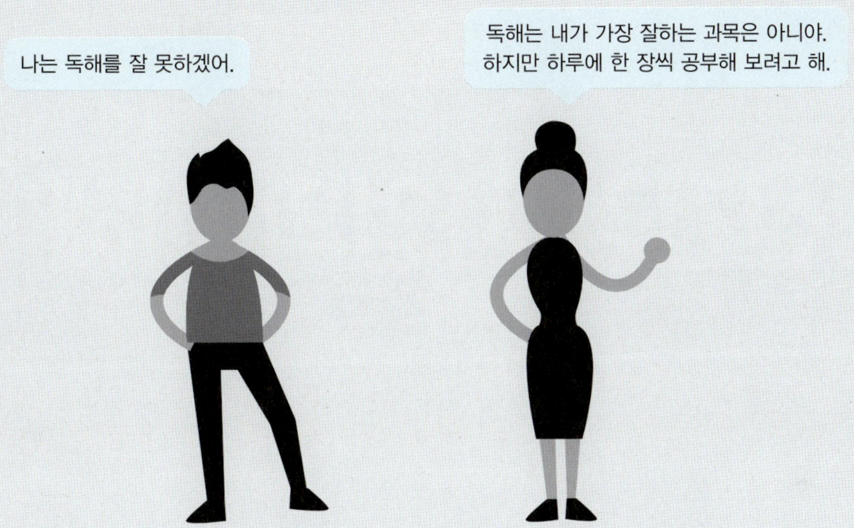


**연습 활동:** 다음 부정적 사고 문장에 대한 긍정적인 사고 문장을 채워 보세요.

| 부정적 사고 | 긍정적 사고 |
|---|---|
| 이번 시험을 잘 본건 운이 좋았어. | |
| 친구들은 내 말을 들어주지 않아! | |
| 선생님이 나를 왜 부르지? 혼내려고 하나? | |
| 이번에도 취직이 안 되었어! | |
| 즐거운 일이 하나도 없어! | |

CHAPTER

# 12

# 정신건강 사업의 이해

| 학습 목표 |

본 chapter에서는 국내 정신건강 사업을 이해하고자 한다. 이를 위해 정신건강복지법의 의의와 형성 과정, 정신건강 사업의 전달 체계와 정신건강 증진 사업의 방향성을 중심으로 알아보고자 한다.

# 1 정신건강복지법의 의의

현대 사회에서 국민의 정신건강은 더 이상 개인이나 가족의 책임이 아닌 사회적 책임으로 간주한다. 이러한 사회적 책임을 실천하기 위해 국가는 법을 제정하고 개인의 인권과 사회적 안전망을 확고히 하고자 하는 노력을 해왔다. 1990년대 이전에는 정신질환자가 적절한 치료를 받지 못하고 기도원, 요양 시설 등에서 인권 침해를 당하는 경우가 많았다. 1995년 12월 30일 정신보건법의 제정은 국가적으로 국민의 정신 보건 증진과 정신장애인에 대한 보호 및 관리가 개선될 수 있는 계기를 마련하였다. 미인가 정신 의료 기관 및 시설의 제도화, 입·퇴원 절차를 규정하는 것을 핵심 내용으로 하여 정신 보건 시설 운영과 정신질환자의 치료 및 인권 보호에 대한 규정을 구체화한 것이다. 정신보건법의 제정으로 법이 정한 요건과 절차를 어긴 입원은 감금 등의 범죄이며 병원이 손해 배상 책임을 부담해야 하는 불법 행위가 되었다(신권철, 2018). 특히, 정신보건법은 정신 보건 전문 인력, 정신 보건 심의 위원회, 정신 보건 센터, 사회 복귀 시설, 직업 재활 시설 등의 정신 보건 서비스가 국내에서 확립될 수 있는 계기를 마련했다는 점에서 의미가 크다.

이렇게 제정된 정신보건법은 이후 20차례 이상의 개정 작업이 이루어졌다. 1997년의 전면 개정은 정신 요양 시설의 신설 및 운영을 위한 것이었고, 2008년의 일부 개정은 입원 환자의 권리 보장을 위한 것이었다. 최근 2016년 정신보건법은 법 명칭까지 '정신건강 증진 및 정신질환자 복지 서비스 지원에 관한 법률'(이하, 정신건강복지법)로 바꾸면서 전면적인 개정을 이루었다. 2017년 5

월 30일부터 시행된 정신건강복지법은 “인권 보호는 더 두텁게, 사회 안전은 빈틈없이 지키는 법”이다. 무엇보다 정신질환자가 지역사회에서 치료받으며 일상생활을 영위할 수 있도록 정신건강 증진 센터뿐 아니라 복지 서비스 전달 체계를 연계하는 보건-복지 서비스 연계의 근거를 마련한 것이다.

## 2 정신건강복지법의 발달

정신보건법의 최초 입법 시도의 배경과 제정 및 개정의 과정은 정신보건법 제정 이전과 개정 이후로 살펴볼 수 있다.

### 1) 정신보건법 제정 이전

초기 정신질환자들의 치료는 종교적 미인가 시설이 주로 담당하였다. 국가의 개입과 법적 규제가 없는 비인가 시설의 정신질환자들에 대한 비치료적·비인권적 처우에 대한 실상이 사회로 표출되기 시작하면서 정부와 사회는 관심을 두기 시작하였다.

- 1968년 대한신경정신의학회와 대한의학협회의 '정신위생법'안 건의 및 기각
- 1983년 KBS 〈추적 60분〉 무인가 시설(기도원)의 정신질환자의 비인간적 수용 실상 보도. 정신질환자의 인권 보호를 위한 사회적 관심이 높아지고 정신보건 정책의 필요성 제기
- 1984년 '정신질환 종합 관리 대책' 수립
- 1985년 '정신보건법' 제정을 위한 정부안 제출
- 1991년 대구 나이트클럽 방화 사건, 여의도 광장 자동차 질주 사건 발생으로 정신질환자의 범죄 행위에 대한 사회적 관심 고조. 정부가 범죄 예방 차원에서 정신보건법 제정에 관여하기 시작
- 1992년 11월 '정신보건법'안 제출
- 1995년 12월 '정신보건법' 제정
- 1997년 1월 '정신보건법' 시행. 국민의 정신건강에 대한 국가의 의무, 정신 보건 시설의 설치·운영자의 의무, 정신 보건 전문 요원 명시, 사회 복귀 시설의 설치·운영, 입·퇴원 등의 내용 명시

## 2) 정신보건법 제정 이후

1990년대 이전 정신질환자가 비인가 시설이나 요양원 등에서 적절한 치료 없이 방치되거나 유린당하여 인권이 침해되는 것을 국가 차원에서 방지하기 위해 정신보건법이 1995년 12월 30일 처음으로 제정되었다. 지난 20년 동안 20차례 이상의 개정 작업을 통해 2016년 '정신건강복지법'으로의 전면 개정과 시행이 이루어졌다. 전면 개정의 주요 과정과 내용은 다음과 같다.

- 1997년 12월 31일 정신보건법 전면 개정. 정신 요양 병원 폐지. 국가와 지방자치 단체가 지역사회 정신 보건 사업에 소요되는 비용 지원. 보호 의무자에 의한 입원 환자의 가퇴원 절차 간소화(인권 보호 강화)
- 2001년 1월 12일 정신보건법 일부 개정. 현실적으로 운영실적이 없는 시·도지사의 정신 의료 기관 지정 제도 폐지
- 2004년 1월 29일 정신보건법 일부 개정. 지역사회 정신 보건 사업의 보다 효율적인 실행을 위해 보건소 등에 정신 보건 센터 설치, 정신 의료 기관이 법정 기준에 어긋나는 경우에는 행정 처분 규정 신설
- 2008년 3월 21일 정신보건법 일부 개정. 장기 입원 위주의 정신 보건 체계와 정신질환자의 인권 침해에 관한 실태 조사(국가인권위원회 발간)를 배경으로 개정. 입·퇴원 절차 요건 강화와 정신 보건 시설에 대한 규제 도입으로 정신질환자에 대한 인권 침해와 권익 강화가 핵심 내용
- 2016년 5월 19일 '정신건강 증진 및 정신질환자 복지 서비스 지원에 관한 법률'(정신건강복지법)으로 전면 개정. 강제 입원 절차 개선. 정신질환자 차별 해소. 정신건강 증진·복지 서비스 근거 마련. 동의 입원 신설

**BOX 12-1**

### 2017년 5월 30일 정신건강복지법 개정의 주요 내용

**1. 강제 입원 절차 개선**

- 기존 강제 입원 시 전문의 1인의 진단으로 입원 가능에서 서로 다른 정신 의료 기관 소속인 전문의 2인의 진단을 받아야 2주 이상 입원 가능
- 모든 강제 입원은 1개월 이내에 '입원 적합성 심사 위원회'에서 입원 적합성 여부 심사를 받아야 함
- 기존 강제 입원 시 6개월에 한 번 입원 기간 연장 심사에서, 입원 초기에 3개월 간격으

로 심사하도록 함

**2. 정신질환자 차별 해소**

- 기존 정신병의 경중과 무관하게 모든 환자를 정신질환자로 정의했으나 개정된 정신건강복지법에서는 정신질환자의 법적 의미를 '정신질환으로 독립적 일상생활을 하는 데 중대한 제약이 있는 사람'으로 축소
- 우울증 등 경증 환자도 이·미용사, 언어 재활사 화장품 제조·판매업 등의 자격을 취득하고 사회생활을 할 수 있음

**3. 정신 건강 증진 복지 서비스 근거 마련**

- 국가와 지방 자치 단체는 정신건강 증진 계획을 수립하고 정신질환의 예방 조기 발견 등 정신건강 증진 사업을 실시하도록 함
- 정신질환자의 복지 서비스(고용·교육·문화·지역사회 통합 지원 등) 제공 규정 신설

**4. 동의 입원 신설**

- 자의에 의한 입원이라도 보호 의무자 1인의 동의가 필요하고, 퇴원 시 정신과 전문의 판단으로 72시간 동안 퇴원을 제한할 수 있는 '동의 입원'제도 신설
- 자·타 위험이 의심되는 사람의 행정 입원을 경찰관이 요청할 수 있도록 함
- 기존 강제 입원 시 6개월에 한 번 입원 기간 연장 심사를 했으나 입원 초기에 3개월 간격으로 심사하도록 함

참고: 보건복지부

# 3 정신건강 서비스 전달 체계

국내 정신건강 서비스 전달 체계는 보건복지부의 총괄하에 시·도를 거쳐 시·군·구의 보건소와 지역사회 정신건강 증진 기관을 통하여 지역 주민에게 정신건강 서비스를 제공한다.

보건복지부 산하에는 국립 정신건강 센터, 광역 정신건강 심의 위원회, 중앙 정신건강 복지 사업 지원단을 두고 있다. 시·도 산하에는 공립 정신건강 센터, 광역 정신건강 복지 센터, 지방 정신건강 심의 위원회, 지방 정신건강 복지 지원단을 두고 있다. 시·군·구 산하의 보건소는 정신 의료 기관, 정신 요양 시

**BOX 12-2**

**정신건강복지법 관련 단체**

- 광역 정신건강 심의 위원회: 정신건강 증진 시설에 대한 감독
- 기초 정신건강 심의 위원회: 입원 기간 연장 심사, 퇴원 사실 통보 여부 심사, 입원 기간 연장 심사
- 중앙 정신건강 복지 사업 지원단: 국가 계획 수립, 시행 관련 자문, 국가 계획 및 지역 계획 시행 결과에 대한 평가 지원, 정신건강 증진 사업의 기획 및 조정에 대한 지원
- 지방 정신건강 복지 사업 지원단: 지역 계획 수립, 시행 관련 자문, 지역계획의 관할 시·군·구 시행 결과에 대한 평가 또는 평가 지원, 정신건강 증진 사업의 기획 및 조정에 대한 지원
- 국립 정신건강 센터: 정신질환 예방 및 진료, 정신질환 진료 관련 조사 연구, 지표 및 표준 개발 보급, 국가 정신건강 증진 기관 간의 정신건강 증진 사업 수행 관련 총괄

설, 정신건강 복지 센터, 중독 관리 통합 지원 센터, 정신 재활 시설 등 지역사회 내의 정신 보건 서비스 기관 간의 기획 및 조정의 역할을 담당하고 있다.

# 4 정신건강 사업의 추진 방향

국내 정신건강 정책은 5주년으로 계획으로 진행된다. 보건복지부는 2016~2020년까지의 정신건강 사업 기본 방향을 "행복한 삶, 건강한 사회"로 설정하고, 이를 위한 4개의 정책 목표를 ① 국민 정신건강 증진, ② 중증 정신질환자 지역사회 통합, ③ 중독으로 인한 건강 저해 및 사회 폐해 최소화, ④ 자살 위험 없는 안전한 사회 구현으로 제시하고 있다. 정신건강 사업은 ① 조

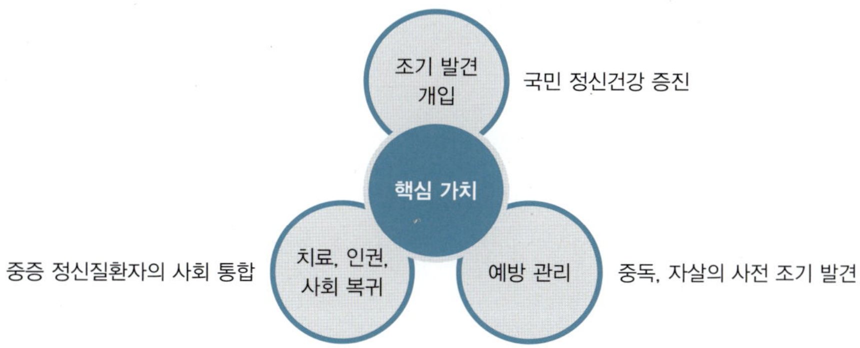


참고: 보건복지부(2016)

그림 12-1 정신건강 사업의 핵심 가치

기 발견과 개입을 통한 국민의 정신건강 증진, ② 치료·인권·사회 복귀 지원을 통한 중증 정신질환자의 사회 통합, ③ 예방 관리를 통한 중독 자살의 사전 조기 발견이라는 3가지 핵심 가치를 중심으로 정책 목표에 따른 정신건강 사업의 추진 전략을 진행하고 있다.

이러한 추진 전략의 주요 내용은 다음과 같다.

첫째, 전 국민을 위한 촘촘한 정신건강 서비스 지원을 하는 것이다. 정신건강 복지 센터의 근접성을 높이고 조기 정신건강 스크리닝과 생애주기별로 필요한 정신건강 서비스 지원을 하는 것이다.

둘째, 정신건강 문제 발생 시 조기 집중 치료로 원래의 상태를 회복할 수 있도록 지원하는 것이다. 정신건강 외래 치료 시의 본인 부담률을 낮추고, 상담료 수가를 현실화하여 심층적인 상담 치료를 받을 수 있도록 건강 보험 수가 체계를 개선하고자 한다. 정신질환자를 위한 사회 복귀 시설도 단계적으로 확충하여 퇴원 후 지역사회에서 충분한 재활 서비스가 제공될 수 있도록 제시하고 있다.

셋째, 만성 질환자의 삶의 질 제고를 위해 5개 국립 정신 병원에 '입원 적합성 심의 위원회'를 구성하여 강제 입원의 인권 문제를 최소화하고자 한다. 정신 의료 기관 내 행동 제한·격리·강박 등의 기준을 강화하고 '인권 지킴이단'을 통한 모니터링을 강화한다.

마지막으로 중독 및 자살 예방·관리를 강화하기 위하여 일반 국민을 대상으로 중독 문제에 대한 선별 검사를 강화하고 조기 치료 및 회복을 지원한다. 이를 위해 청·장년층 정기 건강 검진 시 알코올 습관 조사 대상을 40대 이상에서 20대 이상으로 확대한다.

| 비전 | **행복한 삶, 건강한 사회** |
|---|---|
| 정책 목표 | Ⅰ. 국민 정신건강 증진<br>Ⅱ. 중증 정신질환자 지역사회 통합<br>Ⅲ. 중독으로 인한 건강 저해 및 사회 폐해 최소화<br>Ⅳ. 자살 위험 없는 안전한 사회 구현 |

| 정책 목표 | 전략 |
|---|---|
| 국민 정신건강 증진 | 1. 인식 개선을 통한 정신건강 서비스 이용 제고<br>2. 정신건강 문제 조기 발견 및 개입 강화<br>3. 생애 주기별 정신건강 지원 체계 구축 |
| 중증 정신질환자 지역사회 통합 | 1. 조기 집중 치료로 만성화 방지<br>2. 중증 · 만성 정신질환자 삶의 질 향상<br>3. 정신질환자 인권 강화 |
| 중독으로 인한 건강 저해 및 사회적 폐해 최소화 | 1. 중독 예방을 위한 사회적 환경 조성<br>2. 중독 문제 조기 선별 · 개입 체계 구축<br>3. 중독자 치료 · 회복 지원 강화 |
| 자살 위험 없는 안전한 사회 구현 | 1. 전 사회적 자살 예방 환경 조성<br>2. 맞춤형 자살 예방 서비스 제공<br>3. 자살 예방 정책 추진 기반 강화 |

참고: 보건복지부(2016)

그림 12-2

**정신건강 사업의 추진 방향**

**표 12-1 정책 목표**

**정책 목표 1: 국민 정신건강 증진**

| 정책 전략 | 추진 과제 |
|---|---|
| 1. 인식 개선을 통한 정신건강 서비스 이용 재고 | · 정신건강 증진 서비스 접근성 제고<br>· 정신건강에 대한 국민 관심 제고<br>· 정신질환 및 정신질환자에 대한 불합리한 차별 개선 |
| 2. 정신건강 문제 조기 발견 및 개입 강화 | · 우울, 불안 등에 대한 지역사회 서비스 강화<br>· 스트레스 고위험군 집중 관리 지원<br>· 재난 피해자 등 위기 심리 지원 강화 |
| 3. 생애 주기별 정신건강 지원 체계 구축 | · 영유아 정신건강 지원<br>· 아동 · 청소년 정신건강 지원<br>· 청장년 정신건강 지원<br>· 노인 정신건강 지원 |

**정책 목표 2: 중증 정신질환자 지역사회 통합**

| 정책 전략 | 추진 과제 |
|---|---|
| 1. 조기 집중 치료 만성화 방지 | · 건강 보험 및 의료 급여 수가 체계 개선<br>· 초발 정신질환자 관리 모형 및 치료 기술 개발 |
| 2. 중증 만성 정신질환자 삶의 질 향상 | · 지역사회 지원 체계 구축<br>· 사회 복귀 시설 확충 및 내실화<br>· 정신 의료 기관 및 정신 요양 시설 기능 재정립 및 역량 강화 |
| 3. 정신질환자 인권 강화 | · 정신 의료 기관 입 · 퇴원 제도 개선<br>· 정신질환자의 자기결정권 강화<br>· 정신 의료 기관 및 정신 요양 시설 내 인권 강화 |

**정책 목표 3: 중독으로 인한 건강 저해 및 사회적 폐해**

| 정책 전략 | 추진 과제 |
|---|---|
| 1. 중독 예방을 위한 사회적 환경 조성 | · 중독 폐해에 대한 사회적 인식 개선<br>· 중독 위험 환경 개선 |
| 2. 중독 문제 조기 선별개입 체계 구축 | · 대상별 중독 선별 체계 강화<br>· 중독 고위험군 대상 중재 서비스 제공 |

(계속)

| | |
|---|---|
| 3. 중독자 치료 · 회복 지원 강화 | · 치료 서비스 접근성 강화<br>· 중독자 회복 지원을 위한 지지 체계 마련 |

**정책 목표 4: 자살 위험 없는 안전한 사회 구현**

| 정책 전략 | 추진 과제 |
|---|---|
| 1. 전 사회적 자살 예방 환경 조성 | · 사회적 인식 개선<br>· 자살 예방을 위한 사회적 지지 체계 마련<br>· 자살 위험 환경 개선 |
| 2. 맞춤형 자살 예방 서비스 제공 | · 생애 주기별 자살 예방 대책 추진<br>· 자살 고위험군 예방 체계 강화<br>· 자살 위기 대응 및 사후 관리 체계 마련 |
| 3. 자살 예방 정책 추진 기반 강화 | · 자살 예방 관련 교육 강화<br>· 근거 기반 자살 예방 연구 체계 마련 |

참고: 보건복지부(2019)

## 5 정신건강 증진 기관 및 시설 현황

국내 정신건강 증진 기관은 2017년 12월 기준 총 2,255개 기관이 운영되고 있다. 그 유형으로는 정신건강 복지 센터, 정신 의료 기관, 정신 요양 시설, 정신 재활 시설, 중독 관리 통합 지원 센터로 구분된다(보건복지부, 2019). 시·도 단위로 보면 정신 의료 기관(376개소)과 정신 재활 시설(118개소)은 서울시, 정신 건강 복지 센터(36개소)는 경기도, 정신 요양 시설(10개소)는 충청남도에 가장 많이 설치되어 운영되고 있다. 전국 정신건강 증진 기관과 시설 현황은 다음과 같다.

- 정신건강 복지 센터: 정신건강 복지 센터는 지역사회 내 정신질환을 예방하고 정신질환자를 발견하고 상담하여 정신 재활 훈련 및 사례 관리를 통한 서비스를 제공하는 것이다. 정신건강 증진 시설 간의 연계 체계를 구축하는 등 지역사회의 정신건강 사업을 기획하고 조정하는 역할을 한다. 현재 광역 정신 건강 복지 센터 16개소, 기초 정신 건강 복지 센터 227개소가 운영되고 있다.
- 정신 의료 기관: 정신 의료 기관은 국공립과 민간으로 구분되며 국공립 정신 의료 기관은 정신질환자의 진료뿐 아니라 지역사회 정신건강 증진 사업을 지원하는 기능을 한다. 국공립은 20개소, 민간은 1,534개소가 운영되고 있다.
- 정신 요양 시설: 정신 요양 시설은 만성 정신질환자의 요양과 보호를 제공하는 기능을 한다. 현재 59개소가 운영 중이다.
- 정신 재활 시설: 정신 재활 시설은 병원 또는 시설에서 치료나 요양 후에 사회 복귀를 촉진시키기 위한 훈련을 제공하는 기능을 한다. 현재 349개소가 운영 중이다.
- 중독 관리 통합 지원 센터: 중독 관리 통합 지원 센터는 지역사회 중독 예방과 중독자 상담 및 재활 훈련을 제공하는 기능을 한다. 현재 40개소가 운영 중이다.

**표 12-1 정신건강 증진 기관 · 시설 현황**

(2017.12.31. 기준)

| 분류 | | 기관 수 | 계 |
|---|---|---|---|
| 정신건강 복지 센터 | | 243 | 2,255 |
| 정신 의료 기관 | 국공립 | 20 | |
| | 민간 | 1,534 | |
| 정신 요양 시설 | | 59 | |
| 정신 재활 시설 | | 349 | |
| 중독 관리 통합 지원 센터 | | 50 | |

참고: 보건복지부(2019)

REFERENCE

# 참고문헌


고명수, 김용주, 이레지나, 임수선, 성시한(2019). **정신건강론**. 서울: 정민사.

곽금주(2016). **발달심리학**. 서울: 학지사.

권석만(2014). **이상심리학의 기초**. 서울: 학지사.

김기태, 안영실, 최송식, 이은희(2005). **알코올중독의 이해**. 서울: 양서원.

김상희, 김지신, 박응임, 이사라, 한세영, 이주연, 박선영, 박민선, 송승민(2018). **영유아 발달**. 서울: 파워북.

김청송(2012). **정신건강론**. 서울: 공동체.

김혜금, 송영주, 임양미, 김현자, 김진숙(2017). **정신건강론**. 서울: 정민사.

도은영, 정복례, 도복늠(2001). 중독에 대한 개념분석, **지역사회간호학회지, 12(1)**, 261-268.

도현심, 이희선, 김상희, 최미경, 이사라, 김상원(2011). **인간발달과 가족**. 경기: 교문사.

박상규, 강성군, 김교헌, 서경현, 신성만, 이형초, 전영민(2018). **중독의 이해와 상담실제**. 서울: 학지사.

박성연(2013). **아동발달**. 경기: 교문사.

박응임, 김상희, 김지신, 백종화, 이주연, 박민선(2017). **정신건강론**. 고양: 파워북.

보건복지가족부(2009). **정신보건사업 안내**.

보건복지부(2016). **정신건강 종합대책**.

보건복지부(2019). **정신건강사업 안내**.

서동우(2010). 우리나라 정신보건법의 역사, **대한신경의학회, 49**, 144-148.

신권철(2018). 정신건강복지법의 시해와 입법평가. **입법평가연구. 13(6)**, 15-58.

신성만 외 16인(2018). **중독상담학 개론**. 서울:학지사.

유희정, 곽영숙(2014). 자폐스펙트럼 장애. 홍강의, **소아정신의학**. 서울: 학지사.

윤민혁, 이종환, 임종민, 곽호완, 장문선 (2018). 반사회성 성격장애 경향군의 사회인지 결함. *Korean Journal of Clinical Psychology* , *37(3)*, 276-288.

윤효운(2016). 반사회적 행동 및 인성에 대한 학제적 접근. **한국예다학, 2**, 27-35.

이순민(2016). **정신건강론**. 서울: 학지사.

이영호, 심경순, 김태준(2010). **정신보건사회복지의 이해**. 서울: 학지사.

이우경(2016). **이상심리학**. 서울: 학지사.

이해국(2019). 알코올 사용장애의 역학과 예방정책, **대한신경정신의학회, 58(3)**, 152-158.

이혜란, 김진이, 김소연(2017). **아동과 교사를 위한 정신건강**. 서울: 학지사.

이흥표(2003). 비합리적 도박신념, 도박동기 및 위험감수 성향과 병적 도박의 관계. 고려대학교 대학원 박사학위논문.

임혁, 채인숙(2011). **정신건강의 이해**. 경기도: 공동체.

장휘숙(2005). **발달정신병리학의 이해**. 서울: 창지사.

전석균(2016). **정신건강론**. 고양: 공동체.

정철호, 하지혜(2014). 지적장애(지적발달장애). 홍강의, **소아정신의학**. 서울: 학지사.

조성호(1999). 한국판 방어유형 질문지 타당화 연구. **한국심리학회지: 상담 및 심리치료, 11(2)**, 115-137.

조성호(2000). **경계선 성격장애**. 서울: 학지사.

조현섭(2002). **알코올중독의 인지, 정서, 행동과 대인관계. 알코올백과**. 한국음주문화연구센터.

최삼욱 (2004). **행위중독**. 서울: 눈.

한국중독정신의학회(2019). **중독정신의학**. 서울: 아이엠이즈컴퍼니.

홍강의, 김봉년(2014). **치료계획과 원칙, DSM-5에 준하여 새롭게 쓴 소아정신의학**. 서울: 학지사.

Ainsworth, M. D. S. (1969). Object relations, dependency, and attachment: A theoretical review of the infant-mother relationship. *Child development, 40(4)*, 969-1025.

Akhtar, S. (1987). Schizoid personality disorder: A synthesis of developmental, dynamic, and descriptive features. *American Journal of Psychotherapy, 41(4)*, 499-518.

American Psychiatric Association(2013). *Diagnostic and Statistical Manual of Mental Disorders(5th ed.)*, American Psychiatric Publishing. 권준수, 김재진, 남궁기, 박원명 외(2015). **정신질환의 진단 및 통계 편람**, DSM-5. 서울: 학지사.

Antoni, M. H., Lutgendorf, S. K., Cole, S. W., Dhabbar, F. S., Sephton, S. E., McDonald, P. G., Sood, A. K. (2006). The infl uence of bio-behavioural factors on tumor biology: Pathways and mechanisms. *Nature Reviews Cancer, 6,* 240-248.

Avenevoli, S., Stolar, M., Li, J., Dierker, L., & Merikangas, K. R. (2001). Comorbidity of depression in children and adolescents: Models and evidence from a prospective high-risk family study. *Biological psychiatry, 49(12),* 1071-1081.

Babor T, Caetano R, Casswell S, Edwards G, Giesbrecht N, Graham Bolton, D.W., & Boyd, H.W.(1968). *Gambling and gambler. Archives of General Psychiatry, 18,* 617-630.

Bakwin, H. A. R. R. Y. (1973). *The genetics of enuresis. Bladder control and enuresis,* 73-77.

Balint, M. (1979). *The Basic Fault*. London: Routledge.

Barkely, R. A., Fischer, M., Smallish, L., & Fletcher, K. (2003). Does the treatment of attention-deficit/hyperactivity disorder with stimulants contribute to drug use/abuse. *Pediatrics, 111,* 97-109.

Bates, J. E., Wachs, T. D., & Emde, R. N. (1994). Toward practical uses for biological concepts of temperament. In J. E. Bates & T. D. Wachs (Eds.), *APA science Vols. Temperament: Individual differences at the interface of biology and behavior* (275-306). American Psychological Association.

Baum, A., Revenson, T. A., & Singer, J. (2011). Handbook of Health Psychology Chesney, M. A., Black, G. W., Chadwick, J. H., & Rosenman, R. H. (1981). *Psychological correlates of the Type A behavior pattern. Journal of Behavioral Medicine, 4(2),* 217-229.

Baum, A., Revenson, T. A., & Singer, J. (2011). *Handbook of Health Psychology. (2nd ed.).* Psychology Press. New York: NY.

Baumeister, R. F., Bushman, B. J., & Campbell, W. K. (2000). Self-esteem, narcissism, and aggression: Does violence result from low self-esteem or from threatened egotism?. *Current directions in psychological science, 9(1)*, 26-29.

Beck, A. T., Davis, D. D., & Freeman, A. (Eds.). (2015). *Cognitive therapy of personality disorders*. Guilford Publications.

Beck, A., & Associates(1990). *Cognitive therapy of personality disorders*. NY: Guilford.

Belsky, J., Booth-LaForce, C. L., Bradley, R., Brownell, C. A., Burchinal, M., Campbell, S. B., & Kelly, J. F. (2006). Infant-mother attachment classification: risk and protection in relation to changing maternal caregiving quality. *Developmental psychology, 42(1)*, 38-58.

Birmaher, B., Ryan, N. D., Williamson, D. E., Brent, D. A., & Kaufman, J. (1996). Childhood and adolescent depression: a review of the past 10 years. Part II. *Journal of the American Academy of Child & Adolescent Psychiatry, 35(12)*, 1575-1583.

Bolton, D.W., & Boyd, H.W.(1968). Gambling and gambler. *Archives of General Psychiatry, 18*, 617-630.

Bowlby, J. (1969). *Attachment and loss v. 3 (Vol. 1)*. Random House.

Bridgett, D. J., Gartstein, M. A., Putnam, S. P., McKay, T., Iddins, E., Robertson, C., & Rittmueller, A. (2009). Maternal and contextual influences and the effect of temperament development during infancy on parenting in toddlerhood. *Infant Behavior and Development, 32(1)*, 103-116.

Brumberg, J. J. (1988). *Fasting girls: The emergence of anorexia nervosa as a modern disease*. Harvard University Press.

Burke, J. D., Loeber, R., Lahey, B. B., & Rathouz, P. J. (2005). Developmental transitions among affective and behavioral disorders in adolescent boys. *Journal of Child Psychology and Psychiatry, 46(11)*, 1200-1210.

Calkins, S. D., & Fox, N. A. (1992). The relations among infant temperament, security of attachment, and behavioral inhibition at twenty-four months. *Child* development, *63(6)*, 1456–1472.

Cameron, W. B. (1963). *Informal sociology: A casual introduction to sociological thinking.* New York: Random House.

Cannon, W. B. (1929). *Bodily changes in pain, hunger, pear, and rage.* New York: Appleton–Century–Crofts.

Caprara, G. V., Barbaranelli, C., & Pastorelli, C. (2001). Prosocial behavior and aggression in childhood and pre–adolescence. In A. C. Bohart, & D. J. Stipek (Eds.), *Constructive & destructive behavior: Implications for family, school, & society*(187–203). Washington: American Psychological Association.

Chesney, M. A., Black, G. W., Chadwick, J. H., & Rosenman, R. H. (1981). Psychological correlates of the Type A behavior pattern. *Journal of Behavioral Medicine, 4(2)*, 217–229.

Chess, S., & Thomas, A. (1990). The New York longitudinal study (NYLS): The young adult periods. *Canadian Journal of Psychiatry, 35(6)*,557–561.

Chess, S., & Thomas, A. (2013). *Temperament: Theory and practice.* Routledge.

Chronis–Tuscano, A., Molina, B. S., Pelham, W. E., Applegate, B., Dahlke, A., Overmyer, M., & Lahey, B. B. (2010). Very early predictors of adolescent depression and suicide attempts in children with attention–deficit/hyperactivity disorder. *Archives of general psychiatry, 67(10)*, 1044–1051.

Cicchetti, D., & Howes, P. W. (1991). Developmental psychopathology in the context of the family: Illustrations from the study of child maltreatment. *Canadian Journal of Behavioural Science/Revue canadienne des sciences du comportement, 23(3)*, 257–281.

Cicchetti, D., & Toth, S. L (1998). The development of depression in children and adolescents. *American Psychologist, 53*, 221–241.

Cipriano, E. A., & Stifter, C. A. (2010). Predicting preschool effortful control from toddler temperament and parenting behavior. *Journal of Applied Developmental Psychology, 31(3)*, 221–230.

Cohen, S. (2005). Keynote presentation at the Eighth International Congress of Behavioral Medicine. The Pittsburgh common cold studies: Psychosocial predictors of susceptibility to respiratory infectious illness. *International Journal of Behavioral Medicine, 12*, 123–131.

Collins, R. L., Wong, E. C., Cerully, J. L., Schultz, D., & Eberhart, N. K. (2012). A literature review to guide evaluation of California's mental health prevention and early intervention initiative. In R. L. Collins, E. C. Wong, J. L. Cerully, D. Schultz & N. K. Eberhart (Eds). *Interventions to reduce mental health stigma and discrimination*. RAND corporation

Comer, R. J. (2013). *Abnormal psychology(8th ed.)*. NY: Worth.

Costello, E. J., Erkanli, A., & Angold, A. (2006). Is there an epidemic of child or adolescent depression?. *Journal of child psychology and psychiatry, 47(12)*, 1263–1271.

Costello, E. J., Mustillo, S., Erkanli, A., Keeler, G., & Angold, A. (2003). Prevalence and development of psychiatric disorders in childhood and adolescence. *Archives of general psychiatry, 60(8)*, 837–844.

Crick, N. R., & Dodge, K. A. (1996). Social information–processing mechanisms in reactive and proactive aggression. *Child development, 67(3)*, 993–1002.

Csikszentmihalyi, M. (2006). *A life worth living: contributions to positive psychology*. Oxford University Press.

Dadds, M. R. (2002). Learning and intimacy in the families of anxious children. In R. J. McMahon & R. DeV. Peters (Eds.), *The effects of parental dysfuntion on children*(87–94). New York: Kluwer/Plenum.

Daniel, B. & Wassell, S. (2002). *The Early Years*. 강문희, 손승아, 안경숙, 김승경 역 (2008). **영유아의 탄력성: 평가와 개입 전략**. 서울: 시그프레스.

Daviss, W. B. (2008). A review of co–morbid depression in pediatric ADHD: etiologies, phenomenology, and treatment. *Journal of child and adolescent psychopharmacology, 18(6)*, 565–571.

Dobbert, D. L. (2011). *Understanding personality disorders.* Rowman & Little field Publisher. ; 이윤혜 역(2011). **내 주변의 싸이코들**. 황소걸음.

Dodge, K. A. (1993). Social-cognitive mechanisms in the development of conduct disorder and depression. *Annual review of psychology, 44(1)*, 559-584.

Donnelly, J. W., Eburne, N., & Kittleson, M.(2001). *Mental health dimensions of self esteem and emotional well-being.* Allyn & Bacon.

Dougall, A. L., & Baum, A. (2011). Stress, health, and illness. In A. Baum, T. A. Revenson, & J. Singer (Ed.). *Handbook of health psychology.* Routledge: London, UK.

Dowling, N. A., Merkouris, S.S., Greenwood, C.J., Oldenhof, E., Toumbourou, J.W., & Youssef, G.J.(2017). Early risk and protective factors for problem gambling: a systematic review and meta-analysis of longitudinal studies. *Clinical Psychology Review, 51*, 109-124.

Ellis, A. (1962). *Reason and emotion in psychotherapy.* New York: Lyle Stuart.

Epstein, J. N., March, J. S., Conners, C. K., & Jackson, D. L. (1998). Racial differences on the Conners teacher rating scale. *Journal of abnormal child psychology, 26(2)*, 109-118.

Erikson, E. H. (1968). Life cycle. In D. L. Sills (Ed.), *International encyclopedia of the social sciences*(286-292). New fork: Macmillan/Free Press.

Fairburn, C. G., Marcus, M. D., & Wilson, G. T. (1993). Cognitive-behavioral therapy for binge eating and bulimia nervosa: a comprehensive treatment manual. In C. G. Fairburn & G. T. Wilson (Eds.), *Binge eating: Nature, assessment, and treatment*(361-404). New York: Guilford Press.

Feriss, J., & Wynne, H.(2011). *The Canadian problem gambling index: final report.* Toronto, ON: Canadian Centre on Substance Abuse.

Fischel, J. E., & Liebert, R. M. (2000). Disorders of elimination. *In Handbook of developmental psychopathology*(625-638). Springer, Boston, MA.

Fischer, M., Barkley, R. A., Smallish, L., & Fletcher, K. (2007). Hyperactive children as young adults: Driving abilities, safe driving behavior, and adverse driving outcomes. *Accident Analysis & Prevention, 39(1)*, 94–105.

Fonagy, P., & Target, M. (1996). Playing with reality: I. Theory of mind and the normal development of psychic reality. *International journal of psycho-analysis, 77*, 217–233.

Foster, C. E., Webster, M. C., Weissman, M. M., Pilowsky, D. J., Wickramaratne, P. J., Rush, A. J., ... & Kornstein, S. G. (2008). Course and severity of maternal depression: Associations with family functioning and child adjustment. *Journal of Youth and Adolescence, 37(8)*, 906–916.

Frances A. (2013). Saving normal: An insider's revolt against out-of-control psychiatric diagnosis, DSM-5, big parma, and the Medicalization of ordinary life. **정신병을 만드는 사람들.** 김명남 역(2014). 서울: 사이언스북스.

Gabbard, G. O. (1994). Mind and brain in psychiatric treatment. *Bulletin of the Menninger Clinic, 58(4)*, 427–446.

Glaser, R., & Kiecolt-Glaser, J. K. (2005). Stress-induced immune dysfunction: Implications for health. *Nature Reviews Immunology, 5*, 243–251.

Golden-Kreutz, D. M., Thornton, L. M., Wells-Di Gregorio, S., Frierson, G. M., Jim, H. S., Carpenter, K. M., ··· Andersen, B. L. (2005). Traumatic stress, perceived global stress, and life events: Prospectively predict-ing quality of life in breast cancer patients. *Health Psychology, 24*, 288–296.

Gottesman, I. I. (1991). *Schizophrenia genesis: The origins of madness*. WH Freeman/Times Books/Henry Holt & Co.

Griffith, M. D. (2005). A component model of addiction within a biopsychosoical framework. *Journal of Substance Use, 10*, 191–197.

Gross, J. J. (2013). Emotion regulation: taking stock and moving forward. *Emotion, 13(3)*, 359–365.

Harbeck-Weber, C., & Peterson, L. (1996). Health-related disorders. *Child Psychopathology*. New York: Guilford.

Harris, R. (2014). *The illustrated happiness trap: How to stop struggling and start living.* Shambhala.

Harter, S., & Whitesell, N. R. (1989). Developmental changes in children's understanding of single, multiple, and blended emotion concepts. In C. Saarni, & P. L. Harris(Ed.), *Children's understanding of emotion*(81–116). CUP Archive.

Hinshaw, S., & Anderson, C. (1996). Oppositional and conduct disorder. *Child Psychopathology*, 113–152.

Houts, A. C. (2003). Behavioral treatment for enuresis. In A. E. Kazdin & J. R. Weisz, *Evidence-based psychotherapies for children and adolescents*(389–406). New York: Guilford.

Hymowitz, P., Frances, A., Jacobsberg, L. B., Sickles, M., & Hoyt, R. (1986). Neuroleptic treatment of schizotypal personality disorders. *Comprehensive Psychiatry, 27(4)*, 267–271.

Jahoda, M. (1958). *Current concepts of positive mental health.* New York: Basic Books.

Johnston, C., & Mah, J. W. (2008). Child attention-deficit/hyperactivity disorder. *A guide to assessments that work*, 17–40.

Johnstone, E., Frith, C. D., Crow, T. J., Husband, J., & Kreel, L. (1976). Cerebral ventricular size and cognitive impairment in chronic schizophrenia. *The Lancet, 308(7992)*, 924–926.

Kagan, J. (1997). Temperament and the reactions to unfamiliarity. *Child development, 68(1)*, 139–143.

Kemeny, M. E., & Schedlowski, M. (2007). Understanding the interaction between psychosocial stress and immune-related diseases: A stepwise progression. *Brain, Behavior, and Immunity, 21*, 1009–1018.

Kendler, K. S., MacLean, C., Neale, M., Kessler, R., Heath, A., & Eaves, L. (1991). The genetic epidemiology of bulimia nervosa. *American Journal of Psychiatry,*

*148(12)*, 1627–1637.

Kessler, R. C., Berglund, P. A., Bruce, M. L., Koch, J. R., Laska, E. M., Leaf, P. J., Manderscheid, R. W., Rosenheck, R. A., Walters, E. E., and Wang, P. S., (2001). The Prevalence and Correlates of Untreated Serious Mental Illness, *Health Services Research, 36(6)*, 987–1007.

Kochanska, G. (2001). Emotional development in children with different attachment histories: The first three years. *Child development, 72(2)*, 474–490.

Kochanska, G., & Coy, K. C. (2002). Child emotionality and maternal responsiveness as predictors of reunion behaviors in the strange situation: Links mediated and unmediated by separation distress. *Child Development, 73(1)*, 228–240.

Kochanska, G., Philibert, R. A., & Barry, R. A. (2009). Interplay of genes and early mother–child relationship in the development of self–regulation from toddler to preschool age. *Journal of Child Psychology and Psychiatry, 50(11)*, 1331–1338.

Kohlberg, L. (1969). *Stages in the development of moral thought and action.* New York: Holt, Rinehart & Winston.

Kohut, H. (1968). The psychoanalytic treatment of narcissistic personality disorders: Outline of a systematic approach. *The Psychoanalytic Study of the Child, 23(1)*, 86–113.

Kovacs, M., Devlin, B., Pollock, M., Richards, C., & Mukerji, P. (1997). A controlled family history study of childhood–onset depressive disorder. *Archives of General Psychiatry, 54(7)*, 613–623.

Lahey, B. B., Miller, T. L., Gordon, R. A., & Riley, A. W. (1999). Developmental epidemiology of the disruptive behavior disorders. *In Handbook of disruptive behavior disorders*(23–48). Springer, Boston, MA.

Lesieur, H. R., & Blume, S. B.(1987). The South Oalks Gamling Screen(SOGS): A new instrument for the identification ofo pahtological gamblers. *American Journal of Psychiatry, 144(9)*, 1184–1188.

Levi, L. (1972). *Stress and distress in response to psychosocial stimuli*. Pergamon

Press, Oxford.

Levine, A., & Heller, R. (2011). *Attached: Identify your attachment style and find your perfect match.* **그들이 그렇게 사랑하는 까닭.** 이후경 역(2018). 서울: 알에이치코리아.

Levy, F., & Hay, D. A. (2001). *Attention, genes and ADHD.* Psychology Press.

Linden, W. (2005). *Stress Management : From Basic Science to Better Practice.* Thousand Oaks, CA: SAGE Publications, Inc.

Loeber, R., & Farrington, D. (2000). Young children who commit crime: Epidemiology, developmental origins, risk factors, early interventions, and policy implications. *Development and Psychopathology, 12,* 737-762.

Lovibond, S. H., & Lovibond, P. F. (1995). *Manual for Depression Anxiety & Stress Scales(2nd Ed.).* Sydney: Psychology Foundation.

MacTurk, R. H., & Morgan, G. A. (1995). *Mastery motivation: origins, conceptualizations and applications. Advances in applied developmental psychology*. New Jersey: Ablex Publising Corporation Norwood.

Mahler, M. S., Pine, F., & Bergman, A. (1975). *The psychological birth of the human infant: Symbiosis and individuation.* New York: Basic books.

Main, M. & Solomon, J. (1990). Procedures for identifying infants as disorganized/disoriented during the Ainsworth Strange Situation.(In M. T. Greenberg, D. Cicchetti, & E. M. Cummings (Eds.), *Attachment in preschool years: Theory, research, and intervention*(121-160). Chicago: University of Chicago Press.

Manassis, K., Tannock, R., Young, A., & Francis-John, S. (2007). Cognition in anxious children with attention deficit hyperactivity disorder: a comparison with clinical and normal children. *Behavioral and Brain Functions, 3(1)*, 4.

Marcia, J. E. (1994). Ego identity and object relations. In J. M. Masling & R. F. Bornstein (Eds.), *Empirical perspectives on object relations theory*(59-103). American Psychological Association.

Marsh, H. W., & Ayotte, V. (2003). Do Multiple Dimensions of Self-Concept Become

More Differentiated With Age? The Differential Distinctiveness Hypothesis. *Journal of Educational Psychology, 95(4)*, 687–706.

Mash, E. J. & Barkley, R. A. (2001). *Child Psychopathology.* **아동정신병리**. 이현진, 박영신, 김혜리, 정명숙, 정현희 공역(2001). 서울: 시그마프레스.

Mash, E., & Wolfe, D. (2016). Abnormal child psychology. 송영혜, 김귀남, 한종수 공역(2017). 서울: 박학사.

McMahon, R. J., & Forehand, R. (2003). *Helping the noncompliant child: A clinician's guide to effective parent training.* New York: Guilford.

McNeece, C.A. & DiNitto, D.M.(1998). *Chemical dependency(2nd ed.).* Boston: Allyn and Bacon.

Millon, T., & Davis, R. D. (1997). The MCMI–III: Present and future directions. *Journal of Personality Assessment, 68(1)*, 69–88.

Minuchin, S., Rosman, B. L., Baker, L., & Minuchin, S. (2009). *Psychosomatic families: Anorexia nervosa in context.* Harvard University Press.

Moss, E., & St–Laurent, D. (2001). Attachment at school age and academic performance. *Developmental psychology, 37(6)*, 863–874.

Nigg, J. T., & Barkley, R. A. (2014). *Child Psychopathology.* New York: Guilford Publications.

Ohan, J. L., & Visser, T. A. (2009). Why is there a gender gap in children presenting for attention deficit/hyperactivity disorder services? *Journal of Clinical Child & Adolescent Psychology, 38(5)*, 650–660.

Patterson, J. M. (2002). Integrating family resilience and family stress theory. *Journal of Marriage and Family, 64(2)*, 349–360.

Patterson, J. M., Leonard, B. J., & Titus, J. C. (1992). Home care for medically fragile children: Impact on family health and well–being. *Journal of Developmental & Behavioral Pediatrics, 13(4)*, 248–255.

Piaget, J. (1929/1967) The child's conception of the world, trans. J. Tomlinson & A. Tomlinson. Littlefield, Adams & Co. (Original work published 1929.)

Pliszka, S. R. (2016). *Neuroscience for the mental health clinician.* NewYork: Guilford Publications.

Pluess, M., & Belsky, J. (2011). Prenatal programming of postnatal plasticity?. *Development and psychopathology, 23(1)*, 29–38.

Pollice, C., Kaye, W. H., Greeno, C. G., & Weltzin, T. E. (1997). Relationship of depression, anxiety, and obsessionality to state of illness in anorexia nervosa. *International Journal of Eating Disorders, 21(4)*, 367–376.

Rabon, J. K., Hirsch, J. K., & Chang, E. C. (2018). Positive psychology and suicide prevention: An introduction and overview of the literature. In J. K. Hirsch, E. C. Chang, & J. K. Rabon (2nd Eds.). *A positive psycholgoical approach to suicide: Theory, research and prevention.* Springer: Switzerland.

Ramos, M. C., Guerin, D. W., Gottfried, A. W., Bathurst, K., & Oliver, P. H. (2005). Family conflict and children's behavior problems: the moderating role of child temperament. *Structural equation modeling, 12(2)*, 278–298.

Rapport, M. D., Scanlan, S. W., & Denney, C. B. (1999). Attention-deficit/hyperactivity disorder and scholastic achievement: A model of dual developmental pathways. *The Journal of Child Psychology and Psychiatry and Allied Disciplines, 40(8)*, 1169–1183.

Reeve, J. (2011). **동기와 정서의 이해(5판)**. 정봉교 외 공역. 서울: 박학사.

Rothbart, M. K., Posner, M. I., & Kieras, J. (2006). Temperament, Attention, and the Development of Self-Regulation. In K. McCartney & D. Phillips (Eds.), Blackwell handbooks of developmental psychology. *Blackwell handbook of early childhood development*(338–357). Blackwell Publishing.

Russell, A. T. (1994). The Clinical Presentation of Childhood-Onset Schizophrenia, *Schizophrenia Bulletin, 20*, 631–646.

Rutter, M(1990). Psychosocial resilience and protective mechanism: In J. Rolf, A. S. Masten, D. Cicchetti, K. H. Nuechterlein, & S. Weintraub(Eds.), *Risk and protective factors in the development of psychopathology.* 181–214. Cambridge:

Cambridge Univ.

Saarni, C. (2000). Emotional competence: A developmental perspective. In R. Bar-On & J. D. A. Parker (Eds.), *The handbook of emotional intelligence: Theory, development, assessment, and application at home, school, and in the workplace*(68-91). Jossey-Bass.

Sameroff, A. (1975). Transactional models in early 프social relations. *Human Development, 18,* 65-79.

Sameroff, A. (1995). General Systems theories and developmental psychopathology. In D. Cicchetti & D, J. Cohen (Eds.), *Developmental psychopathology: Vol. 1. Theory and methods*(659-669). NY: Wiley.

Sameroff, A. (2009). *The transactional model of development: How children and contexts shape each other.* Washington, DC: American Psychological Association.

Schalock, R. L., Borthwick-Duffy, S. A., Bradley, V. J., Buntinx, W. H. E., Coulter, D. L., Craig, E. M., Gomez, S. C., Lachapelle, Y., Luckasson, R., Reeve, A., Shogren, K. A., Snell, M. E., Spreat, S., Tasse, M. J., Thompson, J. R., Verdugo-Alonso, M. A., Wehmeyer, M. L., & Yeager, M. H. (2010). *Intellectual disability: Definition, classification, and systems of supports(11th ed.).* Washington DC: American Association on Intellectual and Developmental Disabilities.

Segerstrom, S. C. (2010). Resources, stress, and immunity: An ecological perspective on human psychoneuroimmunology. *Annals of Behavioral Medicine, 40(1),* 114-125.

Seligman, M. E. (2012). *Flourish: A visionary new understanding of happiness and well-being.* Simon and Schuster.

Seligman, M. E. P., Steen, T. A., Park, N., & Peterson, C. (2005). Positive psychology progress: Empirical validation of interventions. *American Psychologist, 60,* 410-421.

Seligman, M. E., & Csikszentmihalyi, M. (2014). Positive psychology: An introduction. *In Flow and the foundations of positive psychology*(279–298). Springer, Dordrecht.

Shirk, S. R., & Russell, R. L. (1996). *Change processes in child psychotherapy: Revitalizing treatment and research.* New York: Guilford.

Simpson, J. A., & Weiner, E. S. C (1989). *The Oxford English Dictionary.* Clarendon Press: Oxford.

Snyder, C. R. (2002). *Handbook of positive psychology.* Oxford University Press.

Spinrad, T. L., Eisenberg, N., Cumberland, A., Fabes, R. A., Valiente, C., Shepard, S. A., & Guthrie, I. K. (2006). Relation of emotion-related regulation to children's social competence: a longitudinal study. *Emotion, 6(3),* 498–510.

Sroufe, L A. (1990). Considering normal and abnormal together: The essence of developmental psychopathology. *Development and psychopathology, 2,* 335–347.

Sroufe, L. A. (1990). Cooper, R.G. & Dehart, G.B.(1992). *Child development: Its nature and course*(2nd ed.), NY: McGraw-Hill.

Sroufe, L. A. & Rutter, M. (1984). The domain of developmental psychopathology. *Child development, 55,* 17–29.

Sroufe, L. A. (1997). Psychopathology as outcome of development. *Development and psychopathology, 9,* 251–268.

Steinbrg, L., Vandell, D. L., & Bonstein, M., H.(2011). Development. 곽금주, 김경은, 김근영, 김연수, 이강이, 한세영 공역(2012). **아동발달.** 서울: 센게이지러닝.

Stone, D. A. (1986). *The disabled state.* Temple University Press.

Stringaris, A. (2011). Irritability in children and adolescents: a challenge for DSM-5. *European child &adolescent psychiatry, 20(2),* 61–66.

Sussman, S. & Sussman, A. N. (2011). Considering the definition of addiction. *International Journal of Environmental Research and Public Health, 8,* 4025–4038.

Tarullo, A. R., Obradovic, J., & Gunnar, M. R. (2009). Self-control and the developing brain. *Zero to three, 29(3)*, 31-37.

Thapar, A., Langley, K., Asherson, P., & Gill, M. (2007). Gene-environment interplay in attention-deficit hyperactivity disorder and the importance of a developmental perspective. *The British Journal of Psychiatry, 190(1)*, 1-3.

Thomas, A., & Chess, S. (1977). *Temperament and development.* Brunner/Mazel.

Treuting, J. J., & Hinshaw, S. P. (2001). Depression and self-esteem in boys with attention-deficit/hyperactivity disorder: Associations with comorbid aggression and explanatory attributional mechanisms. *Journal of Abnormal Child Psychology, 29(1)*, 23-39.

Tugade, M. M., Fredrickson, B. L., & Feldman Barrett, L. (2004). Psychological resilience and positive emotional granularity: Examining the benefits of positive emotions on coping and health. *Journal of personality, 72(6)*, 1161-1190.

Van Aken, J. E. (2007). Design science and organization development interventions: Aligning business and humanistic values. *The Journal of Applied Behavioral Science, 43(1)*, 67-88.

Van den Boom, D. C. (1994). The influence of temperament and mothering on attachment and exploration: An experimental manipulation of sensitive responsiveness among lower-class mothers with irritable infants. *Child development, 65(5)*, 1457-1477.

Van Ijzendoorn, M. H., Schuengel, C., & Bakermans-Kranenburg, M. J. (1999). Disorganized attachment in early childhood: Meta-analysis of precursors, concomitants, and sequelae. *Development and psychopathology, 11(2)*, 225-250.

Vinay, V. J. (2005). *Stress: from burnout to balance.* New Delhi: Sage Publications.

Vitaliano, P. P., Zhang, J., & Scanlan, J. (2003). Is caregiving hazardous to one's physical health? *A meta-analysis. Psychological Bulletin, 129*, 946-972.

Warner, V., Weissman, M. M., Mufson, L., & Wickramaratne, P. J. (1999). Grandparents, parents, and grandchildren at high risk for depression: a three-generation study. *Journal of the American Academy of Child &Adolescent Psychiatry, 38(3),* 289-296.

Wenar, C. & Kerig, P. (2004). *Developmental psychopathology(4/e)*. 이춘재, 성현란, 송길연, 윤혜경 김혜리, 이명숙, 박혜원, 곽금주, 장유경, 이도헌 공역(2006). **발달정신병리학**. 서울: 박학사.

Wenar, C., & Kerig, P. (2011). *Developmental psychopathology(5/e)*. 이춘재 외 공역. **발달정신병리학: 영아기부터 청소년기까지.**(제5판). 서울: 박학사.

Wheaton, B. (1996). The domains and boundaries of stress concepts. In H. B.Kaplan (Ed.). *Psychosocial stress: Perspectives on structure, theory, life-course, and methods*(29-70). San Diego, CA: Academic.

White, L. K., McDermott, J. M., Degnan, K. A., Henderson, H. A., & Fox, N. A. (2011). Behavioral inhibition and anxiety: The moderating roles of inhibitory control and attention shifting. *Journal of abnormal child psychology, 39(5),* 735-747.

WHO(2001). *Basic documents*, 43rd edn, Geneva, World Health Organization.

Williams, R. B., & Williams, V. P. (1993). *Anger kills: Seventeen strategies for controlling the hostility that can harm your health.* New York: Times Books/Random House. (Paperback edition, New York: Harper Perennial, 1994; 1998).

Williams, V. P., & Williams, R. B. (1997). *Life Skills: Eight simple ways to build stronger relationships, communicate more clearly and improve your health.* New York: Times Books/Random House.

Wilmshurst, L.(2015). *Essentials of child and adolescent psychopathology(2nd ed.)*. **발달정신병리학**, 최은실 역(2017). 서울: 학지사.

Wintre, M. G., & Vallance, D. D. (1994). A developmental sequence in the comprehension of emotions: Intensity, multiple emotions, and valence. *Developmental psychology, 30(4)*, 509.

Young, K. S.(1996). Internet addiction: the emergence of a new clinical disorder. *Cyber Psychology and Behavior, 1(3)*, 237-244.

Young, K. S.(1998). *Caught in the net: how to recognize internet addiction and a winning strategy for recovery.* New York: John Wiley & Sons, Inc.

Youngstrom, E. A., Algorta, G. P., Mash, E. J., & Barkley, R. A. (2014). *Child psychopathology.* New York: Guilford Press.

Zautra, A. J. (2003). *Emotions, Stress, and Health.* Oxford University Press.

보건복지부 http://www.mohw.go.kr

세계보건기구 https://icd.who.int

위키독 http://ko.greekmyth.wikidok.net

조선일보 http://www.chosun.com

한국도박문제관리센터 https://m.kcgp.or.kr

http://www.biglifejournal.com

http://www.thehappinesstrap.com

http://blog.naver.com/suinjae

http://www.adhd.or.kr

http://www.biglifejournal.com

http://www.mindpost.co.kr

http://www.thehappinesstrap.com

http://www2.psy.unsw.edu.au/dass

https://cafe.naver.com/getampethskin

강애란(2019.03.03). 초등생 20%, 침뱉고 소리지르는 '적대적 반항장애'. 연합뉴스.

내일신문(2015.07.07). 야뇨증, 오줌싸개라고 혼내지 마세요.

박영석(2016.01.27.). 갑자기 울며 "고맙다" 자살 전 징후입니다. 와이드뉴스.

백대해(2009.04.04) 스타는 성격장애 때문에 뛰어난 예술가가 됐다. 세계일보.

윤현진(2011. 04. 14). 우리 아이 행동 수정 프로젝트: SOS"누가 우리 아이 좀 말려줘요~". 레이디경향.

임소정(2019.11.29.). '내일이 안 보이는' 20대 우울증 4년 만에 2배로 늘어. 경향신문.

조고은(2006.11.07). 낮 동아의 오줌싸개 아이, 정서적 질환 위험 증가. 메디컬투데이.

조일준(2018.08.23). 인간의 도덕성은 감탄해야 할 진화의 기적. 한겨레신문.

황민규(2020.01.07.). SNS를 타고 퍼지는 '거식증' 따라하기. 조선일보.

INDEX

# 찾아보기

# 저자 소개

**김민정**
이화여자대학교 대학원 인간발달(아동학) 전공 박사
현재 남서울대학교 아동복지학과 교수

**이은경**
이화여자대학교 대학원 인간발달(아동학) 전공 박사
현재 이화사회과학원 연구원

**김재희**
이화여자대학교 대학원 아동학 전공 박사
현재 연세대학교 아동가족학과 겸임교수

**이선희**
이화여자대학교 대학원 아동학 전공 박사
현재 숭실사이버대학교 아동학과 교수

**박선영**
이화여자대학교 대학원 인간발달(아동가족학) 전공 박사
현재 충청대학교 아동보육과 교수

**김희영**
미국 Louisiana State University 사회사업 전공 박사
현재 남서울대학교 아동복지학과 교수

# MENTAL HEALTH
# 정신건강론

2020년 5월 10일 초판 인쇄 | 2020년 5월 15일 초판 발행

**지은이** 김민정 · 이은경 · 김재희 · 이선희 · 박선영 · 김희영 | **펴낸이** 유제구 | **펴낸곳** 파워북
**주소** 경기도 고양시 일산동구 호수로 358-25 동문타워2차 529호 | **전화** 02-730-1412 | **팩스** 031-908-1410
**등록** 1997. 1. 31. 제2014-000067호
ISBN 978-89-8160-420-2 (93370) | 값 22,000원

* 잘못된 책은 바꿔 드립니다.